Rudolf Peter Wüthrich: Nierentransplantation

Springer
Berlin
Heidelberg
New York
Barcelona
Hong Kong
London
Mailand
Paris
Tokyo

Rudolf Peter Wüthrich

Nierentransplantation

Grundlagen, Vor- und Nachsorge, Langzeitüberwachung

Zweite, überarbeitete und erweiterte Auflage

Mit 51 Abbildungen und 54 Tabellen

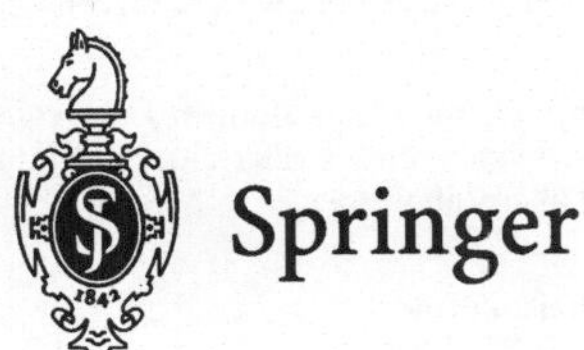

Springer

PD Dr. med. Rudolf Peter Wüthrich
Universitätsspital Zürich
Departement für innere Medizin
Abt. für Nephrologie
Rämistraße 100
CH-8091 Zürich

ISBN-13: 978-3-642-79315-8   e-ISBN-13: 978-3-642-79314-1
DOI: 10.1007/ 978-3-642-79314-1

Die Deutsche Bibliothek – CIP-Einheitsaufnahme
Wüthrich, Rudolf Peter: Nierentransplantation: Grundlagen, Vor- und Nachsorge, Langzeitüberwachung; mit 54 Tabellen / Rudolf Peter Wüthrich. – 2., überarb. und erw. Aufl. – Berlin; Heidelberg; New York; London; Paris; Tokyo; Hong Kong; Barcelona; Budapest: Springer, 1995
ISBN-13: 978-3-642-79315-8

Satz: RTS, Wiesenbach
SPIN: 10480121   3133 – 5 4 3 2 1 0 – Gedruckt auf säurefreiem Papier

Meiner lieben Frau in Dankbarkeit gewidmet

Ehe denn die Berge wurden
und die Erde und die Welt geschaffen worden,
bist Du Gott von Ewigkeit zu Ewigkeit!

Psalm 90:2

Vorwort zur 1. Auflage

Das komplexe Gebiet der Transplantationsmedizin hat seit der ersten erfolgreichen Nierentransplantation an monozygoten Zwillingen am Peter Bent Brigham Hospital in Boston im Jahre 1954 gewaltige Fortschritte gemacht. Dank bedeutenden immunologischen Erkenntnissen und technischen Verbesserungen darf ein niereninsuffizienter Dialysepatient heutzutage in 80–90 % der Fälle mit einem über längere Zeit funktionierenden Transplantat rechnen.

Die erfolgreiche Transplantation einer Niere ist Teamarbeit und verlangt einwandfreie, multidisziplinäre Zusammenarbeit zwischen Chirurgen, Nephrologen, HLA-Labor, Krankenschwestern und Sozialarbeitern. Ohne harmonisches Zusammenspiel zwischen diesen Spezialisten würde die Betreuung und Pflege des niereninsuffizienten Patienten zweifellos beeinträchtigt. Im vorliegenden Buch wird versucht, einen Überblick über den heutigen Stand der Nierentransplantation zu geben. Neben den wesentlichsten Grundlagen der Transplantationsimmunologie wird die prä-, peri- und postoperative Phase der Nierenverpflanzung beschrieben, und werden die Nachsorge und die längerfristigen Komplikationen bei diesen Patienten besprochen.

Ganz herzlichen Dank möchte der Autor den Herren Professoren und Doktoren R. T. Grundmann (Melsungen), A. Herrlinger (Fürth), F. E. Krapf, J. Mann, A. Sigel, J. Weissmüller (Erlangen-Nürnberg), G. Opelz (Heidelberg), D. Seybold (Bayreuth), H. G. Siebert (Aachen) und H. Stähelin (Basel) für die Durchsicht von Teilen des Manuskripts aussprechen. Besonderer Dank gilt auch den Mitarbeitern des Springer-Verlages für ihre Mithilfe, die es dem Autor ermöglichten, dieses Buchprojekt zu realisieren. Zu großem Dank bin ich ferner all meinen Lehrern am Brigham and Women's Hospital (Harvard Medical School) in Boston sowie an der University of Alabama at Birmingham verpflichtet, die mir das nötige Werkzeug und die Motivation zu diesem Buchprojekt verliehen haben.

Cahaba Heights, Juni 1991 R. P. WÜTHRICH

Vorwort zur 2. Auflage

Nur knapp 3 Jahre nach der 1. Auflage ist bereits eine Überarbeitung und eine Anpassung des Buches „Nierentransplantation" an den aktuellen Wissensstand notwendig geworden. In der vorliegenden 2. Auflage sind alle Kapitel auf den neuesten Stand gebracht worden. Zusätzlich werden in dieser Auflage bestimmte besonders wichtige Aspekte, z. B. das Management der Zytomegalie, eingehender erläutert. Mein spezieller Dank gebührt dem Springer-Verlag für sein Entgegenkommen bei der Überarbeitung dieser 2. Auflage.

Zürich, Herbst 1995   R. P. WÜTHRICH

Inhaltsverzeichnis

B   Praxis der Nierentransplantation

C   **Langzeitüberwachung und Spätkomplikationen**

I   NACHSORGEBETREUUNG

Abkürzungen

ACE	Angiotensin-Converting-Enzyme
ALG	Antilymphoblastenglobulin
ALS	Antilymphozytenserum
ATG	Antithymozytenglobulin
ATN	Akute Tubulusnekrose
CD	Cluster of Differentiation
CD2	Schafserythrozytenrezeptor (LFA-2)
CsA	Cyclosporin A, Ciclosporin (Sandimmun)
EBV	Epstein-Barr-Virus
GFR	Glomeruläre Filtrationsrate
GN	Glomerulonephritis
HLA	Human Leukocyte Antigen
ICAM-1	Intercellular Adhesion Molecule-1
IFN-γ	Interferon-γ
IL-1	Interleukin-1
IL-2	Interleukin-2
LDA-1, LFA-3	Leukocyte Function-Associated Antigen-1, -3
MHC	Major Histocompatibility Complex
OKT3	Orthoklone 3, monoklonaler Anti-CD3-Antikörper
PRA	Panel Reactive Antibody
TNAS	Transplantatnierenarterienstenose
TNF-α	Tumornekrosefaktor-α
VCAM-1	Vascular Cell Adhesion Molecule-1
VLA	Very Late Antigen
VZV	Varizella-Zoster-Virus
ZMV	Zytomegalovirus
ZVD	Zentralvenöser Druck

A

Grundlagen

1 Geschichtlicher Überblick

Die Nierentransplantation kann mit Recht als eine der großen Errungenschaften der modernen Medizin betrachtet werden (5, 17). Die klinische Transplantation wurde zur therapeutischen Realität, als 1954 am Peter Bent Brigham Hospital in Boston die erste erfolgreiche Nierentransplantation an eineiigen Zwillingen vorgenommen wurde (11, 12). Der transplantierte Patient überlebte während 9 Jahren mit normaler Nierenfunktion, bevor er an einem Herzinfarkt starb (20). Die erfolgreiche Transplantation dieses Patienten war das Resultat eines langjährigen Strebens, dem niereninsuffizienten Patienten das Überleben zu ermöglichen.

1 Frühe Transplantationsexperimente

Die Geschichte der Nierentransplantation beginnt in den ersten Jahren nach der Jahrhundertwende, als einige wagemutige Chirurgen versuchten, Auto-, Allo- und Xeno-Nierentransplantationen an Tieren und Menschen durchzuführen (7). Die experimentellen Fähigkeiten und Techniken der Chirurgen machten zu Beginn des Jahrhunderts rasche Fortschritte, vor allem auf dem Gebiet der Gefäßchirurgie.

Über die erste erfolgreiche tierexperimentelle Nierentransplantation wird 1902 aus Wien von E. Ullmann berichtet (21). Damals war noch nichts über den Temperatureinfluß auf die Organüberlebensdauer oder über immunologische Abstoßungsmechanismen bei Allo- oder Xenotransplantation bekannt. Emerich Ullmann (1861–1937) beschreibt in seinen Arbeiten, wie er Hunde- und Ziegennieren von ihrer Normalposition an die Halsgefäße dieser Tiere autotransplantierte und für eine gewiße Zeit Harnfluß erzielte. Im gleichen Jahr führte ein anderer Wiener Arzt, Alfred von Decastello, Allotransplantationen von einer Hunderaße auf eine andere durch (23). Später im gleichen Jahr versuchte Ullmann, Hundenieren in Ziegen zu transplantieren, welche zu seinem Erstaunen sogar ein bißchen Harn produzierten. Ullmann und von Decastello benutzten die Payrsche Methode der Gefäßnaht, indem sie resorbierbare Magnesiumröhrchen als innere Gefäßstütze verwendeten (14).

Alexis Carrel (1873–1944) aus Lyon verbesserte die Technik der Gefäßanastomose. In seiner historischen Publikation (3) beschreibt er im Jahre 1902 seine Methoden, mit welchen er die noch heute verwendete moderne Technik der Gefäßnaht etablierte (Abb. 1). Carrel wanderte später nach Amerika aus, wo er viele

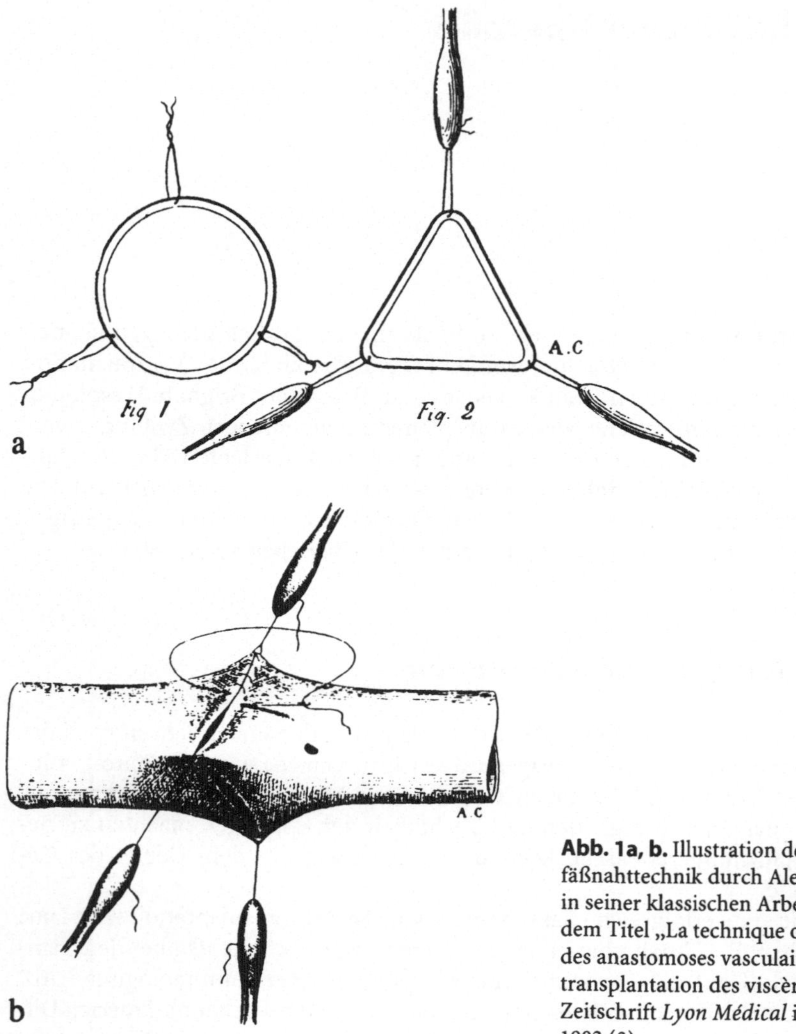

Abb. 1a, b. Illustration der Gefäßnahttechnik durch Alexis Carrel in seiner klassischen Arbeit mit dem Titel „La technique opératoire des anastomoses vasculaires et la transplantation des viscères" in der Zeitschrift *Lyon Médical* im Jahre 1902 (3)

Arbeiten über Organtransplantation publizierte (6). Er führte erfolgreiche Autotransplantationen an Katzen und Hunden durch. Er zeigte auch, daß Allotransplantationen im Gegensatz zu den Autotransplantationen im allgemeinen nach kurzer Funktionszeit scheitern. Für seine Arbeiten wurde ihm 1912 der Nobelpreis zugesprochen.

Im Jahre 1906 führte Mathieu Jaboulay (1860–1913), Carrels Lehrer, die erste Nierentransplantation am Menschen durch (10), obwohl Ullmann später angab, dies schon früher (1902) versucht zu haben. Jaboulay versuchte die Xenotransplantation, indem er die Niere von einem Schwein und einer Ziege in die Ellenbeuge von zwei Patientinnen mit chronischer Niereninsuffizienz transplantierte. Beide Nieren funktionierten nur für Stunden.

Ernst Unger (1875–1938) berichtet 1909 über erfolgreiche Nierentransplantationen zwischen Hunden verschiedener Rasse. Er führte bis 1910 über hundert solcher Transplantationen durch (22). Am 10. Dezember 1909 versuchte er erstmals, die Niere eines totgeborenen Kindes in einen Affen zu transplantieren, ein Versuch der scheiterte, obwohl die vaskuläre Anastomose anläßlich der Post-mortem-Untersuchung intakt schien. Später versuchte Unger, die Nieren eines Affen in die Leistengegend eines Patienten zu transplantieren. Es entstand kein Urin, und Unger folgerte, daß zwischen Affen und Menschen eine biochemische Barriere existieren müße, die die Transplantation unmöglich mache.

Aurel Avramovici führte zwischen 1921 und 1923 mehrere Homo- und Heterotranplantationen an Hunden und Katzen durch (1) und beschrieb erstmals die Transplantation einer durch Kälte konservierten Leichenniere am Hund. Das Tier produzierte Harn und überlebte 36 Tage.

2 Die mittleren Jahre

Vor der neuzeitlichen Transplantationsära in den fünfziger Jahren gab es wenig neue Erkenntnis, welche das Interesse an der Nierentransplantation erneuert hätten. Das hauptsächlichste Ereignis in den mittleren Jahren dieses Jahrhunderts war aber die erste menschliche Nierenallotransplantation durch den ukrainischen Chirurgen Yu. Yu. Voronoy (1896–1961), durchgeführt 1933 und publiziert im Jahre 1936 (24) in der wenig bekannten spanischen Zeitschrift *El Siglo Medico* unter dem Titel: „Über die Blockierung des retikulo-endothelialen Systems am Menschen bei gewißen Quecksilbervergiftungen, und über die Transplantation der Leichenniere als Behandlungsmethode der Anurie, welche jener Vergiftung folgt" (Abb. 2). Voronoy verwendete die Carrelsche Technik der Gefäßanastomose und transplantierte eine Leichenniere in die rechte Schenkelgegend einer 26jährigen Frau, welche an einer durch Quecksilbervergiftung verursachten akuten Niereninsuffizienz litt. Obwohl etwas Urin für kurze Zeit entstand, versagte die Niere bald, unter anderem wohl wegen ABO-Blutgruppeninkompatibilität, Ischämie und fortdauernder Quecksilberschädigung. Die Patientin verschied zwei Tage nach der Transplantation. Voronoy führte später noch mehrere solche Nierentransplantationen durch, jedoch mit geringem Erfolg (8).

Im Jahre 1945 anastomosierten Landsteiner, Hufnagel und Hume am Peter Bent Brigham Hospital in Boston eine Leichenniere an die antekubitalen Gefäße einer jungen Frau mit akuter Niereninsuffizienz (9). Obwohl das Transplantat nie recht funktionierte, überlebte die Frau dank Rückkehr der eigenen Nierenfunktion.

In den frühen fünfziger Jahren entstand neues Interesse an der klinischen und experimentellen Nierentransplantation in Paris und Boston. Mit zunehmender Gewißheit wurden immunologische Mechanismen als Grundlage der Abstoßungsreaktion angenommen. Dadurch entstanden neue Impulse, welche die Untersuchung der pathogenetischen Mechanismen der Abstoßungsreaktion förderten.

Sobre el bloqueo del aparato retículoendotelial del hombre en algunas formas de intoxicación por el sublimado y sobre la transplantación del riñón cadavérico como método de tratamiento de la anuria consecutiva a aquella intoxicación

Por el Dr. VORONOY

Del Instituto Ukraniano de Cirugía de Urgencia y Transfusión de Sangre
(Ciudad de Jerson)

Traducción directa del ruso por el Dr. EMILIO DE LA PEÑA

La causa del fracaso de los trasplantes reside en la existencia de mesénquima local y de una reacción inmunobiológica general con formación de anticuerpos específicos, que determinan la eliminación del trasplante. Esta reacción inmunobiológica puede ser pequeña, y hasta faltar, como en el caso del bloqueo del sistema retículoendotelial.

Abb. 2. Beschreibung der ersten Leichennierentransplantation am Menschen nach Quecksilbervergiftung durch Yu. Yu. Voronoy im Jahre 1936 in der wenig bekannten spanischen Zeitschrift *El Siglo Medico* (24)

Mehrere französische Chirurgen, darunter Küss, Dubost, Michon und Servelle in Paris, führten erfolglos Transplantationen an vorwiegend immunologisch unmodifizierten Patienten durch (5, 7). Die Verwendung von ACTH und Kortison als immunsuppressive Medikamente wurde erstmals versucht, jedoch ohne definitive Resultate. Hume et al. in Boston beschrieben ebenfalls 9 Patienten, die mit einer Leichenniere transplantiert wurden; einer dieser Patient überlebte für 5 1/2 Monate (9). Zur selben Zeit wurde die Technik der Dialysebehandlung entwickelt, welche parallel zur Nierentransplantation große Fortschritte machte. Beide Behandlungsformen der terminalen Niereninsuffizienz dürfen noch heute als komplementär angesehen werden.

Im Jahre 1954 wurde dann die erste erfolgreiche Nierentransplantation an monozygoten Zwillingen durch Joseph E. Murray am Peter Bent Brigham Hospital in Boston durchgeführt (11, 12). Murray verwendete die in Paris durch Küss erarbeitete Methode der extraperitonealen Transplantation mit Gefäßanastomose an den iliakalen Gefäßen (Abb. 3), welche seither zur Standardmethode geworden ist. Die transplantierte Niere funktionierte unmittelbar, und der Patient überlebte viele Jahre ohne Dialysebehandlung und ohne jegliche Immunsuppression (20). Murray wurde 1990 für seine Pionierarbeit der Nobelpreis zugesprochen.

Durch mehrere solcher Transplantationen wuchs die Erfahrung der Transplantationschirurgen. Viele zuvor ungelöste Fragen konnten beantwortet werden. Zum Beispiel wurde klar, daß trotz Denervation die transplantierte Niere und deren

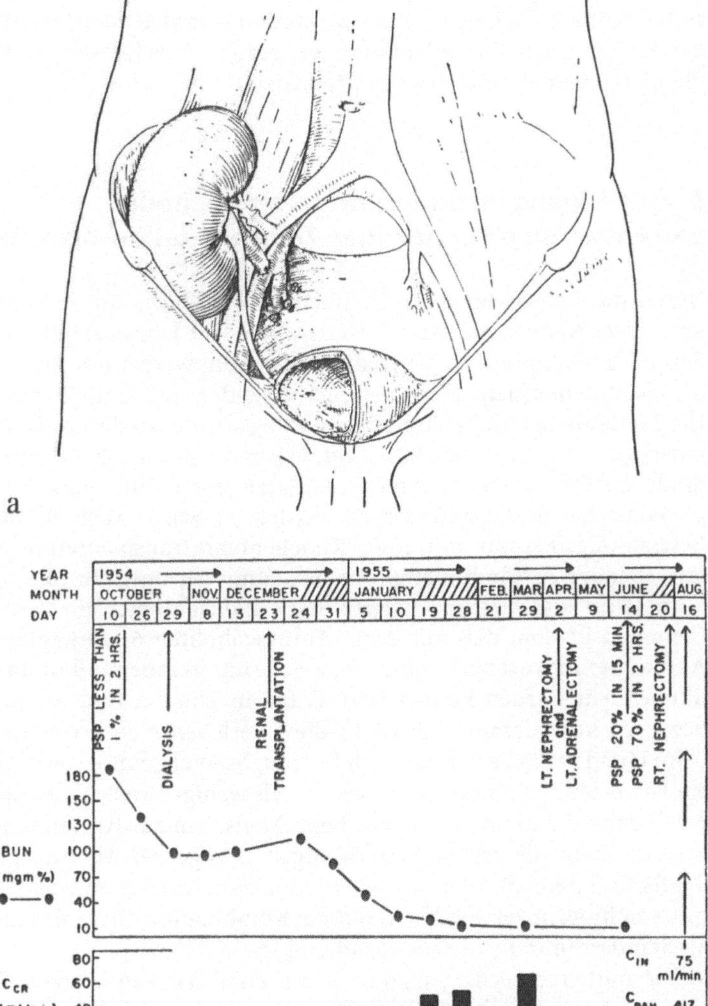

Abb. 3a, b. Erste erfolgreiche Nierentransplantation durch Joseph Murray an eineiigen Zwillingen im Jahre 1954. Dargestellt sind die Technik der retroperitonealen Transplantation mit Anastomose an die iliakalen Gefäße (a), sowie der klinische Verlauf vor und nach der Transplantation (b). Eine progressive Abnahme des Harnstoffes ("BUN") und eine ansteigende Kreatininclearance zeigen den guten Verlauf. Aus Merrill et al. (11)

Ureter voll funktionstüchtig bleiben und daß die Urämie der terminalen Niereninsuffizienz bei erfolgreicher Transplantation komplett verschwindet. Die Korrektur der Anämie nach Transplantation war ein weiterer Hinweis dafür, daß die transplantierte Niere Erythropoietin produziert.

3 Entwicklung immunsuppressiver Methoden und Entstehung der heutigen Transplantationsmedizin

Durch die Entwicklung der Dialysemethode wuchs die Zahl der Patienten mit terminaler Niereninsuffizienz seit den fünfziger Jahren ständig an. Es wurde klar, daß immunsuppressive Methoden notwendig waren, um die Transplantationen bei nichtidentischem HLA zwischen Spender und Empfänger zu ermöglichen. Die Methode der Ganzkörperbestrahlung wurde wiederum in Paris und Boston zwischen 1958 und 1962 entwickelt (7) und war zuerst die einzig mögliche Methode der Immunsuppression. Es konnten jedoch nur spärliche Erfolge mit prophylaktischer Bestrahlung erzielt werden. Es wurde auch erstmals versucht, die Bestrahlungstherapie mit einer Knochenmarktransplantation vom selben Nieren- spender zu kombinieren, wiederum mit geringem Erfolg.

Im Jahre 1958 zeigten Schwartz, Stack und Dameshek am New England Medical Center in Boston, daß mit dem Antimetaboliten 6-Merkaptopurin (6-MP) die Antikörperantwort bei Kaninchen, welche mit fremdem Albumin injiziert wurden, unterdrückt werden konnte (16). Calne in London und Zukoski in Richmond bewiesen kurz darauf, daß 6-MP die Überlebensdauer des Nierentransplantats beim Hund verlängert. Das durch Burroughs-Wellcome entwickelte Imidazolderivat von 6-MP, Azathioprin, erwies sich als weniger toxisch und wirkungsvoller als 6-MP beim Hund und kam 1961 beim Menschen zur Anwendung. Im April 1962 wurden dann die ersten längerfristigen Erfolge bei Allotransplantation erzielt. Synthetische Kortikosteroide wie Prednisolon wurden entwickelt und zusammen mit Azathioprin verwendet, und diese Kombinationstherapie galt für längere Zeit als Standardimmunsuppressionstherapie.

Die mittleren sechziger Jahre waren eine Zeit von großem Optimismus. Die Verbesserung der dialytischen Therapie erlaubte eine bessere Vorbereitung des Patienten für die Transplantation. Die Möglichkeit der Rückkehr zur Dialyse machte heroische Methoden unnötig, die zu Beginn der Transplantation notwendig waren um eine abgestoßene Niere zu retten.

Es entstand auch ein neues Interesse auf dem Gebiet der Xenotransplantation. Reemtsma versuchte, Schimpansennieren an sechs verschiedenen niereninsuffizienten Patienten zu transplantieren (15). Alle Patienten wurden mit Azathioprin, Actinomycin C, Kortikosteroiden und Bestrahlung behandelt. Eine Patientin überlebte während über 6 Monaten mit guter Transplantatfunktion.

Jean Dausset in Paris beschrieb als erster das Leukozytenantigen "MAC", welches später als HLA-A2-Antigen erkannt wurde (4). Daraus entstand die Kenntnis des menschlichen Major Histocompatibility Complex (MHC), welcher eine so zentrale Rolle in der Transplantationsimmunbiologie hat. Dausset erhielt später für seine

Arbeiten ebenfalls den Nobelpreis. Gewebetypisierungen wurden ab 1962 routinemäßig durchgeführt, wobei Terasakis Methode der Mikrolymphozytotoxizität durch Komplementbindung sich als die beste Technik herauskristallisierte (19). Dadurch wurde es möglich, ein HLA-Matching zwischen Spender und Empfänger vorzunehmen, um z.B. bei mehreren lebendverwandten Spendern den geeignetsten auszuwählen oder um einem Empfänger ein HLA-identisches Leichennierentransplantat über große Distanz zukommen zu lassen, damit die Abstoßungsreaktion möglichst gering bleibt.

Die siebziger Jahre waren durch Konsolidation der erworbenen Kenntnisse, großangelegte Datensammlung und durch verbesserte Methoden der HLA-Typisierung gekennzeichnet (Tabelle 1). Die Organbeschaffung wurde durch besseres Informieren der Öffentlichkeit und durch bessere Entnahmetechnik am Spender optimiert. Das Konzept des Hirntods wurde entwickelt, um verlängerte, zwecklose Beatmung an diesen künstlich am Leben erhaltenen Patienten zu vermeiden. Die Anwendung dieses Konzepts für die Organtransplantation erzeugte jedoch eine große Kontroverse. Unter den neueren Immunsuppressiva wurde vor allem das Antithymozytenglobulin (ATG) eingeführt. Gerhard Opelz beschrieb erstmals 1973 den Transfusionseffekt (13) und zeigte, daß durch Bluttransfusionen die Transplantatüberlebensdauer verlängert wurde.

Im Jahre 1972 wurde bei der Firma Sandoz in Basel die immunsuppressive Wirkung des Pilzmetaboliten Cyclosporin A entdeckt. Calne beschrieb 1978 erstmals die gute Wirksamkeit von Cyclosporin A bei Nierentransplantation (2). Seither sind verschieden Einzel- und Kombinationsprotokolle entwickelt worden, die Cyclosporin A verwenden. Man erkannte, daß durch Kombination von mehreren Immunsuppressiva die Dosis und dadurch die Toxizität der einzelnen Immunsuppressiva bedeutend verringert werden kann.

Tabelle 1. Entwicklung der Nierentransplantation. Modifiziert nach Hamilton (7)

1902	Erste erfolgreiche tierexperimentelle Nierentransplantation (Ullmann, von Decastello)
1906	Erste Xenotransplantation beim Menschen (Jaboulay)
1933	Erste Allotransplantation beim Menschen (Voronoy)
1950–53	Allotransplantation beim Menschen ohne Immunsuppression in Paris (Küss) und Boston (Hume)
1953	Erstmalige Lebendverwandtennierentransplantation in Paris (Michon)
1954	Erste erfolgreiche Nierentransplantation bei identischen Zwillingen
1958	Beschreibung der Leukozytenantigene durch Dausset ("MAC")
1959–62	Strahlentherapie als Immunsuppression in Boston und Paris entwickelt
1960	Wirksamkeit von 6-MP beim Hund von Calne und Zukoski erkannt
1962	Erstmalige Verwendung der Gewebetypisierung für die Spender- und Empfängerauswahl
1967	Eurotransplant gegründet
1973	Beschreibung des Transfusionseffekts durch Opelz
1978	Erste klinische Anwendung des Ciclosporins durch Calne
1990	Erste Beschreibung der klinischen Verwendung von FK506 bei Nierentransplantierten (Starzl)

Vor kurzem wurde durch Starzl in Pittsburgh die neue, vielversprechende Substanz FK506 bei klinischer Nierentransplantation erprobt (18). Das aus dem Pilz *Streptomyces tsukubaensis* gewonnene FK506 ist chemisch nicht mit Ciclosporin verwandt, hat ein anderes zytosolisches Bindungsprotein, zeigt jedoch eine ähnliche Wirkungsweise wie Ciclosporin. Einige weitere Immunsuppressiva stehen noch in der Erprobungsphase und werden wahrscheinlich künftig ebenfalls zum Einsatz kommen, z.B. RS-61443, Deoxysperagualin, Rapamycin und andere mehr.

4 Zukünftige Behandlungsmethoden

Die Zukunft wird zweifellos neuere, noch wirkungsvollere und bessere Methoden in der Transplantationsmedizin hervorbringen. Immunsuppressiva wie FK506 oder neuere, gegen Lymphozytenantigene gerichtete monoklonale Antikörper versprechen höhere Spezifizität, verbesserte Wirksamkeit und geringere Morbidität.

Die Entwicklungen auf dem Gebiet der Xenotransplantation und auf dem Gebiet der Immuntoleranz dürfen nicht vergessen werden. Würde es gelingen, durch Manipulation des Immunsystems das fremde Organ als eigen anzuerkennen, könnten viele der heute verwendeten potenten, jedoch mit signifikanten Nebenwirkungen verbundenen Immunsuppressiva vermieden werden, was zu verlängerter Patientenüberlebensdauer und verringerter Morbidität führen würde.

Literatur

1. Avramovici A (1924) Les transplantations du rein. Lyon Chir 21:734
2. Calne RY, White DJG, Thiru S, Evans DB, McMaster P, Dunn DC, Craddock GN, Pentlow DB (1978) Cyclosporin A in patients receiving renal allografts from cadaver donors. Lancet 2:1323
3. Carrel A (1902) La technique opératoire des anastomoses vasculaires et la transplantation des viscères. Lyon Méd 98:859
4. Dausset J (1980) The challenge of the early days of human histocompatibility. Immunogenetics 10:1
5. Groth CG (1972) Landmarks in clinical renal transplantation. Surg Gynecol Obstet 134:323
6. Hamilton D (1988) Alexis Carrel and the early days of tissue transplantation. Transplant Rev 2:1
7. Hamilton D (1988) Kidney transplantation: a history. In: Morris PJ (ed) Kidney transplantation, 3rd edn. Saunders, Philadelphia, pp 1–13
8. Hamilton DNH, Reid WA (1984) Yu. Yu. Voronoy and the first human kidney allograft. Surg Gynecol Obstet 159:289
9. Hume DM, Merrill JP, Miller BF, Thorn GW (1955) Experiences with renal homotransplantation in the human: report of nine cases. J Clin Invest 34:327
10. Jaboulay M (1906) Greffe de reins au pli du coude par soudures artérielles et veineuses. Lyon Méd 107:575
11. Merrill JP, Murray JE, Harrison JH, Guild WR (1956) Successful homotransplantation of the human kidney between identical twins. JAMA 160:277

12. Murray JE, Merrill JP, Harrison JH (1958) Kidney transplantation between seven pairs of identical twins. Ann Surg 148:343
13. Opelz G, Sengar DPS, Mickey MR, Terasaki PI (1973) Effect of blood transfusion on subsequent kidney transplants. Transplant Proc 5:253
14. Payr E (1900) Beiträge zur Technik der Blutgefäß- und Nervennaht nebst Mittheilungen über die Verwendung eines resorbierbaren Metalles in der Chirurgie. Arch Klin Chir 62:67
15. Reemtsma K, McCracken BH, Schlegel JU, Pearl MA, Pearce CW, DeWitt CW, Smith PE, Hewitt RL, Flinner RL, Creech O (1964) Renal heterotransplantation in man. Ann Surg 160:384
16. Schwartz R, Dameshek W (1959) Drug-induced immunological tolerance. Nature 183:1682
17. Starzl TE (1990) The development of clinical renal transplantation. Am J Kidney Dis 16:548
18. Starzl TE, Fung J, Jordan M, Shapiro R, Tsakis A, McCauley J, Johnston J, Iwaki Y, Jain A, Alessiani M, Todo S (1990) Kidney transplantation under FK 506. JAMA 264:63
19. Terasaki PI, McClelland JD (1964) Microdroplet assay of human serum cytotoxins. Nature 204:998
20. Tilney NL (1989) Renal transplantation. Curr Probl Surg 26:603
21. Ullmann E (1902) Experimentelle Nierentransplantation. Vorläufige Mittheilung. Wien Klin Wochenschr 15(11):281
22. Unger E (1909) Über Nierentransplantationen. Berl Klin Wochenschr 46(23):1057
23. Von Decastello A (1902) Über experimentelle Nierentransplantation. Wien Klin Wochenschr 15(12):317
24. Voronoy YY (1936) Sobre el bloqueo del aparato retículoendotelial del hombre en algunas formas de intoxicación por el sublimado y sobre la transplantación del riñón cadavérico como método de tratamiento de la anuria consecutiva a aquella intoxicación. El Siglo Medico 97(4293):296

II Immunogenetische Aspekte der Nierentransplantation

1 Einführung

Der Erfolg einer Nierentransplantation hängt von vielen Faktoren ab. Einer der wichtigsten Faktoren, die das Überleben des Transplantats im Spender beeinflußen, ist die genetisch gesteuerte Immunantwort des Empfängers auf die Histokompatibilitätsantigene des Spenders. Durch die Entdeckung der Blutgruppen und deren Vererbungsmodus durch Landsteiner im Jahre 1928 (13) wurde die Transplantation von Geweben von einem Individuum auf ein anderes erstmals unter dem Aspekt der Gewebeverträglichkeit betrachtet. Ungefähr 40 Jahre später wurden dann die eigentlichen Transplantationsantigene des Major Histocompatibility Complex (MHC) bei der Maus und beim Menschen entdeckt (3, 9). Heute ist allgemein bekannt, daß die Abstoßung eines Transplantats eine immunologische Grundlage hat, wobei die MHC-Antigene die hauptsächlichste Zielscheibe der Abstoßungsreaktion darstellen. Aus diesem Grund kommt der Gewebeverträglichkeitsbestimmung in der heutigen Transplantationsmedizin eine große Bedeutung zu. Der Kliniker muß deshalb mit den Grundlagen der Transplantationsimmunologie, vor allem mit der Biologie des MHC, vertraut sein, um die Gewebetypisierung zu verstehen und klinisch anwenden zu können.

2 Human Leukocyte Antigen (HLA) - der menschliche MHC

2.1 Grundlagen

Das HLA-System (Human Leukocyte Antigen) besteht aus polymorphen Membranglykoproteinen, welche außer auf Erythrozyten auf fast allen Zellen im menschlichen Organismus vorkommen. Eine Vielzahl von Genen, die auf dem kurzen Arm des 6. Chromosoms innerhalb des Major Histocompatibility Complex (MHC) lokalisiert sind, kodieren diese Proteine (Abbildung 4). Der menschliche MHC weist eine Länge von 3500 Kilobasen auf, 1/750mal die Größe des ganzen Erbgutes, und kodiert ungefähr 50 verschiedene Gene (5). Nicht alle dieser Gene stellen HLA-Gene dar, denn innerhalb des MHC werden z.B. auch Gene für Komplementproteine sowie für TNF-α, TNF-β und für die 21-Hydroxylase gefunden (8). Die Genregion des MHC kodiert zwei strukturell verschiedene Arten oder sog. Klassen von Zellmembranmolekülen. HLA-Moleküle der 1. Klasse

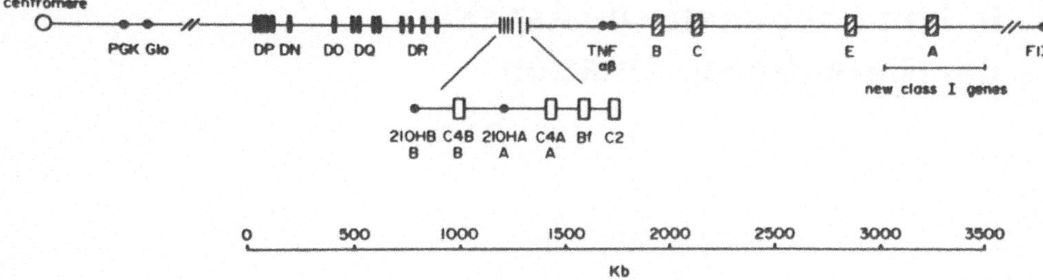

Abb. 4. Schematische Darstellung des menschlichen Major Histocompatibility Comlex (MHC). Dargestellt sind das Zentromer am linken Ende und rechts davon die Vielfalt der Gene auf dem kurzen Arm des 6. Chromosoms. Der HLA mißt ungefähr 3500 kB, gemessen von HLA-DP - HLA-A. Die HLA-D Region besteht aus 3 Unterregionen, genannt DP, DQ und DR, welche jeweils mehrere Gene enthalten (s. Abb. 10). Neuere Antigene der 1. Klasse sind kürzlich in der Gegend von HLA-A gefunden worden (HLA-E). Die Gene für Tumornekrosefaktor α und β liegen zwischen HLA-B und den Antigenen „3. Klasse" (Gene für die Komplementkomponenten C2, C4 und Faktor B) (8). Die Gene der 21-Hydroxylase für Steroide (21-OHA und 21-OHB) liegen nahe bei den Genen 3. Klasse. Die Gene der Phosphoglyzerokinase (PGK), Glyoxalase (Glo) und des Koagulationsfaktor F13A sind ebenfalls eng mit dem MHC verbunden. Aus Kostyu et al. (5)

(oder Klasse I) bestehen aus HLA-A, HLA-B und HLA-C, und Moleküle der 2. Klasse (oder Klasse II) bestehen aus HLA-DP, HLA-DQ, und HLA-DR. Auf jedem Genort sind zahlreiche Allele möglich, welche nach einer internationalen Klassifikation numeriert werden (z.B. HLA-A2, HLA-DR5 etc.). MHC-Antigene werden kodominant exprimiert, so daß jedes Individuum jeweils 2 Allele eines jeden Gens exprimiert. Alle Zellen exprimieren gleichzeitig jeweils zwei HLA-Antigene von jeder Sorte aus einem großen Sortiment von Allelen, welche in der Normalbevölkerung vorkommen (1, 2, 4, 5).

HLA-Moleküle sind polymorph; es gibt über 20 verschiedene Lokus-A-Antigene, über 50 Lokus-B-Antigene und eine Vielzahl von HLA-C- und HLA-DR-Antigenen (Tabelle 2)(1). Jedes Individuum erbt von jedem Elternteil jeweils ein HLA-A-, -B- und -C- und -DP-, -DQ- und -DR-Antigen (Abbildung 5). Die durch einen Elternteil vererbten, genetisch verbundenen Antigene der ganzen HLA-Gegend bezeichnet man als Haplotyp. Ein Individuum erbt jeweils einen Haplotypen vom Vater und einen von der Mutter.

MHC-Antigene sind Glykoproteinen (Abbildung 6), welche immunogene Determinanten - sog. Epitope - tragen, die eine starke Antikörperantwort hervorrufen wenn eine Immunisation zwischen Individuen derselben („Allo-") oder zwischen verschiedenen („Xeno-") Arten erzeugt wird. Während einer normalen Schwangerschaft werden Antikörper in der Mutter erzeugt, welche gegen die väterlichen HLA-Antigene des Fetus gerichtet sind. Daher können Seren von mehrfach schwanger gewesenen Frauen zur Gewebetypisierung verwendet werden. Eine Immunisation gegen HLA-Moleküle kann auch durch Bluttransfusionen verursacht werden.

Tabelle 2. International anerkannte serologische HLA-Determinanten (1, 5). Die Nummern in Klammer bezeichnen sog. „split"-Antigene (HLA-A23 und HLA-A24 z.B. sind ein „split" des HLA-A9)

HLA-A	A1, A2, A203, A210, A3, A9, A10, A11, A19, A23(9), A24(9), A2403, A25(10), A26(10), A28, A29(19), A30(19), A30(19), A31(19), A32(19), A33(19), A34(10), A36 A43, A66(10), A68(28), A69(28), A74(19)
HLA-B	B5, B7, B703, B8, B12, B13 , B14, B16, B17, B18, B21, B22, B27, B35, B37, B38(16), B39(16), B3901, B3902, B40, B41, B42, B44(12), B45(12), B46, B47, B48, B49(21) B50(21), B51(5), B5102, B5103, B52(5), B53, B54(22), B55(22), B56(22), B57(17) B58(17), B59, B60(40), B61(40), B62(15), B63(15), B64(14), B65(14), B67, B70, B71(70), B72(70), B73, B75(15), B76(15), B77(15), B7801, Bw4, Bw6
HLA-C	Cw1, Cw2, Cw3, Cw4, Cw5, Cw6, Cw7, Cw9(w3), Cw10(w3)
HLA-D	Dw1, Dw2, Dw3, Dw4, Dw5, Dw6, Dw7, Dw9, Dw10, Dw11(w7), Dw12, Dw13, Dw14, Dw15, Dw16, Dw17(w7), Dw18(w6), Dw19(w6), Dw20, Dw21, Dw22, Dw23, Dw24 Dw25, Dw26
HLA-DR	DR1, DR103, DR2, DR3, DR4, DR5, DR6, DR7, DR8, DR9, DR10, DR11(5,)DR12(5), DR13(6), DR14(6), DR1403, DR1404, DR15(2), DR16(2), DR17(3), DR18(3), DR51, DR52, DR53
HLA-DQ	DQ1, DQ2, DQ3, DQ4, DQ5(1), DQ6(1), DQ7(3), DQ9(3)
HLA-DP	DPw1, DPw2, DPw3, DPw4, DPw5, DPw6

HLA-Moleküle 1. und 2. Klasse zeigen eine gewisse Strukturhomologie mit Immunoglobulinen sowie mit dem T-Zellenrezeptor, den Differentiationsantigenen CD4 und CD8 sowie den Adhäsionsproteinen ICAM-1 und VCAM-1 und einigen weiteren Membranproteinen (Abbildung 7). Alle diese Moleküle sind Teil der sog. „Immunoglobulin-Superfamilie" (17, 18).

2.2 Struktur und Funktion der HLA-Moleküle der 1. Klasse

HLA-Moleküle der 1. Klasse bestehen aus 2 glykosylierten Polypeptidketten, welche als nicht kovalent verbundene Membranproteine auf der Zelloberfläche exprimiert werden (Abbildung 6). Diese Moleküle kommen praktisch auf allen Zellen in mehr oder weniger großer Menge vor. Jedes Molekül enthält eine polymorphe Gegend; das bedeutet, daß gewisse Genteile eine große Variation in der DNS-Sequenz und der dadurch kodierten Polypeptidkette aufweisen. Dieser Polymorphismus führt zur Ausbildung von Proteinen mit unterschiedlichen antigenen Strukturen (Epitopen), welche mit serologischen Methoden anläßlich der HLA-Typisierung entdeckt werden können.

Die schwere α-Kette (Molekulargewicht 44 kD) weist die polymorphen Epitope auf. Die leichte Kette (12 kD), β_2-Mikroglobulin, wird auf Chromosom 15 kodiert

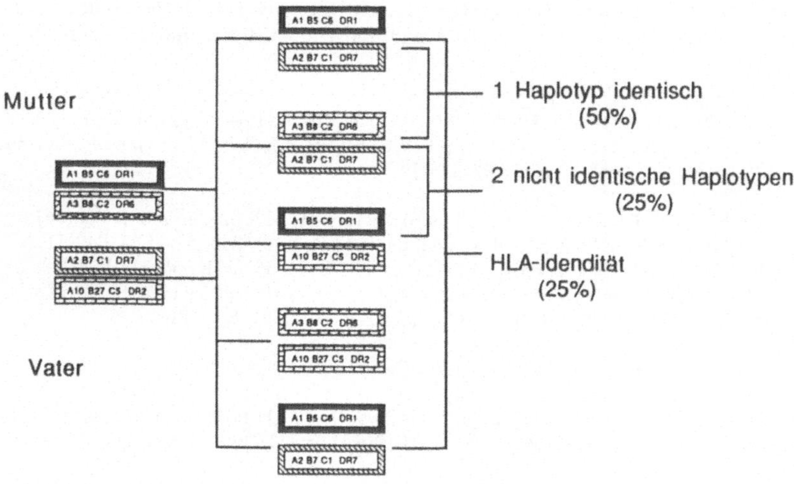

Abb. 5. Vererbungsmodus der HLA-Antigene. Mutter und Vater vererben gemäß den klassischen mendelschen Regeln je einen Haplotypen auf die Kinder. HLA-Moleküle sind kodominante Gene. Jedes Individuum besitzt zwei HLA-A, zwei HLA-B und zwei HLA-C Moleküle sowie je zwei Antigene der 2. Klasse (HLA-DR). Jedes Kind hat 25% Chancen, ein HLA identisches Geschwister zu haben, 50% Chancen, ein 1-Haplotyp-identisches Geschwister zu haben und 25% Chancen, komplett unidentisch mit den Geschwistern zu sein

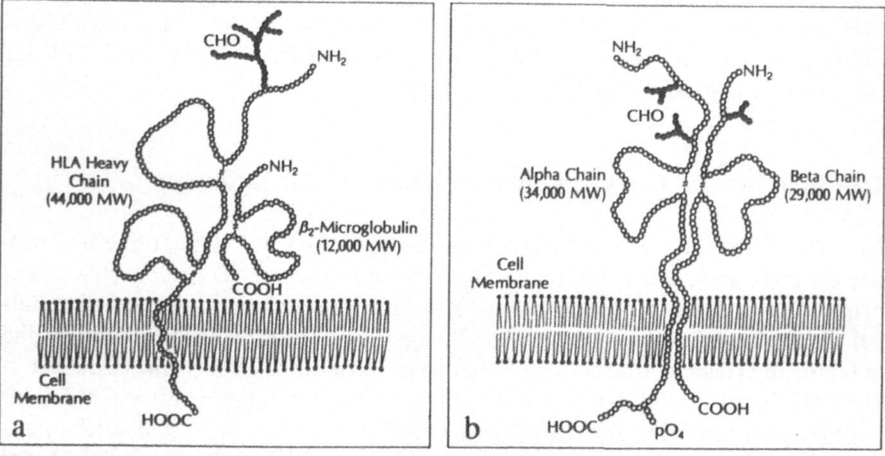

Abb. 6. Struktur der HLA-Moleküle 1. Klasse (**a**) und 2. Klasse (**b**). Antigene 1. Klasse (HLA-A, HLA-B und HLA-C) bestehen aus glykosylierten (CHO), polymorphen schweren Ketten (Heavy Chain), welche mit dem nicht polymorphen β_2-Mikroglobulin verbunden sind. Antigene 2. Klasse (HLA-DP, -DQ und -DR) bestehen aus je einer glykolsylierten, polymorphen α- und β-Kette. Die gefüllten Kreise stellen die Kohlenwasserstoffketten (CHO) dar. Aus Najarian et al. (15)

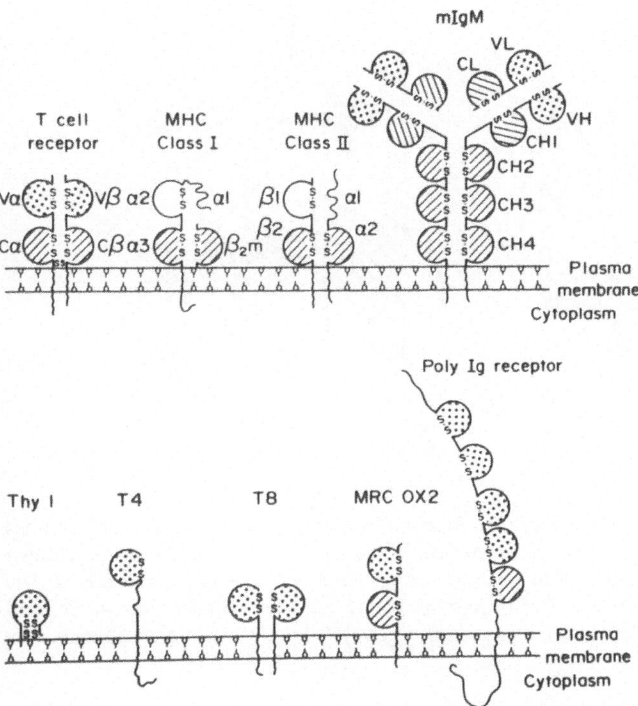

Abb. 7. Schematische Darstellung der MHC-Antigene und anderen Membranproteinen der Immunoglubulin-Superfamilie. Domänen, die Ähnlichkeit mit der konstanten Region der Immunoglubuline haben, sind *gestrichelt*, und Domänen die Ähnlichkeit mit der variablen Region haben, sind *gepünktelt* dargestellt. Aus Strominger (17)

und ist nicht polymorph. Die schwere Kette bildet 3 extrazelluläre Domänen, welche zum Teil durch Disulfidbrücken entstehen. Die polymorphen, antigenen Regionen sind auf der ersten (α_1) und zweiten (α_2) Domäne lokalisiert. Unter den Antigenen 1. Klasse gibt es 3 verschiedene schwere Ketten, genannt HLA-A, -B und -C, welche jeweils von einem Gen kodiert werden. Jedes HLA-Gen hat mehrere Allele, die in einer Bevölkerung mit mehr oder weniger großer Häufigkeit auftreten (4).

Die kristallographische Struktur eines dieser HLA Moleküle, HLA-A2, wurde bestimmt (7). Zwei parallele α-Helices bilden eine Kluft, welche über einem Boden von acht antiparallelen β-Strängen liegt (Abbildung 8). Es ist höchst bemerkenswert, daß die variablen Aminosäuresubstitutionen, welche den serologischen Polymorphismus erzeugen, meist am Rand oder tief in dieser Kluft liegen. Der Locus für ein fremdes Antigen, etwa ein Virusprotein, liegt inmitten dieser durch die leichte und schwere Kette gebildeten Kluft.

Die HLA-Antigene der 1. Klasse sind die Zielscheibe von Antikörpern und zytotoxischen T-Zellen im Verlauf einer Abstoßungsreaktion. Sie spielen ebenfalls eine große Rolle bei Virusinfektion, indem sie virale Antigene einer CD8-positiven

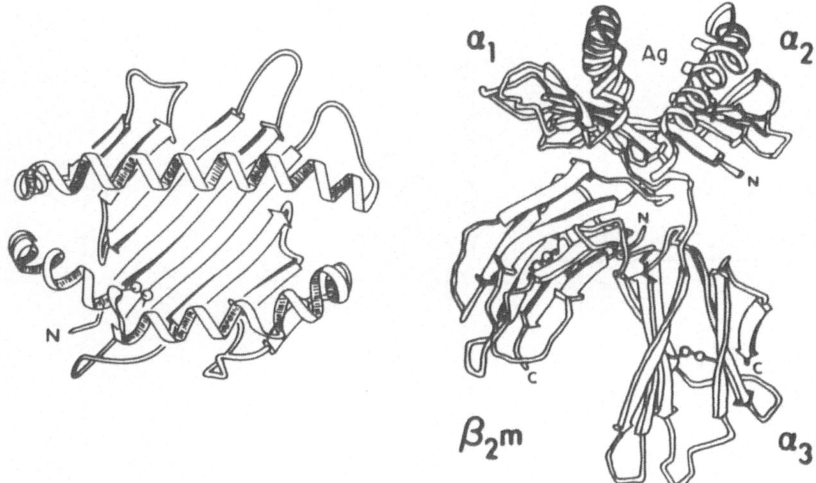

Abb. 8. Schematische Darstellung der durch Röntgenkristallographie bestimmten Struktur des HLA-A2-Antigens (3,5 Å Auflösungsvermögen). Die β-Stränge, dargestellt als *dicke Pfeile*, bilden den Boden der Kluft, in welcher ein Antigen liegt. Die α-Helices bilden den Rand dieser Kluft. Die α_3- und β_2-Mikroglobulindomänen (β_2m) liegen proximal nahe der Zellmembran, die α_1- und α_2-Domänen liegen distal, um das Antigen (Ag) einer T Zelle zu präsentieren können. Aus Bjorkman et al. (7)

T-Zelle präsentieren und diese aktivieren (Abbildung 9). T-Zellen erkennen ein Antigen immer nur im Zusammenhang mit dem HLA. Im Gegensatz dazu erkennen Antikörper ein Antigen ohne Assoziation mit dem HLA.

HLA-Moleküle werden serologisch durch Messen der Lymphozytotoxizität bestimmt. Die klinische Gewebetypisierung wird vorwiegend an aus Blut, Lymphknoten oder Milz gewonnenen Lymphozyten vorgenommen, welche diese HLA-A-, -B- und -C-Antigene gut exprimieren. HLA-Antigene der 1. Klasse werden durch Zytokine reguliert und können durch Interferon-γ (IFN-γ), ein T-Zellenprodukt, stimuliert werden. Dies ist bei einer Abstoßungsreaktion von großer Bedeutung, denn infiltrierende Lymphozyten produzieren HLA-induzierende Zytokine und bewirken dadurch eine Verstärkung der Abstoßung (10–12).

2.3 Struktur und Funktion der MHC-Antigene 2. Klasse

Wie in Abbildung 6 gezeigt, bestehen diese Moleküle aus 2 glykosylierten Membranpolypeptidketten, welche wie die MHC-Moleküle der 1. Klasse nicht kovalent auf der Zelloberfläche assoziiert sind. Die α-Kette hat ein Molekulargewicht von 34 kD, die β-Kette von 29 kD. Jede dieser Ketten hat 2 Domänen, wobei die polymorphen antigenen Determinanten wiederum am äußeren, NH$_2$-terminalen Ende liegen. Antigene der 2. Klasse werden ebenfalls in drei Heterodimere klassiert, HLA-DP, -DQ und -DR, und jedes Molekül wird durch zwei nebeneinan-

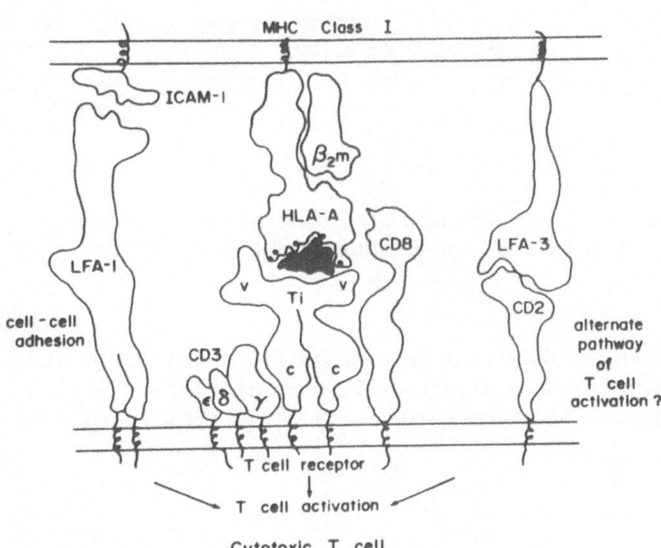

Abb. 9. Interaktion der HLA-Moleküle der 1. Klasse mit dem T-Zellenrezeptor und Adhäsionsmolekülen. HLA-Moleküle präsentieren dem T-Zellenrezeptor (Ti) ein Viruspeptidfragment (schwarz, im Zentrum). Durch den CD3-Komplex kommt es zur Signalübertragung innerhalb der T-Zelle, was zu deren Aktivierung führt. CD8 bindet sich an die schwere Kette des HLA-Moleküls, und die Bindungspartner ICAM-1/LFA-1 und LFA-3/CD2 stärken die Adhäsion und Bindung der T-Zelle an die antigenpräsentierende Zelle. Aus Kostyu et al. (5)

derliegende Gene kodiert (α- und β-Kette). Für jede α-Kette gibt es 1–2 α-Gene und für jede β-Kette 2–3 β-Gene (Abbildung 10). α–Ketten assoziieren nur mit β-Ketten derselben Subregion, z.B. innerhalb von HLA-DR, und es tritt im allgemeinen keine Assoziation zwischen Molekülen verschiedener Subregionen auf, z.B. zwischen HLA-DQ (α-Kette) und HLA-DP (β-Kette) (4). Die Struktur der HLA-Moleküle der 2. Klasse ist ebenfalls durch Kristallographie aufgeklärt worden. Man weiß, daß die α- und β-Kette eine ähnliche antigen-präsentierende Kluft wie HLA-A, -B und -C bilden, um ein Antigen im Kontext dieser HLA-Moleküle 2. Klasse einer T-Helferzelle zu präsentieren (11a).

Die HLA-Moleküle der 2. Klasse weisen eine beschränkte Gewebeverteilung auf und kommen unter normalen Umständen nur auf B-Zellen, Makrophagen und dendritischen Zellen vor. Durch Zytokine oder auch durch den ZMV können verschiedene andere Zellen ebenfalls zur Synthese der MHC-Antigene 2. Klasse angeregt werden, wie z.B. Endothelzellen oder proximale Nierentubuluszellen. Durch Expression dieser HLA-Antigene der 2. Klasse wird die Immunogenizität eines Transplantats bedeutend erhöht (10).

HLA-Moleküle der 2. Klasse werden durch serologische Methoden (HLA-DR) und durch die gemischte lymphozytären Reaktion bestimmt (HLA-D). Vor einer

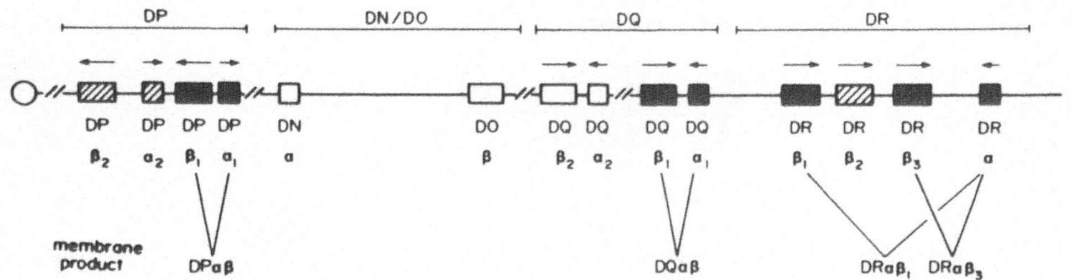

Abb. 10. Genetische Struktur der HLA-D-Antigene. Je eine α- und eine β-Kette werden innerhalb der Subregionen HLA-DP, -DQ und -DR als Boten-RNS abgeschrieben. Aus Kostyu et al. (5)

Transplantation werden in der Regel beim Spender und Empfänger nur die HLA-A-, -B- und -DR-Moleküle bestimmt, da diese die Gewebeverträglichkeit am stärksten beeinflußen und für die Empfängerauswahl berücksichtigt werden müssen (6).

3 Bedeutung der Transplantationsantigene

Die Transplantationsantigene sind die haupsächlichste Schranke welche einer erfolgreichen Transplantation im Weg stehen, da sie durch T-Zellen oder Antikörper als fremd erkannt werden und die Zielscheibe der Immunantwort des Empfängers darstellen. HLA-A, -B, und -C (Antigene 1. Klasse) werden auf der Zelloberfläche der meisten Nierenzellen gefunden. HLA-Moleküle der 2. Klasse haben eine restriktive Gewebeverteilung und werden in der Niere vor allem auf dendritischen Zellen, Makrophagen und auf zytokin-stimulierten Endothel- und Tubuluszellen exprimiert. HLA-Moleküle spielen eine zentrale Rolle beim Abstoßungsprozeß und aktivieren T-Zellen direkt, was den komplexen Prozeß der Abstoßungsreaktion auslöst(3).

4 Non-HLA-Systeme

Neben dem HLA-Komplex spielen auch noch andere Antigensysteme für die Resultate der Nierentransplantation eine Rolle, wie die Blutgruppenantigene, die Endothel- und Monozytenantigene und andere „Minor Histocompatibiliy Complex"-Antigene.

Für die erfolgreiche Transplantation ist eine Verträglichkeit im AB0-System unerläßlich. Im normalen Nierengewebe des Spenders werden Blutgruppenantigene nicht nur auf Erythrozyten, sondern auch auf Tubulus- und Endothelzellen exprimiert. Bei AB0-Inkompatibilität binden zytotoxischen Isoagglutinine des Empfängers mit diesen Antigenen und bewirken eine komplementvermittelte

Zerstörung das Nierenparenchyms. Klinisch kann dies zu einer hyperakuten Abstoßungsreaktion führen. Von den übrigen Blutgruppensystemen spielen das Lewis-System sowie das Rhesus- und P-System nur eine untergeordnete Rolle. Eine Übereinstimmung im Lewis-System scheint mit einer besseren Transplantatüberlebenszeit einherzugehen. Diese zusätzlichen Systeme können aus logistischen Gründen im allgemeinen bei der Auswahl der Organempfänger nicht berücksichtigt werden.

Gewisse Antigensysteme auf Endothelzellen und Monozyten sowie geschlechtsspezifische H-Y-Antigene beeinflußen den Ausgang der Transplantation ebenfalls (16). Antikörper gegen Endothelzellen und Monozyten sind bei HLA-identischen Zwillingen mit hyperakuter Abstoßung beschrieben worden. Gewisse gewebespezifische Antigene, etwa das Alport-Antigen, welches auf einer Anomalie des Typ-IV-Kollagens beruht, können den Ausgang der Transplantation ebenfalls gefährden. Da das Typ-IV-Kollagen beim Empfänger mit Alport-Syndrom nicht identisch mit dem Typ-IV-Kollagen in der Spenderniere ist, wird es als fremd erkannt. Dadurch entsteht eine Antikörperreaktion gegen Typ-IV-Kollagen in der glomerulären Basalmembran. Dies äußert sich in einer akuten Glomerulonephritis und kann zum Verlust des Transplantats führen (14).

Literatur

Übersichtsarbeiten

1. Albert ED, Baur MP, Mayr WR (eds) (1984) Histocompatibility testing 1984. Report of the 9th International Histocompatibility Workshop and Conference. Springer, Berlin
2. Bach FH (1987) HLA: The major histocompatibility complex in man. In: Lockey RF, Bukantz SC (eds) Fundamentals of immunology and allergy, chap 5. Saunders, Philadelphia, pp 65-79
3. Carpenter CB, Strom TB (1989) Immunogenetics of renal transplantation. In: Milford EL, Brenner BM, Stein JH (eds) Renal transplantation. Contemporary issues in nephrology, vol 19, chap 1. Churchill-Livingstone, New York, pp 1-19
4. Crumpton MJ (ed) (1987) HLA in medicine. Br Med Bull, vol 43. Churchill-Livingstone, Edinburgh
5. Kostyu DD, Amos DB (1989) The HLA complex: Genetic polymorphism and disease susceptibility. In: Scriver CR, Beaudet AL, Sly WS, Valle D (eds) The metabolic basis of inherited disease, 6th ed, chap 4. McGraw-Hill, New York, pp 225-249
6. Schwartz BD (1987) The human major histocompatibility HLA complex. In: Stites DP, Stobo JD, Wells JV (eds) Basic and clinical immunology. 6th ed, chap 6. Appleton and Lange, Norwalk CT, pp 50-64

Spezifische Literaturangaben

7. Bjorkman PJ, Saper MA, Samraoui B, Bennett WS, Strominger JL, Wiley DC (1987) Structure of the human class I histocompatibility antigen, HLA-A2. Nature 329:506
8. Carroll MC, Katzman P, Alicot EM, Koller BH, Geraghty DE, Orr HT, Strominger JL, Spies T (1987) Linkage map of the human major histocompatibility complex including tumor necrosis factor genes. Proc Natl Acad Sci (USA) 84:8535

9.   Dausset J (1981) The major histocompatibility complex in man. Past, present, and future concepts. Science 213:1469

10.   Hall BM, Bishop GA, Duggin GG, Horvath JS, Philips J, Tiller DJ (1984) Increased expression of HLA-DR antigens on renal tubular cells in renal transplants: relevance to the rejection response. Lancet 2:247

11.   Halloran PF, Wadgymar A, Autenried P (1986) The regulation of expression of major histocompatibility complex products. Transplantation 41:413

11a. Jardetzky TS et al .(1994) Three-dimensional structure of a human class II histocompatibility molecule complexed with superantigen. Nature 368:711

12.   Koene RAP, De Waal RMW, Bogman MJJT (1986) Variable expression of major histocompatibility antigens: role in transplantation immunology. Kidney Int 30:1

13.   Landsteiner R, Levine P (1928) On the inheritance of agglutinogens of human blood demonstrable by immune agglutinins. J Exp Med 48:731

14.   Milliner DS, Pierides AM, Holley KE (1982) Renal transplantation in Alport's syndrome: anti-glomerular basement membrane glomerulonephritis in the allograft. Mayo Clin Proc 57:35

15.   Najarian JS (1982) Immunologic aspects of organ transplantation. Hosp Pract 17:61

16.   Pfeffer PF, Thorsby E (1982) HLA-restricted cytotoxicity against male-specific (H-Y) antigen after acute rejection of an HLA-identical sibling kidney. Transplantation 33:52

17.   Strominger JL (1986) Biology of the human histocompatibility leukocyte antigen (HLA) system and a hypothesis regarding the generation of autoimmune diseases. J Clin Invest 77:1411

18.   Williams AF, Barclay AN (1988) The immunoglobulin superfamily - domains for cell surface recognition. Annu Rev Immunol 6:381

III Immunbiologie der Transplantatabstossung

1 Einführung

Die Transplantatabstoßungsreaktion stellt einen komplexen Prozeß dar und wird durch eine Vielfalt von Zellen (T-Zellen, B-Zellen, Makrophagen), Molekülen (HLA, Adhäsionsproteinen) und autokrinen Faktoren (Interleukine, Prostaglandine) vermittelt (5, 13, 25, 31). Kenntnis dieser immunologischen Elemente und Faktoren ist nötig, um die Immunbiologie der Abstoßungsreaktion zu verstehen. In diesem Kapitel werden kurz die immunologischen Grundlagen der gegen das Transplantat gerichteten Immunantwort besprochen, was zum Verständnis der verschiedenen klinischen Abstoßungsreaktionen führen soll. Die Struktur und Funktion der HLA-Moleküle wurde bereits im vorangegangenen Kapitel besprochen.

2 Elemente der Transplantatabstossung

2.1 T-Zellen

Lymphozyten des T-Zellphänotyps spielen eine zentrale Rolle beim Abstoßungsprozeß eines Transplantats (24, 42). T-Zellen reifen im Thymus und haben die Fähigkeit, ein einzelnes, spezifisches Antigen als fremd zu erkennen. Sie haben Gedächtnisfunktion, und sie weisen eine Menge ausführender (Effektor-) und regulatorischer Funktionen auf. Zytotoxische Effektorfunktionen werden nicht nur im Rahmen der Allotransplantatabstoßungen beobachtet, sondern sie werden auch bei Überempfindlichkeitsreaktionen und bei Tumorimmunität gefunden, um einige zu nennen. Regulatorische Funktionen bestehen z.B. in der Fähigkeit, die zellvermittelte Zytotoxizität anderer T-Zellen zu verstärken und die Immunoglobulinsekretion der B-Zellen zu fördern.

Alle T-Zellen weisen einen T-Zellenrezeptor (T_i) auf, welcher das Erkennen des fremden Antigens vermittelt. Abbildung 11 zeigt schematisch, wie der T-Zellenrezeptor mit Antigen und HLA interagiert. Der T_i ist ein immunoglobulinartiges Heterodimer, welches aus einer α- und β-Kette oder seltener aus einer γ- und δ-Kette besteht (35). Der T-Zellenrezeptor ist eng mit dem CD3-Proteinkomplex verbunden. Nachdem der T_i ein spezifisches, durch HLA-Moleküle präsentiertes Antigen erkannt hat, werden durch den CD3-Komplex intrazelluläre Signale über-

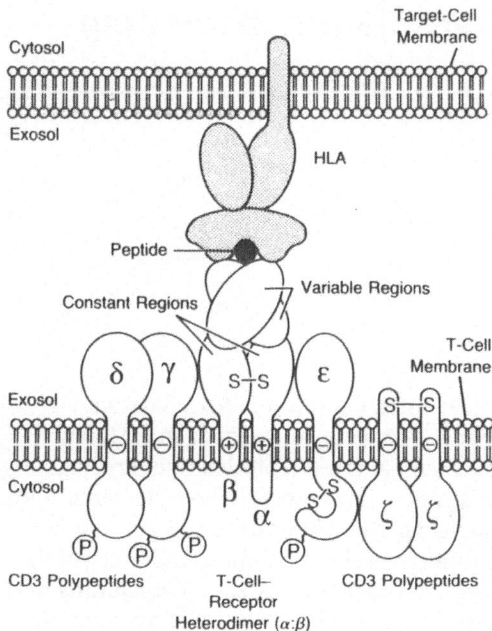

Abb. 11. Interaktion der HLA-Moleküle 1. Klasse mit dem α/β T-Zellenrezeptor (T_i). Der heterdimere T_i-Komplex erkennt und bindet das Peptidantigen in der Mitte. Der CD3-Komplex mit den δ-, γ-, ε- und ζ-Ketten umgibt den T-Zellenrezeptor. Nach der Antigenbindung durch den T-Zellenrezeptor kommt es zur Signalübertragung durch den CD3-Komplex. Aus Krensky et al. (24)

tragen (Kalziumeinstrom, Aktivation der Proteinkinase C), was zur Aktivation der T-Zelle führt. Aktivierte T-Zellen produzieren das Mitogen Interleukin-2 (IL-2) und synthetisieren IL-2-Rezeptoren (37), was zu Proliferation und Differentiation der T-Zelle führt (24).

Die Oberflächenmarker CD4 und CD8 erlauben es, den Phänotyp der T-Zellen zu ermitteln, und lassen auch auf deren Funktion schließen. CD8-positive T-Zellen reagieren im allgemeinen nur mit HLA-Molekülen der 1. Klasse, CD4-positiven T-Zellen hingegen nur mit HLA-Molekülen der 2. Klasse. CD4 und CD8 sind monomere Zellmembranproteine, welche wie der T_i ebenfalls der Immunoglobulin-Superfamilie angehören. Eine Vielzahl weiterer CD- („cluster of differentiation") Antigene, welche auf T-Zellen vorkommen, sind bekannt (Tabelle 3), wie zum Beispiel der Schafserythrozytenrezeptor CD2.

Durch Bestimmung von CD4 und CD8 können T-Zellen funktionell in Helfer-T-Zellen (CD4) und zytotoxische T-Zellen (CD8) aufgeteilt werden (Tabelle 4). Eine Vielzahl von weiteren T-Zellen mit regulatorischen Funktionen ist jedoch beschrieben worden (induzierende, amplifizierende, kontrasuppressorische T-Zellen).

In einem Transplantat, das einer Abstoßungsreaktion unterworfen ist, werden vor allem CD8-positive zytotoxische T-Zellen, aber auch gewisse CD4-positive Helfer-T-Zellen gefunden, wobei letztere vor allem in der frühen Phase einer Abstoßungsreaktion auftreten (6, 13). Diese Lymphozyten können aus einem abgestoßenen Transplantat gewonnen werden (4, 28, 41). In Kultur können diese Zellen sowohl mit HLA-Molekülen der 1. Klasse (CD8+) als auch mit Molekülen

Tabelle 3. T-Zellenoberflächenmarker

Marker	Molekulargewicht	Funktion
CD2	50000	Schafserythrozytenrezeptor; bindet LFA-3
CD3	25000 (γ-Kette) 20000 (δ-Kette) 20000 (ϵ-Kette) 16000 (ζ-Kette)	mit dem T-Zellenrezeptor assoziiert
CD4	62000	definiert Helferzellen; bindet HLA-DR
CD8	76000	definiert zytotoxische Zellen; bindet HLA-A, -B, und -C
IL-2R (Tac)	55000 75000	Interleukin-2-Rezeptor
T_i	45000 (α-Kette) 55000 (β-Kette)	T-Zellenrezeptor

Tabelle 4. Funktionelle Klassifikation der T-Zellen

T-Zellentypus	Funktion	Marker
Effektor T-Zellen	Zytotoxische T-Zellen	CD8+
	Zelluläre Überempfindlichkeit	CD4+
Regulatorische T-Zellen	Helfer-T-Zellen	CD4+
	Suppressor-T-Zellen	CD8+

der 2. Klasse reagieren (CD4+). Gewisse CD4-positive Zellen wirken ebenfalls zytotoxisch auf Zellen, die HLA-Moleküle der 2. Klasse aufweisen.

Die Abstoßungsreaktion verläuft schematisch in 2 Phasen (Abb. 12)(13, 40): In der 1. Phase erkennen die CD4-positiven Helfer-T-Zellen des Empfängers die HLA-Moleküle des Spenders als fremd. Dadurch werden diese T-Zellen aktiviert, was zu Zytokinsekretion, vor allem von Interleukin-2, und zur Zellteilung führt. In der 2. Phase werden durch die aktivierten CD4-positiven Zellen zytotoxische CD8-positive T-Zellen rekrutiert, welche sich durch die IL-2-Produktion teilen und klonal vermehren (24). Diese zytotoxischen T-Zellen wandern in das Transplantat ein und zerstören die als fremd erkannten Nierenzellen. Zytotoxische T-Zellen dürfen als die hauptsächlichsten pathogenetischen Elemente angesehen werden, die während der Abstoßungsreaktion das Transplantat zerstören. Im späteren Verlauf des Abstoßunsprozesses wandern dann auch Makrophagen ins Transplantat ein, welche dieses weiter schädigen.

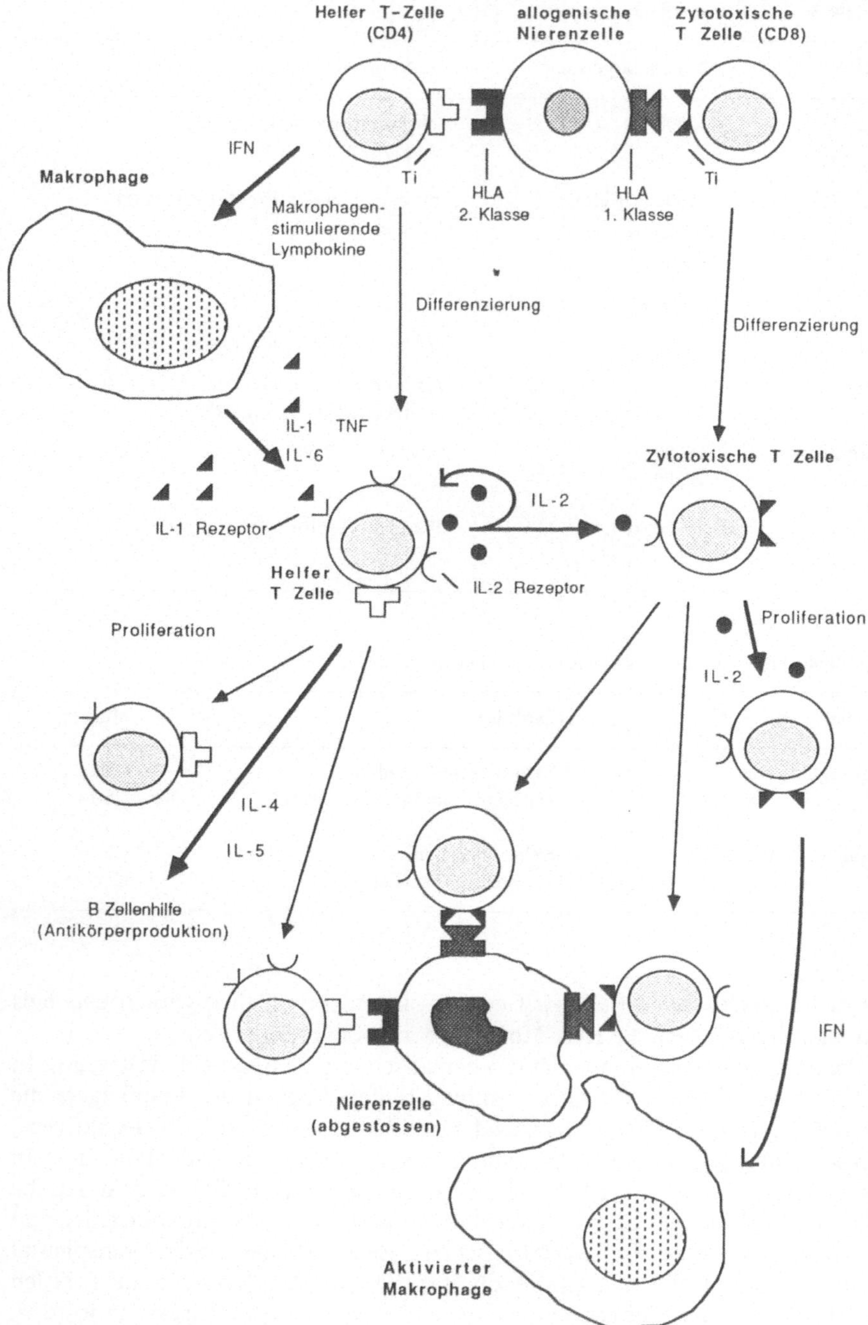

Abb. 12. Schematisches Diagramm der klassischen Abstoßungsreaktion. Die durch Antigen und IL-1 aktivierte Helfer-T-Zelle proliferiert, produziert IL-2, induziert zytotoxische T-Zellen und gibt B-Zellenhilfe. Durch diese präzis gesteuerte Reaktion kommt es zur Zerstörung der Nierenzellen. Nach Strom u. Carpenter (40)

2.2 B-Zellen und Antikörpersynthese

Ähnlich wie T-Zellen sind B-Zellen ebenfalls antigenspezifisch, indem sie ein Antigen durch Oberflächenimmunoglobuline erkennen und dadurch zur Zellteilung, Reifung und Antikörperproduktion stimuliert werden. B-Zellen können auf ein fremdes Antigen im allgemeinen nicht von selbst reagieren und brauchen T-Zellenhilfe. Diese T-Zellenhilfe wird vor allem durch die Zytokine IL-4 und IL-5 vermittelt. Ein fremdes Protein wird durch antigenpräsentierende Zellen (Makrophagen) im Kontext der HLA-Moleküle 2. Klasse zuerst der Helfer-T-Zelle präsentiert. Helfer-T-Zellen können auch direkt durch fremdes HLA aktiviert werden. Diese aktivierten T-Zellen produzieren dann die nötigen Interleukine (IL-4, IL-5), welche die antigenspezifischen B-Zellen stimulieren. B-Zellen differenzieren sich dann zu Plasmozyten und produzieren gegen HLA-Moleküle gerichtete Immunoglobuline, vor allem IgM und IgG (8).

Die Produktion von Anti-HLA-Antikörpern durch B-Zellen steht der erfolgreichen Transplantation im Wege. Durch Transfusionen können beim Dialysepatienten eine Vielzahl von verschiedenen Antikörpern entstehen, welche gegen spezifische HLA-Moleküle eines zukünftigen Spenders gerichtet sind. Diese Antikörper, meist IgG, aber auch IgM, sind zytotoxisch und erzeugen in der Gegenwart von Komplement eine Zytolyse, was zur Zerstörung des Transplantats führt.

2.3 Natural Killer (NK)-Zellen

Natürliche Killerzellen (NK-Zellen) stellen eine heterogene Gruppe von Lymphozyten dar, die die Fähigkeit haben, gewisse Parenchymzellen direkt durch Zytolyse zu zerstören, ohne den MHC zu benötigen (26). Diese antigenunspezifische Zytolyse kann gegen ein Transplantat gerichtet sein oder auch gegen virusinfizierte Zellen und Tumorzellen. NK-Zellen weisen gewisse Oberfächenmarker auf, welche auch auf Lymphozyten gefunden werden, hingegen ist bis jetzt noch kein NK-spezifisches Markermolekül entdeckt worden. NK-Zellen im eigentlichen Sinn sind CD3-, CD4- und T_i-negativ. Es gibt aber auch CD3-positive „natürliche Killerzellen", welche einen T-Zellenrezeptor aufweisen und zytotoxisch wirken, ohne den MHC zu benötigen.

NK-Zellen werden in Transplantaten mit Abstoßungsreaktion gefunden. Neben den klassischen CD8-positiven zytotoxischen T-Zellen spielen diese NK-Zellen ebenfalls eine wichtige Rolle im Abstossungsprozeß.

2.4 Monozyten und Makrophagen

Durch chemotaktische Faktoren angezogene Monozyten können in das Transplantat eindringen und nehmen vor allem in einer späteren Phase am Abstoßungsprozeß teil. In Transplantatbiopsien von Patienten mit Abstoßungsreaktion findet man zahlreiche aus Monozyten entstandene Makrophagen.

Aktivierte Makrophagen sind wirkungsvolle antigenpräsentierenden Zellen (43) und produzieren die entzündungsfördernden Zytokine IL-1 und TNF-α (2, 9, 21). IL-1 spielt eine wichtige Rolle bei der T-Zellenaktivierung, indem es die Synthese des T-Zellenmitogens IL-2 induziert. TNF-α und IL-1 haben eine Vielzahl weiterer Wirkungen und können das Transplantat im Verlauf der Abstoßungsreaktion direkt oder indirekt schädigen.

Makrophagen produzieren eine große Anzahl weiterer Faktoren, welche eine schädigende Wirkung auf das Transplantat haben, wie etwa Sauerstoffradikale, proteolytische Enzyme und Prostaglandine. Sie bauen auch die durch zytotoxische T-Zellen geschädigten Nierenzellen weiter ab und nehmen am Prozeß der Fibrosierung des abgestoßenen Transplantats teil.

2.5 Dendritische Zellen

Diese unregelmäßig geformten, nicht phagozytierenden interstitiellen Zellen werden in der Niere und auch in Lymphknoten und Milz vorgefunden. Sie sind mit monozytären Zellen verwandt. Sie exprimieren HLA-Moleküle der 2. Klasse auf der Zelloberfläche, und sie sind sehr effiziente antigenpräsentierende Zellen. Sie haben eine große Bedeutung bei der Abstoßungsreaktion, indem sie fremde Antigene den Helfer-T-Zellen präsentieren und so eine Alloimmunantwort erzeugen können. Dieser Prozeß kann in der Niere selbst, oder aber in den Lymphknoten oder der Milz stattfinden. Dendritische Zellen können auch aus der Niere in diese zentralen Lymphorgane wandern, weshalb man sie auch als „passenger leukocytes" bezeichnet. Experimentell kann man ein Transplantat von diesen „passenger leukocytes" depletieren (z.B. mittels Diät, welche arm an essentiellen Fettsäuren ist). Die Immunantwort gegen ein solches depletiertes Transplantat wird dann stark vermindert, weshalb man annimmt, daß diese Zellen eine zentrale Bedeutung am Abstoßungsprozeß haben (36a).

2.6 HLA-Moleküle und deren Regulation

Die Struktur, Funktion und Immunogenetik der HLA-Moleküle wurde bereits im vorhergehenden Kapitel besprochen. HLA-Moleküle der 1. Klasse werden auf der Zelloberfläche fast aller Zellen gefunden und können durch Interferon-α, -β und -γ reguliert werden. HLA-Moleküle der 2. Klasse werden konstitutiv auf Makrophagen und B-Zellen exprimiert und werden durch IFN-γ und Interleukin-4 (letzteres nur bei B-Zellen) stimuliert. IFN-γ stimuliert die Expression von HLA-Molekülen der 2. Klasse auch auf Zellen, die nicht zum Immunsystem gehören, wie etwa auf Endothelzellen und proximalen Nierentubuluszellen (14). Die Expression von HLA-Molekülen der 2. Klasse wird durch sequenzspezifische DNS-Bindungsproteine reguliert, welche 5' von den strukturellen HLA-Genen gebunden werden. Diese Bindungsproteine erkennen gewisse DNS-Motive, sog. X-, Y- und Z-Boxen, und können so die Transkription der HLA-Moleküle steuern (1). Kürzlich sind solche durch IFN-γ und IL-4 induzierte Bindungsproteine kloniert und deren DNS- und Proteinsequenz bestimmt worden. Durch das bessere Verständnis der Regulation der HLA-Moleküle könnten in Zukunft neue therapeutische Verfahren entwickelt werden, welche die Synthese solcher Bindungsproteine blockieren und damit die Immunogenizität eines Transplantats unterdrücken würden.

Die Immunogenizität eines Gewebes wird nicht nur durch den Grad der Histoinkompatibilität (sog. „Mismatch") bestimmt, sondern auch durch die Quantität der HLA-Moleküle, die in einem Transplantat vorkommen. Zellbiologische Experimente zeigen, dass T-Zellen stärker aktiviert werden, wenn mehr HLA-Moleküle auf einer antigenpräsentierenden Zelle vorhanden sind (20). Im Verlauf einer Abstoßungsreaktion produzieren T-Zellen verschiedene Zytokine, mitunter IFN–γ. Man nimmt an, daß durch die IFN–γ induzierte Stimulation der HLA-Expression die Immunogenizität eines Transplantats gesteigert wird. Virusinfektionen, etwa durch Zytomegalovirus, stimulieren ebenfalls die Synthese von Interferonen, wodurch die Synthese von HLA-Molekülen gesteigert wird und damit theoretisch eine größere Immunogenizität des Transplantats entstehen kann.

2.7 Zytokine

Zytokine sind wichtige immunologisch aktive Peptide, die autokrin und parakrin auf Makrophagen, Lymphozyten und auch auf das Nierengewebe wirken (10, 15, 32). Sie können in Interleukine, Interferone und Wachstumsfaktoren aufgeteilt werden. Diese Klassifikation der Zytokine ist jedoch nicht sehr befriedigend, da sie eine Vielzahl von heterogenen Molekülen mit sehr unterschiedlichen Funktionen einschließt. Tabelle 5 gibt eine Übersicht über die wichtigsten Zytokine.

Im Verlauf einer Abstoßungsreaktion wird eine Vielzahl dieser Zytokine im Transplantat durch infiltrierende T-Zellen und Makrophagen sowie auch durch das Nierengewebe produziert (Abb. 12). Antigenpräsentierende Makrophagen produzieren IL-1 (9), welches T-Zellen aktiviert. T-Zellen produzieren dann IL-2 und fördern autokrin und parakrin das weitere T-Zellenwachstum (24, 25). Makrophagen, T-Zellen und wahrscheinlich auch eine Vielzahl von Nierenzellen wie etwa mesangiale und proximale Tubuluszellen produzieren TNF-α, das zytolytische Aktivität hat und die Synthese von Zytokinen wie IL-1 fördert (2, 22, 27). IL-1 fördert seinerseits die TNF-α Synthese. IFN-γ, ein T-Zellenprodukt, stimuliert die Expression von HLA-Molekülen, was die Antigenizität des Transplantats erhöht (20). IFN-γ und TNF-α wirken synergistisch und potenzieren sich gegenseitig. Zytokine wie IFN-γ, IL-1 und TNF-α stimulieren auch die Synthese von Adhäsionsmolekülen wie ICAM-1, VCAM-1 und ELAM-1 (E-Selektin), welche die Adhäsion von T-Zellen und Monozyten fördern.

Es sind eine Vielzahl von natürlich auftretenden Interleukininhibitoren beschrieben worden. Gewisse Inhibitoren von IL-1 und TNF-α wurden bereits kloniert, und deren Proteinstruktur ist aufgedeckt worden. Durch Stimulation dieser endogenen Inhibitoren können in Zukunft vielleicht neue Wege zu längerer Transplantatüberlebensdauer gefunden werden.

Tabelle 5. Klassifikation der Zytokine, Interleukine und Wachstumsfaktoren

Zytokin	Molekular-gewicht	Funktion
IFN-α, IFN-β	18kD	Induzieren HLA Moleküle der 1. Klasse
IFN-γ	21kD	Induziert HLA Moleküle 1. und 2. Klasse, aktiviert Makrophagen und Endothelzellen, hat antivirale Wirkung
TNF-α	17kD	Wirkt zytotoxisch für viele Zellen; induziert Fieber und hat katabole Wirkung; vermittelt Entzündung und septischen Schock; stimuliert die Synthese von Lymphokinen, Kollagen und Kollagenase; ähnliche Wirkung wie IL-1 (2, 22)
TNF-β	24kD	Ähnliche Wirkung wie TNF-α
IL-1α,IL-1β	17kD	Aktiviert ruhende T-Zellen; induziert Fieber und hat entzündungsfördernde Eigenschaften, stimuliert die Synthese von Lymphokinen, Prostaglandinen, Kollagen und Kollagenase; aktiviert Makrophagen und Endothelzellen (9)
IL-2	15kD	Wachstumsfaktor für aktivierte T-Zellen; induziert die Synthese anderer Lymphokine; aktiviert zytotoxische T-Zellen
IL-3	23kD	Fördert das Wachstum von pluripotenten Knochenmarkszellen
IL-4	20kD	Wachstumsfaktor für B-Zellen; induziert HLA-DR Expression auf B Zellen; wirkt auf reife B-Zellen und produziert Isotypenwechsel auf IgE-Synthese (33)
IL-5	20kD	B-Zellenmitogen; wirkt als Isotypeninduzierer der IgA-Synthese (16)
IL-6	26kD	B- und T-Zellenmitogen; stimuliert Akutphasenproteinsynthese in der Leber (44)
IL-7	25kD	Stimuliert B-Zellenvorläufer (30)
IL-8	10kD	Aktiviert Neutrophile; wirkt chemotaktisch auf T-Zellen (39)
IL-9	14kD	Wachstumsfaktor für Helfer-T-Zellen
IL-10	17kD	Inhibitor von durch Th1-T-Zellen synthetisierten Zytokinen (29)
IL-11	25kD	Stimuliert B-Zellenentwicklung
IL-12		Induziert zytotoxische T-Zellen
IL-13		Moduliert Monozyten- und B-Zellenfunktion (45)
GM-CSF	22kD	Wachstumsfördernd auf Neutrophile, Eosinophile und Monozyten
M-CSF	40kD	Wachstumsfördernd auf Makrophagen
G-CSF	19kD	Wachstumsfaktor für Granulozyten

Die auf hämatopoietische Zellen wirkenden Wachstumsfaktoren M-CSF und IL-3 sowie weitere wachstumsfördernde Faktoren sind wahrscheinlich ebenfalls an der Abstoßungsreaktion beteiligt, indem sie die Proliferation und Differentiation von hämatopoietischen Zellen fördern, welche das Transplantat infiltrieren. Deren Bedeutung ist aber noch zu wenig studiert worden.

2.8 Zelladhäsionsmoleküle

Zelladhäsionsmoleküle nehmen ebenfalls am Abstoßungsprozeß teil (38). T-Zellen und Makrophagen besitzen eine Vielzahl von Oberflächenmolekülen, welche mit spezifischen Bindungsproteinen auf Endothel- und Nierentubuluszellen interagieren (3, 11). Abbildung 9 zeigt, wie eine T-Zelle mit einer antigenpräsentierenden Zelle durch mehrere Bindungspaare interagiert. Das interzelluläre Adhäsionsmolekül-1 (ICAM-1) hat eine vielseitige Gewebeverteilung und wird z. B. auf Endothelzellen, proximalen Tubuluszellen und Makrophagen gefunden. Es wird durch Zytokine wie IL-1, TNF-α und IFN-γ reguliert. ICAM-1 verbindet sich mit Leukocyte Function Associated Antigen-1 (LFA-1). LFA-1 wird nur auf Leukozyten gefunden, z. B. T-Zellen. Es wurde gezeigt, daß ICAM-1 bei einer Abstoßungsreaktion verstärkt exprimiert wird, wahrscheinlich unter dem Einfluß der lokalen Zytokinproduktion (3, 11). Dadurch wird die Adhäsion von Lymphozyten gefördert. Studien an Primaten haben gezeigt, daß die Antikörpertherapie gegen ICAM-1 den Abstoßungsprozeß unterdrücken kann (7).

Auch das vaskuläre Adhäsionsmolekül VCAM-1 wird bei einer Abstoßungsreaktion in der Niere verstärkt exprimiert. Durch Bindung mit dem Gegenrezeptor VLA-4 werden T-Zellen und Monozyten am Transplantat festgehalten, wodurch der Abstoßungsprozeß begünstigt wird.

Weitere Bindungspaare stellt der CD2/LFA-3-Komplex und der CD28/BB7-Komplex dar. LFA-3 hat eine ähnlich breite Gewebeverteilung wie ICAM-1 und bindet T-Zellen via CD2 (ehemals definiert als Schafserythrozytenrezeptor). LFA-3 scheint nicht durch Zytokine reguliert zu sein und hat eine eher statische Funktion im Adhäsionsprozeß. Die intrazelluläre Signalübertragung durch CD28 läuft über einen bislang unbekannten Transduktionsweg. CD28 kann T-Zellen auch in der Gegenwart von Ciclosporin zur Zytokinsynthese stimulieren, weshalb dem Bindungspaar CD28/BB7 spezielle Bedeutung bei der Abstoßung zukommt.

Es ist eine ganze Reihe von weiteren Zelloberflächenmolekülen beschrieben worden, welche beim Abstoßungsprozeß eine Rolle spielen können (17, 18, 19, 38). Integrine stellen eine Familie von heterodimeren Glykoproteinen dar, welche Rezeptoren von Matrixproteinen wie Kollagen, Fibronektin und Laminin sind. T-Zellen weisen solche Matrixrezeptoren auf (VLA-4, VLA-5 und VLA-6) und können dadurch an die Matrix oder die Basalmembran binden und diese durchschreiten. Die Bedeutung der Integrine bei der Transplantatabstoßungsreaktion ist noch nicht vollständig geklärt worden. In Zukunft könnten Antikörper oder rezeptorblockierende Moleküle als Pharmaka zum Einsatz kommen, um die Abstoßungsreaktion zu hemmen oder deren Ausbildung gar zu vermeiden.

2.9 Komplementsystem

Komplementfaktoren sind die hauptsächlichsten Effektoren der Zytolyse nach Antikörperbindung. Ohne Komplement können IgG-Antikörper keine zytotoxische Wirkung entfalten. Abbildung 13 zeigt schematisch den klassischen und alternativen Reaktionsablauf im Komplementsystem (12). Wenn sich im Verlauf

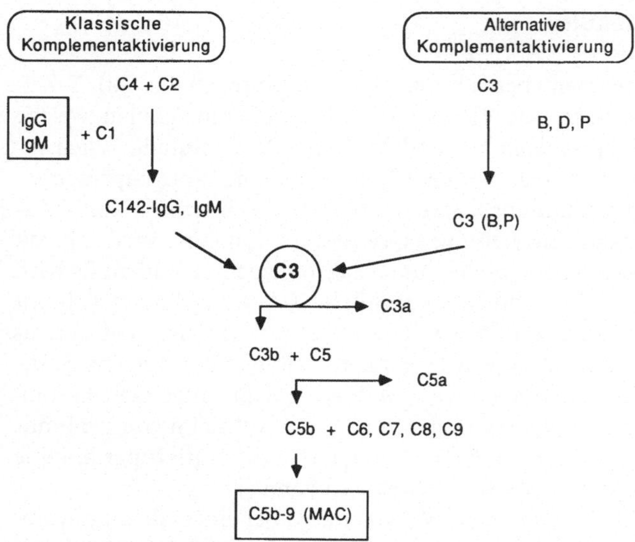

Abb. 13. Komplementkaskade. Komplementfaktoren spielen eine zentrale Rolle bei der Zytolyse von Nierenzellen durch Antikörper und führen zusammen mit IgG oder IgM zur Ausbildung des Membranattackierungskomplexes (MAC)

einer Abstoßungsreaktion zytotoxische Anti-HLA-Antikörper oder Anti-Endothelantikörper an die Zelloberfläche binden, wird Komplement aktiviert, und es kommt zur Zytolyse durch den Membranattackierungskomplex. Dadurch werden auch chemotaktische Komplementkomponenten wie etwa C3a und C5a freigesetzt, welche weitere Immunzellen und neutrophile Granulozyten rekrutieren und aktivieren.

2.10 Weitere am Abstoßungsprozeß beteiligte Elemente

Eine Vielzahl weiterer Faktoren, wie Prostaglandine, Leukotriene, und Wachstumsfaktoren können im Verlaufe einer Abstoßungsreaktion stimuliert werden und haben eine Vielfalt von immunregulatorischen Wirkungen. Die Transplantatabstoßung ist ein komplexer Prozeß, und in Zukunft werden sicher noch weitere wichtige Faktoren identifiziert werden, die an diesem Prozeß beteiligt sind. Es soll aber festgehalten werden, daß trotz dieser Vielfalt von Faktoren das zentrale pathogenetische Element der Abstoßungsreaktion die zytotoxische T-Zelle bleibt, welche das als fremd erkannte Transplantat zerstört.

3 Verschiedene Formen der Abstoßungsreaktion

Die Transplantatabstoßung kann viele verschiedene klinische Formen annehmen und stellt einen dynamischen Vorgang dar, der durch die immunsuppressive Therapie moduliert wird. Abbildung 14 zeigt, wie das kritische Gleichgewicht zwischen Transplantatabstoßung und Toleranz durch verschiedene Faktoren wie HLA-Kompatibilität, Zytokine und virale Infekte (Zytomegalie) erhalten bleibt. Tabelle 6 gibt eine Übersicht der verschiedenen Abstoßungsformen (34).

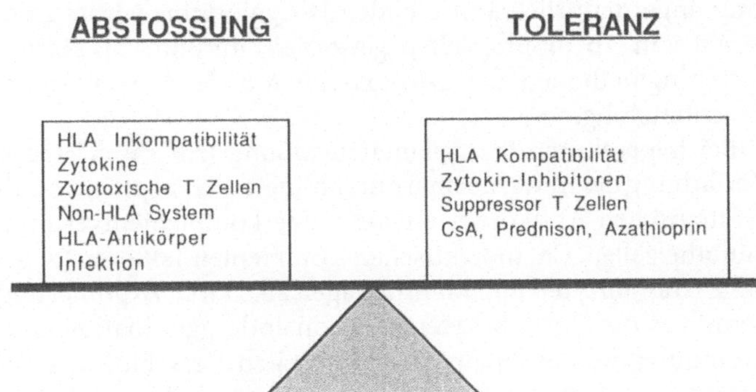

Abb. 14. Kritisches Gleichgewicht zwischen Abstoßungstendenz und Toleranz nach Nierentransplantation

Tabelle 6. Verschiedene Formen der Transplantatabstossung

Form der Abstoßung	Zeitpunkt nach Transplantation	Mechanismus
Hyperakute Abstoßung	Minuten	Vorbestehende Antikörper gegen HLA-Moleküle oder gegen AB0-Blutgruppen
Akzelerierte Abstoßung	Stunden	Antikörper- oder zellvermittelt
Akute Abstoßung	Tage-Monate	Zellvermittelt, humoral (durch nach Transplantation gebildete HLA- Antikörper) oder gemischt
Chronische Abstoßung	Monate-Jahre	Vorwiegend antikörpervermittelt

3.1 Hyperakute Transplantatabstoßung

Die hyperakute Transplantatabstoßung tritt Minuten nach Vollendung der arteriellen Anastomose im Operationssaal auf und ist Folge von vorgebildeten Antikörpern, welche meist gegen HLA-Moleküle der 1. Klasse (HLA-A oder -B) gerichtet sind (23). Diese vorgebildeten Antikörper können durch vormalige Transplantation, durch multiple Transfusionen oder durch Schwangerschaft entstehen. Dieselbe Art von Abstoßungsreaktion kann ebenfalls bei AB0-Blutgruppeninkompatibilität entstehen, da AB0-Antigene in der normalen Niere auf Endothel- und Tubuluszellen auftreten. Die Abstoßungsreaktion wird durch die im Empfänger natürlich auftretenden Isoagglutinine verursacht. Heutzutage ist diese Art von Abstoßung selten geworden, mitunter als Resultat der verbesserten Screeningmethoden für zytotoxische Anti-HLA-Antikörper und als Folge des Crossmatching.

Bei hyperakuter Transplantatabstoßung tritt rasch eine bläuliche oder fahle Verfärbung des initial normal durchbluteten Transplantats auf. Durch Bindung der zytotoxischen Antikörper entsteht eine komplementvermittelte Schädigung der Endothelzellen. Chemotaktischen Komplementfaktoren (C3a, C5a) ziehen neutrophile Granulozyten und Makrophagen an. Durch Exponierung der Basalmembran kommt es zur Thrombozytenadhäsion und Agglutination und zur Aktivierung der Gerinnung, was in einem thrombotischen Verschluß der Gefäße resultiert. Das Nierentransplantat wird dadurch auch ischämisch geschädigt und unterliegt einem Infarkt. Das Transplantat ist niemals funktionell und muß entfernt werden.

3.2 Akzelerierte Abstoßungsreaktion

Eine sehr ähnliche Form der Abstoßungsreaktion, die sich jedoch etwas langsamer entwickelt, gewöhnlich nach 24-48 h, wird akzelerierte Transplantatabstoßung genannt. Diese ist wiederum die Folge von vorgebildeten Antikörpern, die entweder nur in geringer Konzentration vorhanden sind oder die eine geringere Avidität für die HLA-Moleküle haben. Es ist auch möglich, daß präsensibilisierte zytotoxische T-Zellen auftreten und diese Art von akzelerierter Abstoßungsreaktion verursachen. Diese T-Zellen treten vor allem nach zweiter oder gar dritter Nierentransplantation auf.

3.3 Akute Transplantatabstoßung

Akute Abstoßungsreaktionen treten im allgemeinen in den ersten Wochen nach Nierentransplantation auf, können sich aber auch im späteren Verlauf entwickeln, vor allem bei inadäquater Immunsuppression. Die akute Abstoßung kann schematisch in eine akute zelluläre und eine akute vaskuläre (humorale) Abstoßung aufgeteilt werden, wobei beide Formen isoliert oder gleichzeitig vorkommen können. Die vaskuläre Abstoßungsreaktion entsteht vor allem aufgrund von zytotoxischen Antikörpern (34).

Die akute zelluläre Abstoßungsreaktion gleicht histologisch einer interstitiellen Nephritis (6, 34, 36). Zu Beginn entsteht ein interstitielles Ödem, welches von einer immer stärker werdenden mononukleären Infiltration gefolgt wird. Diese vor allem aus Lymphozyten (T-Zellen) bestehenden infiltrierenden Zellen zerstören Gefässe und Tubuli (Endothelialitis, Tubulitis). Später besteht das Infiltrat aus einer Mischung von Makrophagen, Lymphozyten, Plasmozyten und selten aus Eosinophilen und einigen Neutrophilen. Immunzytochemische Färbungen zeigen, daß vor allem CD8-positive zytotoxische T-Zellen gefunden werden. In einer frühen Phase infiltrieren aber auch CD4-positive T-Zellen das Transplantat.

Die akute vaskuläre Abstoßungsreaktion hat vieles gemeinsam mit der hyperakuten und akzelerierten Abstoßung. Die akute Abstoßungsreaktion wird aber im Gegensatz zu den letzteren durch neue, nach Transplantation gebildete Anti-HLA-Antikörper verursacht. Die akute vaskuläre Abstoßungsreaktion betrifft vor allem die größeren Arterien, Arteriolen und Venen. Die Endothelzellen schwellen an, und es bilden sich Thrombozytenaggregate. Die Gefäßmedia wird ebenfalls zerstört, und es bildet sich eine fibrinoide Nekrose und schließlich eine Gefäßthrombose aus, was zum Infarkt des Transplantats führt.

3.4 Chronische Transplantatabstoßung

Die chronische Abstoßung kann zwei Formen annehmen: 1. chronisch vaskuläre Abstoßung und 2. Transplantatglomerulopathie. Die chronisch vaskuläre Abstoßung wird Monate bis Jahre nach der Nierentransplantation gesehen. Die meisten Patienten entwickeln progressive Proteinurie, Hypertonie und Niereninsuffizienz. Die Hauptanomalie besteht aus einer mit ausgeprägter Intimaproliferation einhergehenden okklusiven Arteriopathie, welche durch Antikörper verursacht wird, die gegen vaskuläre Antigene gerichtet sind. Diese Gefäßläsionen führen zu kortikalen Infarkten. Es können auch glomeruläre Veränderungen auftreten, bestehend aus Basalmembranverdickung, Kollaps der glomerulären Kapillargefäße, und epithelialer und endothelialer Degeneration.

Die Transplantatglomerulopathie ist eine ungenau definierte pathogenetische Einheit, die zusammen mit der chronischen vaskulären Abstoßung auftreten kann. Die glomerulären Läsionen überwiegen jedoch bei dieser zweiten Form der chronischen Abstoßung und bestehen vorwiegend aus Basalmembranverdickung, Kapillarkollaps und Glomerulosklerose.

Literatur

1. Benoist C, Mathis D (1990) Regulation of major histocompatibility complex class II genes: X, Y and other letters of the alphabet. Annu Rev Immunol 8:681
2. Beutler B, Cerami A (1987) Cachectin: more than a tumor necrosis factor. N Engl J Med 316:379
3. Bishop GA, Hall BM (1989) Expression of leucocyte and lymphocyte adhesion molecules in the human kidney. Kidney Int 36:1078

4. Bonneville M, Moreau JF, Blokland E, Pool J, Moisan JP, Goulmy E, Soulillou JP (1988) T lymphocyte cloning from rejected human kidney allograft. J Immunol 141:4187

5. Braun WE (1989) The immunobiology of different types of renal allograft rejection. In: Milford EL, Brenner BM, Stein JH (eds) Renal transplantation. Contemporary issues in nephrology, vol 19, chap 3. Churchill-Livingstone, New York, pp 45-96

6. Colvin RB (1988) Clinical applications of monoclonal antibodies in renal allograft biopsies. Am J Kidney Dis 11:126

7. Cosimi AB, Conti D, Delmonico FL, Preffer FI, Wee SL, Rothlein R, Faanes R, Colvin RB (1990) In vivo effects of monoclonal antibody to ICAM-1 (CD54) in nonhuman primates with renal allografts. J Immunol 144:4604

8. Cooper M (1987) B lymphocytes. Normal development and function. N Engl J Med 317:1452

9. Dinarello CA (1984) Interleukin-1 and the pathogenesis of the acute-phase response. N Engl J Med 311:1413

10. Dinarello CA, Mier JW (1987) Lymphokines. N Engl J Med 317:940

11. Faull RJ, Russ GR (1989) Tubular expression of intercellular adhesion molecule-1 during renal allograft rejection. Transplantation 48:226

12. Frank MM (1987) Complement in the pathophysiology of human disease. N Engl J Med 316:1525

13. Hall BM, Dorsch SE (1984) Cells mediating allograft rejection. Immunol Rev 77:31

14. Halloran PF, Autenried P, Wadgymar A (1986) Regulation of HLA antigen expression in human kidney. Clin Immunol Allerg 6:411

15. Hamblin AS (1988) Lymphokines. In: Male D, Rickwood D (eds) In focus. IRL Press, Oxford Washington DC

16. Harriman G, Strober W (1986) Interleukin-5, a mucosal lymphokine? J Immunol 139:3553

17. Hemmler ME (1990) VLA proteins in the integrin family: structures, functions, and their role on leukocytes. Annu Rev Immunol 8:365

18. Hogg N (1989) The leukocyte integrins. Immunol Today 10:111

19. Hynes RO (1987) Integrins: a family of cell surface receptors. Cell 48:549

20. Janeway CA et al. (1984) Quantitative variation in Ia expression plays a central role in immune regulation. Immunol Today 5:99

21. Johnston RB (1988) Monocytes and macrophages. N Engl J Med 318:747

22. Jones EY, Stuart DI, Walker NPC (1989) Structure of tumor necrosis factor. Nature 338:225

23. Kissmeyer-Nielsen F, Olsen S, Petersen VP, Fjeldborg O (1966) Hyperacute rejection of kidney allografts, associated with preexisting humoral antibodies against donor cells. Lancet 2:662

24. Krensky AM, Weiss A, Crabtree G, Davis MM, Parham P (1990) T lymphocyte-antigen interactions in transplant rejection. N Engl J Med 322:510

25. Lafferty KJ, Prowse SJ, Babcock S, Gill R (1986) The allograft response. Surg Clin North Am 66(6):1231

26. Lanier LL, Phillips JH (1988) What are natural killer cells? ISI Atlas of Science, Immunology, vol. 1:15

27. Maury CPJ, Teppo AM (1987) Raised serum levels of cachectin/tumor necrosis factor in renal allograft rejection. J Exp Med 166:1132

28. Mayer TG, Fuller AA, Fuller TC, Lazarovits AI, Boyle LA, Kurnick JT (1985) Characterization of in vivo-activated allospecific T lymphocytes propagated from human renal allograft biopsies undergoing rejection. J Immunol 134:258

29. Moore KW, Vieira P, Fiorentino DF, Trounstine ML, Khan TA, Mosmann TR (1990) Homology of cytokine synthesis inhibitory factor (IL-10) to Epstein-Barr virus gene BCRFI. Science 248:1230

30. Namen AE et al. (1988) Stimulation of B-cell progenitors by cloned murine interleukin-7. Nature 333:571

31. Nossal GJV (1987) The basic components of the immune system. N Engl J Med 316:1320

32. O'Garra A, Umland S, De France T, Christiansen J (1988) B cell factors are pleiotropic. Immunol Today 9:45
33. Paul WE, Ohara J (1987) B-cell stimulatory factor-1/Interleukin-4. Annu Rev Immunol 5:429
34. Reyman TA (1988) Transplantation Pathology. In: Toledo-Pereyra LH (ed) Kidney transplantation, chap 17. Davis, Philadelphia, pp 302-309
35. Royer HD, Reinherz EL (1987) T lymphocytes: ontogeny, function, and relevance to clinical disorders. N Engl J Med 317:1136
36. Sanfilippo F, Kolbeck PC, Vaughn WK, Bollinger RR (1985) Renal allograft cell infiltrates associated with irreversible rejection. Transplantation 40:679
36a. Schreiner GF, Flye W, Brunt E, Korber K, Lefkowith JB (1988) Essential fatty acid depletion of renal allografts and prevention of rejection. Science 240:1032
37. Smith K (1988) Interleukin-2: Inception, impact, and implications. Science 240:1169
38. Springer TA (1990) Adhesion receptors of the immune system. Nature 346:425
39. Strieter RM, Kunkel SL, Showell HJ, Remick DG, Phan SH, Ward PA, Marks RM (1989) Endothelial cell gene expression of a neutrophil chemotactic factor by TNF-α, LPS and IL-1β. Science 243:1467
40. Strom TB, Carpenter CB (1983) Transplantation: Immunogenetic and clinical aspects. Hosp Pract Jan 1983:135-150
41. Strom TB, Tilney NL, Carpenter CB, Busch GJ (1975) Identity and cytotoxic capacity of cells infiltrating renal allografts. N Engl J Med 292:1257
42. Tilney NL, Kupiec-Weglinski JW, Heidecke CD, Lear PA, Strom TB (1984) Mechanisms of allograft rejection and prolongation of vascularized organ allografts. Immunol Rev 77:185
43. Unanue ER, Allen PM (1987) The immunoregulatory role of the macrophage. Hosp Pract April 15:87
44. Van Snick J (1990) Interleukin-6: an overview. Annu Rev Immunol 8:253
45. Zurawski G, De Vries JE (1994) Interleukin-13, an interleukin-4-like cytokine that acts on monocytes and B cells, but not on T cells. Immunol Today 15:19

IV Therapeutische Manipulation der Abstoßungsreaktion

1 Einführung

Viele immunsuppressive Substanzen und Methoden sind seit den sechziger Jahren entwickelt und in der klinischen Transplantationsmedizin angewendet worden (1). In den frühen sechziger Jahren wurde die Behandlung mit Steroiden und Azathioprin zur Prophylaxe der Abstoßungsreaktion eingeführt und diese Therapie galt lange Zeit als Standardtherapie. In den achtziger Jahren wurde dann Cyclosporin A und auch OKT3 mit sehr gutem Erfolg eingesetzt. Neue potentere Pharmaka, wie z.B. FK506, sind kürzlich ebenfalls klinisch eingesetzt worden oder stehen in klinischer Erprobungsphase (z.B. Rapamycin). In diesem Kapitel soll ein Überblick über die bei der Transplantation eingesetzten Immunsuppressiva und deren Wirkungsmechanismus gegeben werden. Die pharmakologischen Aspekte und die therapeutische Anwendung werden in späteren Kapiteln erläutert.

2 Kortikosteroide

Kortikosteroide wurden zu Beginn der Nierentransplantation in den sechziger Jahren nur zur Behandlung der Abstoßungsreaktion verwendet. Heute werden sie zusammen mit Azathioprin und/oder Ciclosporin in Form von Prednison oder Prednisolon als Erhaltungstherapie gegeben. Hochdosierte Kortikosteroide (Methylprednisolon) werden immer noch zur Behandlung der akuten Abstoßungsreaktion verwendet. Abbildung 15 zeigt schematisch den Wirkungsmechanismus der Kortikosteroide.

Kortikosteroide durchschreiten die Zellmembran und binden sich an spezifische zytoplasmatische Rezeptoren (8a). Der gebildete Komplex dringt in den Zellkern ein und interagiert mit spezifischen DNS-Sequenzen, sog. GRE („glucocorticoid response elements"). Es ist gezeigt worden, daß Glukokortikoide die Synthese von Interleukin-1, Tumornekrosefaktor-α und IL-6 durch Makrophagen blockieren. Kortikosteroide hemmen dadurch direkt die antigenstimulierte T-Zellenproliferation. Die IL-2-Synthese und die weitere T-Zellenproliferation werden dadurch unterdrückt. Kortikosteroide haben noch weitere Wirkungen auf das Immunsystem und hemmen z. B. auch die Synthese der HLA-Moleküle, wahr-

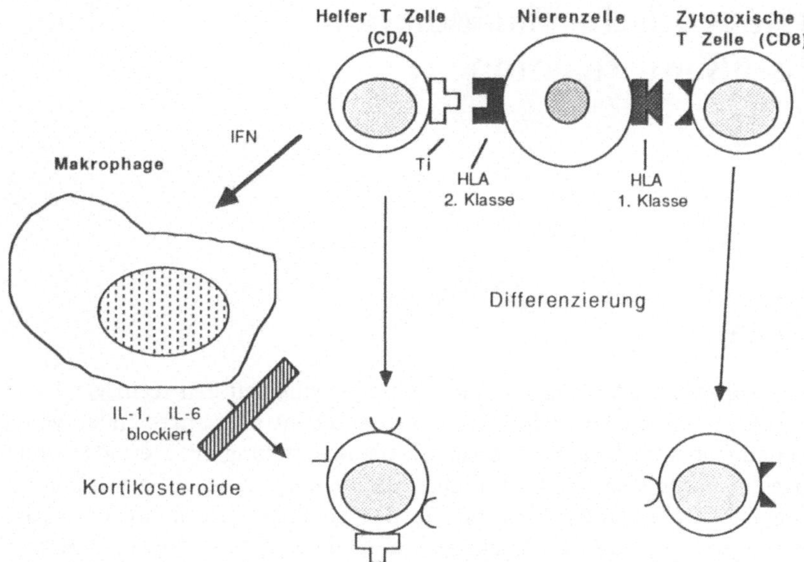

Abb. 15 Wirkungsmechanismus der Kortikosteroide. Kortikosteroide wie Prednison blockieren die IL-1-Produktion durch Makrophagen und verhindern damit die Stimulation der Lymphozyten. Nach Strom (20) und Strom u. Carpenter (21)

scheinlich via Hemmung der Interferon-γ-Synthese. Sie unterdrücken auch die Migration von Makrophagen in Entzündungsherde (7, 13).

3 Azathioprin

Azathioprin hemmt wirkungsvoll die primäre Immunreaktion und wird zur Prophylaxe, nicht aber zur Behandlung der Abstoßungsreaktion verwendet. Verglichen mit Kortikosteroiden und Ciclosporin blockiert Azathioprin die Kaskade der T-Zellenaktivierung am distalen Ende (Abbildung 16). Azathioprin ist ein Antimetabolit und wird rasch in der Leber zu 6-Merkaptopurin umgewandelt (5). Danach wird es intrazellulär inkorporiert und interferiert mit der Purinnukleotidsynthese. Dadurch wird die DNS- und RNS-Synthese und demzufolge auch die Proteinsynthese in rasch sich teilenden Zellen wie Lymphozyten unterdrückt. Azathioprin hemmt jedoch die Zytokinsynthese von schon aktivierten T-Zellen nicht. Azathioprin hemmt aber die Bildung von Monozyten und Granulozyten im Knochenmark, wodurch ein zusätzlicher wünschenswerter immunsuppressiver Effekt entsteht. Durch Suppression des Knochenmarks kann bei vielen Patienten als Nebenwirkung eine ausgeprägte Neutropenie und Thrombozytopenie entstehen.

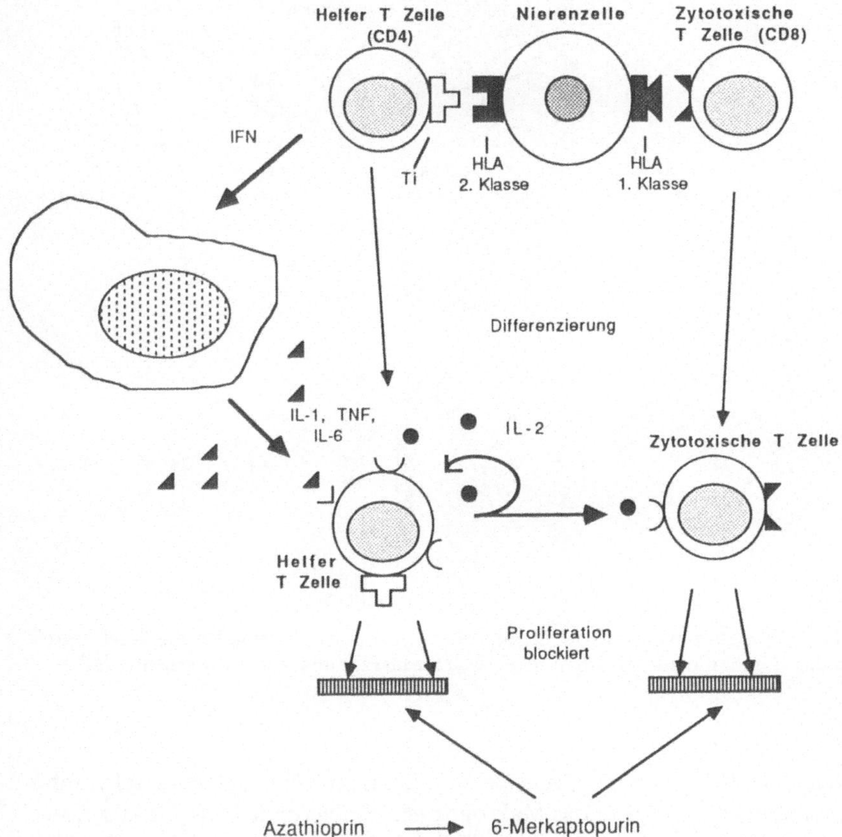

Abb. 16. Wirkungsmechanismus von Azathioprin. Azathioprin ist ein Antimetabolit und verhindert direkt die T-Zellenproliferation am distalen Ende der T-Zellenaktivationskaskade. Nach Strom (20) und Strom u. Carpenter (21)

4 Cyclosporin A

Das aus dem Pilz *Tolypocladium inflatum* Gams gewonnene Cyclosporin A (Ciclosporin), ein aus 11 Aminosäuren bestehendes Endekapeptid (Abbildung 18), hat eine wichtige Wirkung auf die primäre Immunreaktion und hat in den letzten Jahren zu einer bedeutend besseren Transplantat- und Patientenüberlebensdauer geführt (9, 14). Wegen seiner besonderen Wirkungsweise kann Ciclosporin, ähnlich wie Azathioprin, nicht zur Behandlung einer etablierten Abstoßungsreaktion verwendet werden. Es wird deshalb ebenfalls prophylaktisch zur Vermeidung von Abstoßungsreaktionen eingesetzt.

Cyclosporin A blockiert die T-Zellenfunktion etwas distaler als Kortikosteroide (Abbildung 17). Der primäre Effekt ist die Blockierung der IL-2-Transkription in der antigenstimulierten T-Zelle (8). Dadurch wird die Proliferation von zyto-

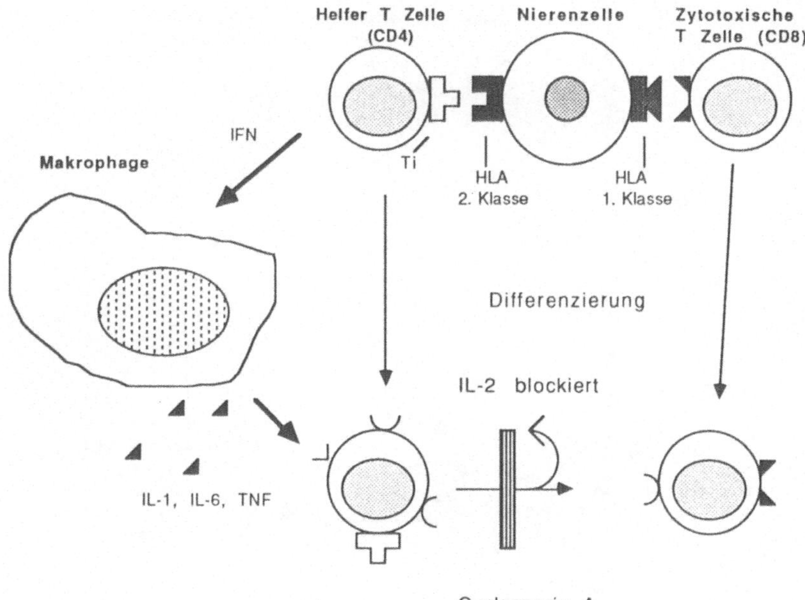

Abb. 17. Wirkungsmechanismus des Ciclosporins. Cyclosporin A verhindert die T-Zellenproliferation durch Inhibition der IL-2-Synthese. Nach Strom (20) und Strom u. Carpenter (21)

toxischen T-Zellen gehemmt. Cyclosporin A kann indirekt auch andere Lymphokine unterdrücken, wie etwa das Makrophagen-aktivierende IFN-γ. In der Abwesenheit von IL-2 können zytotoxische T-Zellen sich nicht teilen. Als sekundäre Wirkung wird dadurch kein IFN-γ produziert und die Synthese von B-Zellenaktivatoren wie IL-4 und IL-5 durch T-Zellen wird ebenfalls unterdrückt (16). Cyclosporin A wirkt nicht myelosuppressiv, es ist auch nicht lymphozytotoxisch.

Die genaue Wirkungsweise von Cyclosporin A ist Gegenstand intensiver Forschung (9). Die initialen Vorgänge bei der T-Zellenaktivierung wie die Signalübertragung durch Kalziumeinstrom gehen ungehindert vor sich. Ciclosporin bindet sich an ein zytosolisches Peptid, Cyclophilin, welches enzymatische (*cis-trans* Isomerase) Aktivität hat und eine Rolle bei der Proteinfaltung spielt. Man nimmt an, daß durch die CsA-Cyclophilininteraktion gewisse DNS-Segmente in der Promotorgegend des IL-2-Gens exponiert werden, welche die Transkription von IL-2 blockieren könnten.

5 Antiseren und monoklonale Antikörper

Eine Vielzahl verschiedener Antiseren und deren Globulinpräparate (z.B. Antithymozytenglobulin) und gegen T-Zellen gerichtete monoklonale Antikörper sind zur Behandlung und Prophylaxe der Abstoßungsreaktion entwickelt worden. Sie sind im allgemeinen wirkungsvoller als Kortikosteroide, sind aber zum Teil mit schweren Nebenwirkungen verbunden.

5.1 Antiseren

Polyklonale Immunoglobuline werden durch Immunisierung von Tieren (Pferd, Kaninchen) mit menschlichen Immunzellen (Lymphoblasten, Lymphozyten aus Ductus-thoracicus-Drainage oder Thymozyten) gewonnen. Aus den Seren dieser immunisierten Tiere wird dann die Immunoglobulinfraktion präzipitiert, welche die Antikörper gegen eine Vielzahl von Lymphozytenantigenen enthält. Durch die relativ unspezifische Methode der Herstellung bedingt, enthalten diese Antiseren aber auch eine Vielzahl von irrelevanten Antikörpern, die gegen Antigene in anderen Geweben gerichtet sein können (1).

Verschiedene Arten von Lymphozyten sind als Immunogen verwendet worden. In Kultur gewachsene Lymphoblasten (die Antilymphoblastenglobulin, ALG, erzeugen) und Thymozyten (die Antithymozytenglobulin, ATG, produzieren) sind die gebräuchlichsten. Lymphoblasten können leicht in Kultur gezüchtet werden und weisen keine kontaminierenden Erythrozyten auf, die die Produktion von ungewollten Antikörpern stimulieren könnten.

Aus menschlichem Thymusgewebe sind Lymphozyten nicht so leicht zu gewinnen wie aus peripheren Blutleukozyten. Erythrozyten und Thrombozyten kontaminieren das Thymusgewebe, so daß nach der Immunisation mit Thymozyten zuerst die gegen Erythrozyten und Thrombozyten gerichteten Antikörper absorbiert werden müssen.

Die Wirkungsweise der polyklonalen Globuline ist vielfältig. Durch Blockierung der T-Zellenoberflächenantigene wird die T-Zellenaktivität, z.B. die Proliferation, gehemmt. Antiseren oder Globuline können Lymphozyten beim Transplantierten auch durch klassische komplementvermittelte Zytolyse zerstören. Mit Antikörpern beladene Lymphozyten können zudem im retikuloendothelialen System phagozytiert werden. Weiter nimmt man an, daß durch Wegnahme gewisser zytotoxischer Lymphozyten Suppressorzellen entstehen können, welche das Immunsystem hemmen.

Klinisch erzeugen Antiseren eine Lymphopenie, welche vorübergehender Natur ist. Nach Beenden der Behandlung steigt die Zahl der peripheren Lymphozyten allmählich wieder an. Die proliferative Kapazität dieser Lymphozyten ist aber weiterhin unterdrückt.

Die Variabilität der Produktion der einzelnen Antiseren und Globuline macht ihre Zusammensetzung und dadurch ihre Wirksamkeit sehr unterschiedlich. Durch Ausbildung von unerwünschten Antikörpern können auch schwere Nebenwirkungen wie Thrombozytopenie und Neutropenie auftreten. Die Serumkrankheit und andere anaphylaktoide Reaktionen sind wegen der Ausbildung einer Immunantwort gegen diese Antiseren ebenfalls keine Seltenheit.

5.2 Monoklonale Antikörper

Es sind verschiedene monoklonale Antikörper gegen eine Vielzahl von T-Zellen-markern entwickelt worden, welche im Gegensatz zu Antiseren weniger variabel und verläßlicher in ihrer Wirkung sind. Der bisher am meisten Erfolg zeigende Anti-CD3-Antikörper OKT3 (Orthoclone) ist bisher der einzige monoklonale Antikörper, welcher kommerziell erhältlich ist und klinisch zur Behandlung der akuten Abstoßungsreaktion verwendet werden kann (24). Andere monoklonale Antikörper, die z.B. gegen den Interleukin-2-Rezeptor, das CD4- oder das ICAM-1-Molekül gerichtet sind, stehen noch in der Erprobungsphase.

5.2.1 Monoklonale Anti-CD3-Antikörper

Der CD3-Komplex wird sowohl auf CD4- als auch auf CD8-positiven T-Zellen exprimiert und besteht aus einem Antigenkomplex von vier verschiedenen Proteinen (Abbildung 11). Diese Proteine werden γ, δ, ϵ und ζ genannt, wobei ζ als Dimer auftritt. Der CD3-Komplex ist mit den α- und β-Ketten des antigenbindenden T-Zellenrezeptors eng verbunden und spielt eine wichtige Rolle bei der Signalübertragung und Aktivierung der T-Zelle.

OKT3 ist ein monoklonaler Anti-CD3-Antikörper, der durch Immunisierung von Mäusen mit humanen T-Zellen und anschließender Fusion mit Mausmyelomzellen erzeugt wurde (24). OKT3 ist ein Mausimmunoglobulin der IgG_{2a} Klasse, das gegen das ϵ-Protein des CD3-Komplexes gerichtet ist. OKT3 wird aus Aszites von Mäusen gewonnen und purifiziert. Wegen der Stabilität des Hybridoms, das den Anti-CD3-Antikörper produziert, steht ein biologisch sehr stabiles Produkt mit verläßlicher Wirkung zur Verfügung.

Die Wirkung von OKT3 wird durch Blockierung der T-Zellenaktivität vermittelt. *In-vitro-* und *In-vivo*-Studien haben gezeigt, daß OKT3 sowohl die T-Zellenproliferation als auch deren zytotoxische Wirkung hemmt. Die Proliferation von T-Zellen, die sowohl mit HLA-Molekülen der 1. als auch der 2. Klasse reagieren, wird dadurch unterdrückt. OKT3 hat initial eine proliferative Wirkung auf T-Zellen, welche durch Aktivierung von intrazellulären Signalen verursacht wird.

OKT3 erzeugt bei den meisten Patienten nach der ersten Dosis eine starke Reaktion in Form von Fieber, Schüttelfrost und Dyspnoe, die nach weiteren Dosen rasch verschwindet. Diese Symptome korrellieren mit der Ausschüttung von Lymphokinen wie TNF-α, IL-2 und IFN-γ, welche im Serum von mit OKT3 behandelten Patienten mit dieser Reaktion gemessen werden können (6). Diese Lymphokine werden durch die mit OKT3 opsonisierten T-Zellen ausgeschüttet, bevor diese im retikuoloendothelialen System sequestriert werden.

Bei vielen Patienten bilden sich Antimaus-Antikörper, welche die Wirkung einer 2. Behandlung mit OKT3 aufheben. Wird OKT3 z.B. zur Induktionstherapie verwendet, so kann es bei einer späteren Abstoßungsreaktion unter Umständen nicht mehr eingesetzt werden.

Das Problem der Zytokinausschüttung und der Sensibilisierung gegen OKT3 kann tierexperimentell und *in vitro* durch Verwendung von OKT3 $F(ab')_2$-Fragmenten (IgG ohne komplementbindenden Anteil Fc) vermieden werden, weshalb auch Bestrebungen im Gang sind, diese F(ab')$_2$-Fragmente klinisch einzusetzen.

5.2.2 Monoklonale Antikörper gegen den IL-2-Rezeptor

Verschiedene neuere Antikörper, die gegen den Interleukin-2-Rezeptor gerichtet sind, wurden auf prophylaktischer Basis bei frisch transplantierten Patienten verwendet (15a). Der Rattenantikörper 33B3.1 senkt die Rate der Abstoßungsreaktion in den ersten Wochen nach Transplantation wenn er prophylaktisch, d. h. in den ersten Tagen nach Transplantation gegeben wird (17). Ein weiterer „Anti-Tac"-Antikörper hat ähnliche Resultate gezeigt (4, 25).

Eine elegante therapeutische Strategie, welche Fusionsproteine als Immunsuppressiva verwendet, wurde kürzlich beschrieben. Durch Fusion von IL-2 oder anderen Zytokinen (IL-4) mit dem Diphterie- oder Pseudomonastoxin können potente Immunsuppressiva erzeugt werden (20, 22). Das Interleukin-2-Fusionsprotein z.B. bindet sich nach intravenöser Gabe ausschließlich an aktivierte T-Zellen, also an Zellen, die Gewebeantigene als fremd erkannt haben, dadurch aktiviert wurden und IL-2 und IL-2-Rezeptoren produzieren. Nach der Bindung wird das Fusionsprotein internalisiert und das Diphterie- oder Pseudomonastoxin wird durch lysosomale Spaltung freigesetzt und vergiftet die antigenspezifischen T-Zellen. Durch diese mit der trojanischen Pferdestrategie zu vergleichenden Methode kann es theoretisch zur klonalen Elimination dieser aktivierten T-Zellen kommen (20). Dadurch könnte Toleranz gegen das Transplantat erzeugt werden. In der Praxis ist die Wirkung dieser Fusionsproteine noch zu wenig erforscht worden. Sie haben aber neue, bisher ungeahnte Wege zur Behandlung und Prävention der Transplantatabstoßung aufgezeigt.

5.2.3 Weitere monoklonale Antikörper

Eine Vielzahl weiterer Antikörper sind allein und in Kombination erprobt worden (15a). Monoklonale Anti-CD6- (Anti-T12)-Antikörper wurden erfolgreich zur Behandlung der akuten Abstoßungsreaktionen verwendet (10). Anti-CD4-Antikörper werden zur Zeit in Tierversuchen und auch klinisch bei Abstoßung erprobt und zeigen gute Wirksamkeit. Antikörper gegen den T-Zellenrezeptor (z.B. BMA031) wurden mit einigem Erfolg erprobt. Antikörper, welche gegen CD2, CD8, CD45 und gegen ICAM-1 gerichtet sind, stehen ebenfalls in der Erprobungsphase. Mit großer Wahrscheinlichkeit werden in Zukunft viele dieser Antikörper zur klinischen Anwendung kommen.

Da die meisten monoklonalen Antikörper aus Tieren stammen, werden sie im Transplantatempfänger als fremd erkannt und induzieren die Synthese von Anti-Antikörpern, welche die Wirkung der ersten neutralisieren (24). OKT3 ist deshalb in gewissen Fällen bei einer zweiten Behandlung unwirksam, da die neutralisierenden Antikörper OKT3 binden und sequestrieren.

Durch sog. „Humanisierung" kann die variable Region des Mausimmunoglobulins (V_L und V_H), das gegen das T-Zellenantigen gerichtet ist, mit der konstanten Region des humanen Immunoglobulins durch genetisches Engineering gekoppelt werden. Einer dieser Antikörper, genannt Campath-1H, besitzt die Fähigkeit, T-Zellen durch Bindung mit dem CDw52 Antigen zu blockieren, ohne daß eine Antikörperreaktion gegen dieses fremde Molekül erzeugt wird. Es wurde gezeigt, daß dieser Antikörper systemische Vaskulitiden effektiv in Remission bringen kann (11). Die Anwendung solcher genetisch modifizierter Antikörper bei Nierentransplantierten dürfte ebenfalls Erfolge bringen. Bestrebungen sind im Gange, den OKT3-Antikörper zu humanisieren, damit die Antimaus-Antikörperbildung vermieden werden kann.

6 Neuere immunsuppressive Substanzen

6.1 FK506

FK506 ist ein Makrolidantibiotikum (wie Erythromyzin), das aus dem Pilz *Streptomyces tsukubaensis* gewonnen wird (Abbildung 18). Obwohl es strukturell von Cycloporin A komplett verschieden ist, hat es ähnliche, wenn nicht gleiche Wirkung auf T-Zellen (15). FK506 ist jedoch in seiner immunsuppressiven Wirkung 100-500mal potenter als Ciclosporin (23). FK506 wurde bisher hauptsächlich bei Lebertransplantation verwendet (19), vor allem durch Starzl in Pittsburgh. Es wird aber auch mit Erfolg bei Nierentransplantation angewendet (18).

Sowohl Cyclosporin A als auch FK506 blockieren die Lymphokinsynthese der T-Zellen (IL-2, IL-4, IFN-γ) auf dem Niveau der Gentranskription (RNS-Synthese). Cyclosporin A bindet sich an Cyclophilin und FK506 an das „FK-Binding-Protein" (FKBP). Diese beiden zytoplasmatischen Bindungsproteine sind Peptidyl-Prolyl-*cis-trans*-Isomerasen (Rotamasen), welche die Proteinfaltung ihrer Substrate fördern (15). Wie diese Rotamaseblockierung durch FK506 und Cyclosporin A zur Zytokinsynthesehemmung und somit zur T- Zelleninaktivierung führt bleibt noch aufzuzeigen.

FK506 hat wie Ciclosporin eine gewisse Toxizität (Niere, Leber). Ob es weniger toxisch ist als Ciclosporin ist umstritten. FK506 kann wie CsA ebenfalls im Blut gemessen werden, was die präzise Dosisanpassung ermöglicht.

6.2 Rapamycin

Rapamycin (Abbildung 18) ist eine weitere immunsuppressive Substanz, die strukturell mit FK506 verwandt ist. Rapamycin wird aus dem Pilz *Streptomyces hygroscopicus* gewonnen und hat sowohl fungizide als auch antitumoröse Wirkung. Rapamycin bindet ebenfalls an das „FK-Bindungsprotein". Es blockiert die Synthese von IL-2 nicht direkt, hemmt aber die T-Zellenproliferation auf breiter Basis. Rapamycin wirkt synergistisch mit CsA, hingegen zeigt es Antagonismus mit FK506. Die Wirkung von Rapamycin ist bisher vor allem in Tierversuchen untersucht worden (3).

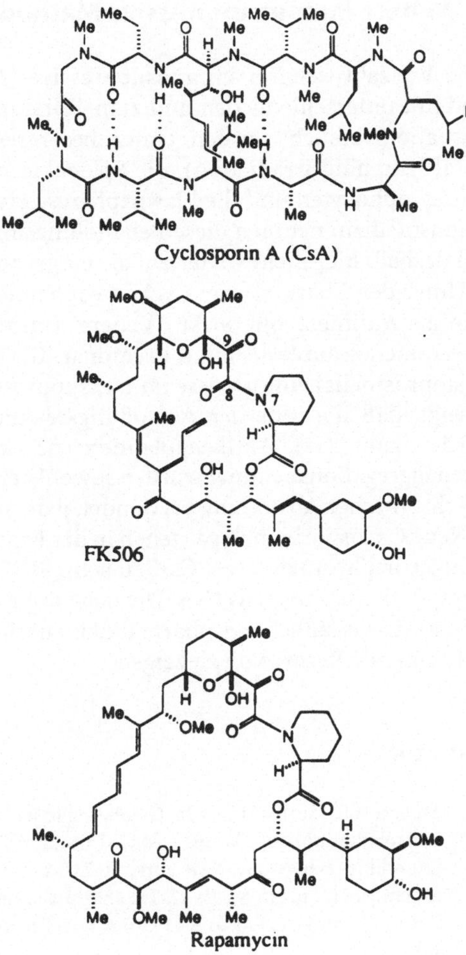

Cyclosporin A (CsA)

FK506

Rapamycin

Abb. 18. Chemische Struktur von Cyclosporin A, FK506 und Rapamycin. Nach Rosen et al. (15)

6.3 Deoxysperagualin

Das natürlich vorkommende Speragualin wird aus *Bacillus laterosporus* isoliert. Durch Hydroxylierung entsteht das semisynthetische Polyamin 15-Deoxysperagualin. 15-Deoxysperagualin ist eine neue immunsuppressive Substanz, die auch antibiotische und antitumoröse Eigenschaften aufweist und nicht mit Cyclosporin, FK506 und Rapamycin verwandt ist. 15-Deoxysperagualin hat in Tierversuchen eine gute Wirksamkeit gezeigt (26). Kürzlich wurde auch erstmals eine Wirkung bei Nierentransplantierten mit Abstoßungsreaktion demonstriert (2). Weitere Studien sind nötig, um den Effekt und die Nebenwirkungen dieser potenten Substanz kennenzulernen.

7 Weitere immunsuppressive Methoden und Medikamente

Eine Vielzahl weiterer immunsuppressiver Methoden und Behandlungsformen
sind mit unterschiedlichen und zum Teil umstrittenen Erfolgen bei Nierentransplantation versucht worden. Unter diesen seien die Ganzkörperbestrahlung, TLI
(total lymphoid irradiation), die Splenektomie, die Ductus-thoracicus-Drainage
von Lymphozyten und die Plasmapherese erwähnt. In der modernen Transplantationsmedizin nehmen diese Behandlungsformen einen kleinen Platz ein und es
soll deshalb hier nicht weiter auf sie eingegangen werden.

Unter den Pharmaka sei Cyclophosphamid erwähnt, das ähnlich wie Azathioprin als Antimetabolit wirkt. Weitere Antimetaboliten sind Mizoribin, RS61443
(Mycophenolsäureester) und Brequinar. Die Prostaglandin-E_1-ähnliche Substanz
Mistoprostol hat eine gewisse immunsuppressive Wirkung und es wurde kürzlich
gezeigt, daß die Rate der Abstoßungsreaktion durch Misoprostolgabe gesenkt
werden kann (12). Antikoagulantien wie Coumadin, Heparin oder Thrombo-
zytenaggregationshemmer wurden sowohl bei akuter Abstoßungsreaktion als auch
bei chronischer Abstoßung verwendet, jedoch ohne signifikanten Effekt.

Neue Ciclosporinanaloga stehen in der Erprobung. Cyclosporin G scheint etwas
weniger nephrotoxisch als CsA zu sein. SDZ IMM 125 hat offenbar eine größere
therapeutische Breite als CsA. Die neue orale CsA-Form Neoral (Mikroemulsion)
scheint ein verläßlicheres pharmakokinetisches Profil, d.h. vor allem eine verbesserte enterale Resorption zu zeigen.

Literatur

1. Amend WJC, Suthanthiran M, Gamberoglio JG (1986) Immunosuppression following renal
    transplantation. In: Garovoy MR, Guttmann RD (eds). Renal transplantation, chap 4.
    Churchill- Livingstone, New York, pp 73-92
2. Amemiya H, Suzuki S, Ota K, Takahashi K, Sonoda T, Ishibashi M, Omoto R, Koyama I,
    Dohi K, Fukuda Y, Fukao K (1990) A novel rescue drug, 15-deoxysperagualin. Transplan-
    tation 49:337
3. Calne RY et al. (1989) Rapamycin for immunosuppression in organ allografting. Lancet
    2:227
4. Carpenter CB et al. (1989) Prophylactic use of monoclonal anti-IL-2 receptor antibody in
    cadaveric renal transplantation. Am J Kidney Dis 14(5)[Suppl 2]:54
5. Chan GLC, Canafax DM, Johnson CA (1987) The therapeutic use of azathioprine in renal
    transplantation. Pharmacotherapy 7(5):165
6. Chatenoud L, Ferran C, Legendre C, Thouard I, Merite S, Reuter A, Gevaert Y, Kreis H,
    Franchimont P, Bach JF (1990) In vivo cell activation following OKT3 administration.
    Systemic cytokine release and modulation by corticosteroids. Transplantation 49:697
7. Dupont E, Wybran J, Toussaint C (1984) Glucocorticosteroids and organ transplantation.
    Transplantation 37:4
8. Elliott JF, Lin Y, Mizel SB, Bleackley RC, Harnish DG, Paetkau V (1984) Induction of
    interleukin-2 messenger RNA inhibited by Cyclosporine A. Science 226:1439
8a. Hricik DE, Almawi WY, Strom TB (1994) Trends in the use of glucocorticoids in renal
    transplantation. Transplantation 57:979
9. Kahan BD (1989) Cyclosporine. N Engl J Med 321:1725

10. Kirkman RL, Araujo JL, Busch GJ, Carpenter CB, Milford EL, Reinherz EL, Schlossman SF, Strom TB, Tilney NL (1983) Treatment of acute renal allograft rejection with monoclonal anti-T12 antibody. Transplantation 36:620

11. Mathieson PW, Cobbold SP, Hale G, Clark MR, Oliveira DGB, Lockwood CM, Waldmann H (1990) Monoclonal antibody therapy in systemic vasculitis. N Engl J Med 323:250

12. Moran M et al. (1990) Prevention of acute graft rejection by the prostaglandin E_1 analogue misoprostol in renal transplant recipients treated with cyclosporine and prednisone. N Engl J Med 322:1183

13. Nelson AM, Conn DL (1980) Glucocorticoids in rheumatic disease. Mayo Clin Proc 55:758

14. Nelson PW (1984) Cyclosporine. Surg Gynecol Obstet 159:297

15. Rosen MK, Standaert RF, Galat A, Nakatsuka M, Schreiber SL (1990) Inhibition of FKBP rotamase activity by immunosuppressant FK506: twisted amide surrogate. Science 248:863

15a. Schroeder TJ, First MR (1994) Monoclonal antibodies in organ transplantation. Am J Kidney Dis 23:138

16. Shevach EM (1985) The effects of cyclosporin A on the immune system. Annu Rev Immunol 3:397

17. Soulillou JP, Cantarovich D, Le Mauff B, Giral M, Robillard N, Hourmant M, Hirn M, Jacques Y (1990) Randomized controlled trial of a monoclonal antibody against the interleukin-2 receptor (33B3.1) as compared with rabbit antithymocyte globulin for prophylaxis against rejection of renal allografts. N Engl J Med 322:1175

18. Starzl TE, Fung J, Jordan M, Shapiro R, Tsakis A, McCauley J, Johnston J, Iwaki Y, Jain A, Alessiani M, Todo S (1990) Kidney transplantation under FK506. JAMA 264:63

19. Starzl TE, Todo S, Fung J, Demetris AJ, Venkataramman R, Jain A (1989) FK506 for liver, kidney and pancreas transplantation. Lancet 2:1000

20. Strom TB (1984) Immunosuppressive agents in renal transplantation. Kidney Int 26:353

21. Strom TB, Carpenter CB (1983) Transplantation: Immunogenetic and clinical aspects. Hosp Pract Jan 1983:135-150

22. Strom TB, Murphy JR, Williams D, Kelley VE (1988) Interleukin-2 toxin: A Trojan Horse strategy for controlling rejection. Immunol Allergol Clin North Am 8:69

23. Thomson AW (1990) FK506 enters the clinic. Immunol Today 11:35

24. Todd PA, Brogden RN (1989) Muromonab CD3. A review of its pharmacology and therapeutic potential. Drugs 37:872

25. Waldman TA (1988) The multichain interleukin-2 receptor: a traget for immunotherapy of patients with adult T cell leukemia, autoimmune disorders and individuals receiving allografts. J Autoimmunity 1:641

26. Walter P, Dickneite G, Feifel G, Thies J (1987) Deoxyspteragualin induces tolerance in allogeneic kidney transplantation. Transplant Proc 19:3980

V Klinische Histokompatibilitätsbestimmung

1 Einführung

Die Rolle der klinischen Histokompatibilitätsbestimmung liegt im wesentlichen darin, die Gewebeverträglichkeit der Spenderniere beim Transplantierten zu gewährleisten. Die Kompatibilität wird durch möglichst gute HLA-Übereinstimmung und durch Abwesenheit von präformierten HLA-Antikörpern gesichert (5, 6, 18). Die HLA-Antigene sind neben dem ABO-Blutgruppensystem die hauptsächlichsten Gewebeverträglichkeitsantigene und stellen die primären Angriffsstellen der Abstoßungsreaktion dar. HLA-Antigene verleihen biologische Individualität und erlauben dem Immunsystem, zwischen Eigen und Fremd zu unterscheiden. Sie funktionieren auch als Kontrollelemente bei der Immunerkennung und bei der Regulation der Immunreaktion (3).

Die wichtige Rolle dieser HLA-Antigene in der klinischen Transplantationsmedizin hat zur Entwicklung und Ausbreitung von sehr präzisen Histokompatibilitätsbestimmungsmethoden geführt. Dank verbessertem „matching" zwischen Spender- und Empfänger-HLA-Molekülen kann eine signifikante Verlängerung der Transplantatüberlebensdauer erzielt werden (3, 14).

Die Transplantationsantigene bestehen aus den HLA-A-, -B- und -C-Antigenen (Klasse I) und aus den HLA-DR-, -DQ- und -DP-Antigenen (Klasse II). Diese werden auf dem kurzen Arm des 6. Chromosoms kodiert (15). Sie werden unter dem Begriff Major Human Histocompatibility Complex (MHC) zusammengefaßt. Neben diesen Hauptantigenen sind noch weitere Transplantationsantigene bekannt, sog. Minor Histocompatibility Antigens, die nur eine schwache Immunreaktion hervorrufen und in der klinischen Histokompatibilitätsbestimmung weniger bedeutend sind. Tabelle 2 gibt alle offiziell vom Weltgesundheitsorganisationskommittee zur Benennung der Histokompatibilitätsantigene anerkannten HLA-Determinanten an.

Die klinische Histokompatibilitätsbestimmung für den potentiellen Nierentransplantierten besteht aus drei Komponenten (6):

1. Bestimmung der HLA-Antigene bei Empfänger und bei Lebend- oder Leichenspender.
2. Gemischte lymphozytäre Reaktion (Mixed Lymphocyte Reaction, MLR) um den Grad der Immunreaktion gegen HLA-D-Differenzen zu bestimmen.

3. Crossmatching und Screening, um gegen das Spenderorgan gerichtete Alloantikörper zu entdecken, die den Empfänger zur Abstoßung des Transplantats prädisponieren.

Heute werden routinemäßig bei Spender und Empfänger nur die HLA-A-, HLA-B- und HLA-DR-Antigene bestimmt, wobei vor allem die durch Terasaki (16, 17) entwickelte Mikrolymphozytotoxizitätsmethode verwendet wird. Diese Methode wird im folgenden Abschnitt eingehend besprochen. Neuere Verfahren wie das sog. Oligotyping mittels Polymerase Chain Reaction (PCR) werden nur kurz erwähnt.

2 Serologische Methoden

Die Standardmethode zur serologischen Bestimmung der Transplantationsantigene ist die auf einer Komplementbindungsreaktion (KBR) beruhende Mikrolymphozytotoxizitätsmethode (1, 15, 16). Durch diese Methode werden vor allem die HLA-Moleküle der 1. Klasse bestimmt. Diese Methode wird auch für den Crossmatch und als Screeningmethode für HLA-Antikörper verwendet. Spezifisches Serum, welches bekannte Anti-HLA-Antikörper enthält, wird mit Empfängerlymphozyten unter Zugabe von Komplement inkubiert. Bei einer positiven Reaktion werden die Lymphozyten folgendermaßen zerstört:

1. Spezifische Anti-HLA-Antikörper im Serum binden sich an die HLA-Moleküle auf der Zelloberfläche der Lymphozyten.
2. Der Antigen-Antikörper-Komplex bindet Komplement.
3. Die Aktivierung des Komplementsystems führt zur Ausbildung eines Membranattackierungskomplexes (Abbildung 13), welcher die Zellmembran zerstört und zur Lyse der Lymphozyten führt.

2.1 Serologische Typisierung der HLA-Moleküle 1. Klasse

Zur Bestimmung der HLA-Moleküle werden Seren von mehrfach schwanger gewesenen Frauen verwendet. Diese Seren weisen bestimmte spezifische Antikörper auf, die durch Immunisation mit den väterlichen Genen, welche im Fetus exprimiert sind, entstanden sind. Die zur HLA-Typisierung benutzten Spender- oder Empfängerlymphozyten werden aus ungefähr 20 ml Blut gewonnen und stellen eine Mischung von T- und B-Zellen dar. Sie werden aus dem Blut mittels Zentrifugation durch eine Ficoll-Schicht gewonnen (2). Zur Typisierung der HLA-Moleküle bei Leichenspendern können die Lymphozyten auch aus Lymphknoten oder Milz gewonnen werden. Abbildung 19 zeigt schematisch, wie das Mikrolymphozytotoxizitätsverfahren vor sich geht. In Mikrotiterplatten werden je 1 µl Medium, welches 1000 bis 2000 Lymphozyten/µl enthält, und 1 µl Serum mit bekannter Spezifizität gemischt. Gewöhnlich werden mehrere Seren mit bekannter und überlappender HLA-Spezifizität pro Platte verwendet. Die

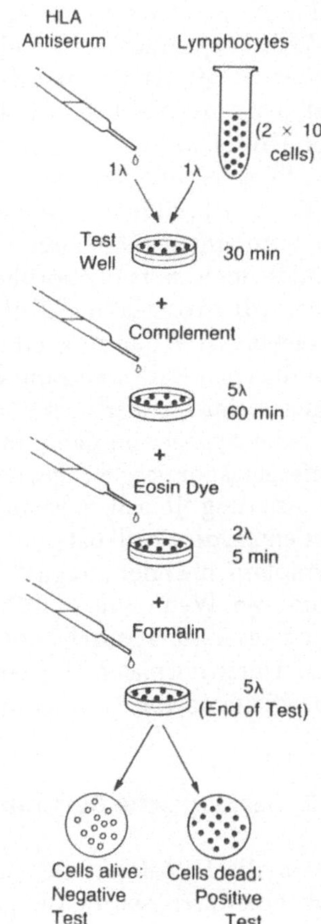

Abb. 19. Standardmethode der HLA-Bestimmung mittels Mikrolymphozytotoxizitätsmessung. Lymphozyten (1 000–2 000) werden mit spezifischem HLA-Antiserum inkubiert. Unter Zugabe von Komplement entsteht eine Lympholyse in positiven Zellen, welche durch Eosin angefärbt werden können. Nach Colombe u. Garovoy (6)

Zellen werden mit dem Serum 30 min bei 25° C inkubiert. Es werden dann 5 µl eines komplementhaltigen Serums (gewöhnlich von Kaninchen) dazugegeben, gefolgt von einer weiteren Inkubation von 60–90 min. Die Zellen werden dann durch Vitalfarbstoff gefärbt, der nur von den durch Komplement geschädigten Zellen aufgenommen wird (Trypanblau oder Eosin). Danach werden die Zellen mit Formalin fixiert. Unter dem Mikroskop können nun die durch Komplement geschädigten und angefärbten Zellen leicht von den intakten Zellen unterschieden und ausgezählt werden (15, 16, 17).

Die Platten werden unter dem Mikroskop beurteilt, und die Zytolyse wird gradiert. Wenn durch ein spezifisches Serum mehr als 20% der Zellen zerstört sind, verglichen mit Kontrollserum, wird dies als positiver Test für das bestimmte Antiserum gewertet. Durch Verwendung mehrerer Seren pro Platte, die zum Teil mit identischen HLA-Determinanten reagieren, kann ein schwach positives Resultat bestätigt werden. Partielle Reaktionen können Heterogenität der Zellen reflektieren (unterschiedliche HLA-Dichte, verschiedene Komplementempfindlichkeit) oder können darauf zurückzuführen sein, daß andere Antikörper, etwa gegen

HLA-DR gerichtet, im verwendeten Serum vorhanden sind. Da HLA-DR nur auf B-Zellen exprimiert wird und in der Lymphozytenpräparation nur relativ wenig B Zellen (< 15%) vorhanden sind, spielen diese HLA-DR-Antikörper bei der Gewebetypisierung meist keine Rolle. Wenn hingegen z.B. 40% der Zellen B-Zellen sind, können solche kontaminierenden HLA-DR-Antikörper eine signifikante Lyse der B-Zellen hervorrufen und fälschlicherweise als positiv gewertet werden (5).

Gewisse breit reagierende Antiseren erkennen sog. „öffentliche" (public) HLA-Determinanten auf mehreren HLA-Molekülen. Diese öffentlichen Determinanten sind in der wenig polymorphen α_3 Domäne des betreffenden HLA-Moleküls lokalisiert (6). Crossreaktive Antikörper können z. B. gleichzeitig die „privaten" HLA-Moleküle A1, A3 und A11 erkennen oder B5, B18 und B35. Unter Verwendung von spezifischen Antiseren kann genauer bestimmt werden, welche privaten HLA-Antigene beim Spender oder Empfänger vorhanden sind.

Jedes Typisierungslabor muß eigene Methoden standardisieren und mit einem Referenzlabor vergleichen, damit keine Typisierungsfehler auftreten. Meist ist die Typisierung einfach, in wenigen Fällen können aber Schwierigkeiten auftreten (5). Patienten, die Kortikosteroidtherapie erhalten oder dialysiert werden, können eine Lymphopenie oder „fragile" Lymphozyten aufweisen, welche die Typisierung erschweren. Wenn Blut zu früh nach einer Transfusion entnommen wird, kann ein konfuses Resultat durch kontaminierende Leukozyten aus der Transfusion entstehen. Unter normalen Umständen ist es aber möglich, die HLA-A-, -B- und -DR-Spezifizitäten von Spender und Empfänger relativ leicht zu bestimmen (3, 5, 6).

2.2 Serologische Bestimmung der HLA-DR-Moleküle

Bevor die HLA-DP-, -DQ- und -DR-Subregionen der HLA-Moleküle 2. Klasse bekannt waren, wurde die ganze Inkompatibilität, welche durch die gemischte lymphozytäre Reaktion (Mixed Lymphocyte Reaction, MLR) definiert wird, HLA-D genannt. HLA-DR-Determinanten bilden die stärkste Stimulation in der MLR aus, HLA-DQ-Determinanten in viel geringerem Maße. HLA-DP-Determinanten werden nur durch zuvor stimulierte Lymphozyten erkannt. HLA-Moleküle der 2. Klasse (HLA-DR) können auch durch serologische Methoden bestimmt werden (5, 15). Es besteht eine recht gute Korrelation zwischen den serologisch definierten HLA-DR-Antigenen und den durch MLR definierten HLA-D-Antigenen. Gewisse HLA-DR-Antigene entsprechen aber mehreren HLA-D-Antigenen. Dies bedeutet, daß HLA-DR-Antikörper ein gemeinsames Epitop auf verschiedenen HLA-D-Antigenen erkennen können.

Die HLA-Moleküle der 2. Klasse weisen eine beschränkte Gewebeverteilung auf und werden im Normalfall nur auf Makrophagen, B-Zellen und dendritischen Zellen gefunden, nicht jedoch auf T-Zellen. Da die aus Blut gewonnenen peripheren Lymphozyten nur zu 10-15% aus B-Zellen bestehen, müssen diese B-Zellen zuerst auf ungefähr 80% angereichert werden, damit die standardisierte Lymphozytotoxizitätsmethode zur Bestimmung der HLA-DR-Moleküle angewendet werden kann.

Eine Standardmethode zur B- und T-Zellenseparation besteht darin, Lymphozyten in Suspension durch eine Säule laufen zu lassen, welche mit Nylonwollefasern gepackt ist (6). B-Zellen binden sich an die Nylonwolle, nicht jedoch die T-Zellen. Die T-Zellen können aus der Säule eluiert werden, nachdem die B-Zellen sich an die Nylonwolle gebunden haben. B-Zellen können dann durch Schütteln und Erniedrigung der Temperatur aus dieser Säule gewonnen werden. B-Zellen exprimieren neben den HLA-DR-Antigenen auch HLA-A-, -B- und -C-Moleküle, weshalb aus einem Antiserum zuerst die HLA-A-, -B- und -C-Antikörper durch Absorption auf Thrombozyten entfernt werden müssen. Das gereinigte Antiserum, welches nur noch HLA-DR-Antikörper enthält, kann nun mit den B-Zellen inkubiert werden (37° C), und nach Komplementgabe kann die Lymphozytotoxizitätsreaktion stattfinden.

Um die zeitraubende Separation der B-Zellen von den T-Zellen zu vermeiden, sind alternative Methoden zur Bestimmung der HLA-DR-Antigene entwickelt worden. Aus Blut gewonnene Lymphozyten können mit dem monoklonalen Anti-CD2-Antikörper Leu-5 inkubiert werden, welcher in der Gegenwart von Komplement die T-Zellen zerstört. Es kann dann direkt das HLA-DR-Antiserum zu den B-Zellen gegeben werden, und bei positiver Reaktion werden diese B-Zellen ebenfalls zerstört. Der Nachteil dieser Methode ist, daß die vielen lysierten T-Zellen das Ablesen der Reaktion erschweren. Weitere Methoden, wie die Verwendung von Microbeads, haben die Separation der T- von den B-Zellen ebenfalls erleichtert.

Zur Typisierung sind auch gewisse monoklonale Antikörper auf den Markt gekommen, etwa gegen HLA-B27 und HLA-DR-Spezifizitäten (1, 9). Es sind auch ELISA-Methoden entwickelt worden, welche es ermöglichen, zirkulierende HLA-Moleküle unter Verwendung von Antiseren oder monoklonalen Antikörpern im Plasma eines Spenders und Empfängers direkt zu bestimmen. Durch Verwendung von aufwendigen Methoden, etwa der zweidimensionalen Proteinelektrophorese und Immunblotting, können die heute bekannten HLA-Spezifizitäten noch feiner aufgelöst werden.

3 Gemischte lymphozytäre Reaktion und zelluläre Lympholyse

Die Kompatibilität der HLA-D-Region wird mit zellulären Methoden bestimmt, vor allem durch die gemischte lymphozytäre Reaktion (Mixed Lymphocyte Reaction, MLR). Es sind 26 verschiedene HLA-D-Spezifizitäten identifiziert worden (Dw1 bis Dw26, s. Tabelle 2, Seite 15). Die MLR besteht aus einer komplexen Serie von zellulären Reaktionen. Wenn aus Blut gewonnene periphere Lymphozyten zweier verschiedener Individuen *in vitro* co-kultiviert werden, wandeln sich diese Lymphozyten durch Erkennen der fremden HLA-D-Moleküle in Lymphoblasten um, synthetisieren DNS und teilen sich. Gewöhnlich werden die Lymphozyten in einer MLR für 5-6 Tage inkubiert. Eine MLR kann entweder „einwegig" oder „zweiwegig" verlaufen. In der „einwegigen" MLR werden die Spenderzellen durch Medikamente (Mitomycin) oder durch Bestrahlung inaktiviert. Diese Zellen werden dann „Stimulatorzellen" genannt, da sie die MLR durch Präsentation der fremden HLA-D-Moleküle aktivieren, selber aber auf die HLA-D-Disparität der Empfängerzellen nicht reagieren können. In der „zweiwegigen" MLR proliferieren sowohl Spender- als auch Empfängerzellen auf die respektiven HLA-D-Antigene. Die Stärke der MLR kann durch Zugabe von [^{3}H]Thymidin quantifiziert werden, welches in die neu synthetisierte DNS inkorporiert wird. [^{3}H]Thymidininkorporation ist somit ein Maß der Lymphozytenproliferation und kann durch β-Emission in „counts per minute" (cpm) gemessen werden (5, 15).

Durch die MLR kann z. B. die relative Immunogenizität von mehreren Lebendspendern in Bezug auf einen Empfänger bestimmt werden. Die MLR wird in diesem Fall gleichzeitig mit Lymphozyten von allen potentiellen Spendern durchgeführt. Tritt keine Proliferation der Empfängerlymphozyten auf, wenn sie mit den Mitomycin-behandelten Spenderzellen inkubiert werden, kann auf HLA-D-Identität geschlossen werden.

Die Resultate der MLR werden gewöhnlich unter Verwendung eines Stimulationsindexes (SI) angegeben. Dabei werden die counts per minute (cpm) der MLR folgendermaßen verrechnet (6):

$$SI = \frac{Empfänger + Spender^x}{Empfänger + Empfänger^x}$$

wobei ^{x} bedeutet, daß die Spender- oder Empfängerzellen mit Mitomycin oder Bestrahlung behandelt worden sind. Die relative Verträglichkeit (RV) kann folgendermaßen ausgedrückt werden:

$$RV = \frac{(Empfänger + Spender^x) - (Empfänger + Empfänger^x)}{(Empfänger + Kontrolle^x) - (Empfänger + Empfänger^x)}$$

Wenn der Stimulationsindex SI kleiner als 2,0 ist und die RV weniger als 20% beträgt, kann auf HLA-D-Identität geschlossen werden.

Um eine HLA-D-Typisierung an einem Individuum vorzunehmen, werden sog. homozygote Typisierungszellen (HTZ) verwendet, welche spezifische, bekannte HLA-D-Antigene (HLA-Dw1 – HLA-Dw26) exprimieren (5, 6, 15). Diese HTZ sind homozygot für eine bestimmte HLA-D-Spezifizität, haben also 2 identische Chromosomen Nummer 6, auf welchem die HLA Region liegt. Diese HTZ werden meist von aus kosanguiner Ehe stammenden Spendern gewonnen. Diese HTZ werden wiederum durch Mitomycin oder Bestrahlung vorbehandelt und als Stimulatorzellen in der MLR verwendet. Wenn die unbekannten „responder"-Zellen des Empfängers proliferieren und [^{3}H]Thymidin inkorporieren, kann daraus geschlossen werden, daß die „responder"-Zellen nicht den gleichen HLA-D-Typus wie die HTZ aufweisen. Diese sehr aufwendige Methode wird für die HLA-Typisierung nicht routinemäßig verwendet.

Es besteht ein gute, aber nicht absolute Korrelation zwischen den durch serologische Methoden bestimmten HLA-DR-Spezifizitäten und den durch MLR bestimmten HLA-D-Spezifizitäten (5). Die Typisierung mit HTZ zeigt z. B., daß die serologisch definierte HLA-DR4-Determinante heterogen ist und aus den Spezifizitäten HLA-Dw4, -Dw10, -Dw13, -Dw14 und -Dw15 besteht (6). Durch immer bessere Antiseren werden diese HLA-Dw-Spezifizitäten in Zukunft durch serologische Methoden als HLA-DR-Spezifizitäten bestimmt werden können.

Es existiert eine Vielzahl von weiteren Methoden zur Bestimmung der Klasse-II-Antigene, wie etwa die Verwendung von stimulierten Lymphozyten zur HLA-DP-Typisierung oder die zellvermittelte Lympholyse zur Ermittlung von zytotoxischen Killerzellen (7), auf welche jedoch hier nicht weiter eingegangen werden soll.

Da die Genstruktur des HLA-Komplexes bekannt ist und die DNS-Sequenz vieler Allele ermittelt wurde, können neuerdings auch molekulare Methoden wie Southern Blotting und Restriction Fragment Length Polymorphism (RFLP), sowie die Polymerasekettenreaktion verwendet werden, um HLA-Antigene zu typisieren (1, 6). In Zukunft werden diese Methoden noch genauere Information über den HLA-Typus eines Individuums geben. Es ist zu erwarten, daß durch diese Methoden auch viele neue Polymorphismen entdeckt werden, welche der serologischen Bestimmung bisher entgangen sind.

4 Crossmatching

Eine Grundregel in der klinischen Transplantationsmedizin besagt, daß keine Niere transplantiert werden darf, wenn beim Empfänger vorgeformte HLA-Antikörper gegen HLA-Moleküle des Spenders bestehen. Es wurde schon früh gezeigt, daß solche Transplantate unweigerlich einer hyperakuten Abstoßungsreaktion unterliegen (12, 20). Aus diesem Grund wird vor jeder Transplantation ein Crossmatch durchgeführt, welcher die Gegenwart von solchen vorgeformten HLA-Antikörpern aufdecken soll. Solche gegen HLA-Moleküle gerichtete Antikörper entstehen durch Präsensibilisierung des Empfängers durch Bluttransfusionen, Schwangerschaften und vormalige Transplantation (13).

Der Crossmatch wird durch Inkubation von Empfängerserum mit Spenderlymphozyten durchgeführt (18). Dabei sollte ein frisches oder ein nicht mehr als 30 Tage altes Empfängerserum verwendet werden, um die Möglichkeit einer kürzlich z.B. durch Bluttransfusion entstandenen Sensibilisierung auszuschließen. Die Spenderlymphozyten können beim Lebendspender aus Blut gewonnen werden und in T- und B-Zellen aufgetrennt werden. Bei Leichennierenspende können Lymphozyten auch aus Milz oder Lymphknoten gewonnenen werden. Hat ein Patient in der Anamnese positive HLA-Antikörper, so sollte ein gründlicher Crossmatch durchgeführt werden, welcher das Prüfen von vormals positiven Seren und zusätzlich das Prüfen eines Lymphozytenpanels einschliesst. Wenn mehr als 20% der Lymphozyten durch das Serum des Empfängers zerstört werden, muß dies als positiver Crossmatch gewertet werden, was auf die Gegenwart von präformierten HLA-Antikörpern schließen läßt (6).

Ein positiver T-Zellen-Crossmatch stellt eine Kontraindikation für die Transplantation dar, da dies in den meisten Fällen zu einer frühen und unkontrollierbaren Abstoßungsreaktionen führt. Die Bedeutung eines positiven B-Zellen-Cross-

matches ist weniger klar und geht nicht unbedingt mit irreversiblem Transplantatverlust einher (5a).

Die Sensitivität des Crossmatch hängt von einer Vielzahl von Faktoren ab, wie
etwa Dauer der Inkubation, und es existieren verschiedene Varianten dieser Methode. Durch neuere Techniken, etwa durch „Flow-Cytometry" (11), können vorgeformte Antikörper mit großer Sensitivität erfasst werden. So können bei
gewissen Empfängern Antikörper festgestellt werden, welche durch einen routine-
mäßigen T-Zellen-Crossmatch nicht entdeckt werden. Durch Flow Cytometry
werden nicht nur Antikörper gemessen, welche in geringer Konzentration vorkommen, sondern auch Antikörper, welche kein Komplement binden und daher nicht
zytotoxisch wirken. Dies führt zum Problem der Signifikanz solcher nur durch
Flow Cytometry festgestellten Antikörper. Ein nur durch Flow Cytometry festge-
stellter positiver Crossmatch wird im allgemeinen nicht als Kontraindikation zur
Nierentransplantation angesehen (16), kann aber mit späteren Abstoßungsreaktionen und einer weniger guten Prognose einhergehen(5a).

5 Screening-Methoden für HLA-Antikörper

Wie besprochen können vormalige Transplantation, Schwangerschaft und Bluttransfusionen den potentiellen Empfänger auf HLA-Moleküle präsensibilisieren.
Es ist wichtig, bei jedem Transplantationskandidaten die Gegenwart von solchen
Anti-HLA-Antikörpern zu bestimmen. Mittels der oben besprochenen Mikrolymphozytotoxizitätsmethode kann das Serum des Patienten mit Hilfe einer
großen Anzahl von verschiedenen Lymphozyten mit bekanntem HLA-Status auf
die Anwesenheit von solchen zytotoxischen Antikörpern getestet werden. Dieses
Antikörper-Screening wird typischerweise einmal pro Monat bei den potentiellen Transplantatempfängern durchgeführt. Dabei wird das Patientenserum mit
einem Lymphozytenpanel inkubiert, das die HLA-Verteilung der Normalbevölkerung reflektiert. Unter Zugabe von Komplement wird dann die Zytolyse dieser
verschiedenen Lymphozyten bestimmt. Der Prozentsatz von positiven Reaktionen reflektiert die Gegenwart von sog. „Panel Reactive Antibodies" (PRA). Dieser
Prozentsatz von PRA ist ein Maß der Wahrscheinlichkeit eines positiven Crossmatch, falls ein Transplantat zur Verfügung stehen sollte (6). Zur Bestimmung
der PRA werden typischerweise 40–100 verschiedene Spenderlymphozyten auf
Mikrotiterplatten inkubiert. Diese Lymphozyten repräsentieren die am häufigsten vorkommenden HLA-A- und -B-Antigene in einer bestimmten Population.
Durch genaue Analyse der Lympozytolyse kann die Spezifizität eines zytotoxischen Antikörpers bestimmt werden. Wenn z. B. 4 von 5 mit dem Serum
reagierende Lymphozyten die Determinante HLA-B8 aufweisen, so kann der
„Panel Reactive Antibody" mit grosser Wahrscheinlichkeit als Anti-HLA-B8-An-
tikörper angesehen werden.

6 HLA-Typisierung bei Nierentransplantation

6.1 Leichennierenspende

Die Evaluation eines potentiellen Empfängers beginnt mit der Bestimmung der ABo-Blutgruppe. Es gelten die gleichen Regeln wie bei der Bluttransfusion, d. h. Spender und Empfänger müssen kompatibel sein. Blutgruppe-0-Spender sind universale Spender, und Patienten mit Blutgruppe AB können ein Transplantat von Spendern irgendeiner Blutgruppe empfangen. Um eine optimale Transplantatverwendung sicherzustellen, werden aber meist 0-Nieren nur für 0-Spender verwendet. Dies sichert eine genügend grosse Anzahl an Nicht-0-Empfängern zur Verwendung der Nicht-0-Transplantate. Es wurde gezeigt, daß Transplantate von A-Spendern, welche die Untergruppe A_2 aufweisen, erfolgreich in Empfänger mit Anti-A-Isoagglutininen transplantiert werden können (B und 0). Ebenso können Nieren von Spendern mit der Blutgruppe A_2B in Empfänger mit Blutgruppe B, 0 und natürlich AB transplantiert werden (4, 6). Es scheint, daß das A_2-Antigen nur ein schwaches Immunogen ist und keine Isoagglutinationsreaktion hervorruft. Da 20-30% der A- und AB-Spender das A_2-Antigen aufweisen, kann durch diese Kombination die Menge der Empfänger, die diese Blutgruppe vertragen, erhöht werden. Praktisch wird aber in den meisten Zentren keine Transplantation durchgeführt, wenn AB0-Inkompatibilität besteht.

Zusätzlich zur Blutgruppenbestimmung werden bei jedem Empfänger die HLA-A-, -B- und -DR-Antigene durch die Mikrolymphozytotoxizitätsmethode bestimmt. Das Ausmaß und die Art von präformierten zytotoxischen Antikörpern (PRA) wird ebenfalls bestimmt. Nach der initialen Bestimmung des HLA-Status und der HLA-Antikörper werden Seren des potentiellen Empfängers monatlich auf HLA-Antikörper getestet.

Wenn ein Transplantat zur Verfügung steht, wird bei allen geeigneten Patienten auf der Warteliste ein Crossmatch mit dem aktuellen oder neuesten Serum (< 1 Monat alt) durchgeführt. Spender und Empfänger müssen ABO-kompatibel sein und sollten eine möglichst gute HLA-Übereinstimmung aufweisen. Die Seren der Patienten werden mit den aus Milz oder Lymphknoten gewonnenen Lymphozyten des Spenders inkubiert; bei negativem Crossmatch kann dann die Transplantation durchgeführt werden.

In den meisten Zentren gibt es eine große Anzahl von Patienten mit einem hohen Prozentsatz von PRA, was die Wahrscheinlichkeit eines positiven Crossmatch deutlich erhöht (19, 20). Dies ist oft mit einer langen Wartezeit verbunden. Es gilt aber bei diesen Patienten, trotzdem Spender mit negativem Crossmatch zu finden. Bei vielen Patienten verschwinden die zytotoxischen HLA-Antikörper mit der Zeit, weshalb ein Patient mit vormals hohen PRA nach einer gewissen Zeitspanne transplantiert werden kann. Es sind auch Protokolle entwickelt worden (10), die versuchen diese zytotoxischen Antikörper zu eliminieren (Prednison; Adsorption des Serums mittels Protein A), jedoch mit begrenztem Erfolg (5a).

Es muß versucht werden, den chronisch Niereninsuffizienten und den Dialysepatienten möglichst wenig oder gar nicht zu transfundieren, um die Entstehung dieser Antikörper zu vermeiden. Durch die Gabe von Erythropoietin kann die

Anämie der chronischen Niereninsuffizienz heutzutage gut behandelt werden. Es ist auch kürzlich gezeigt worden, daß in mit Erythropoietin behandelten Dialysepatienten die Frequenz dieser zytotoxischen Antikörper kleiner ist als bei Kontrollpatienten (8).

6.2 Lebendverwandtenspende

Die HLA-Typisierung verläuft hier sehr ähnlich, indem AB0, HLA und PRA beim Empfänger ermittelt werden. Potentielle Spender werden dann ebenfalls auf AB0-Blutgruppen und HLA typisiert. Bei mehreren Spendern wird der kompatibelste auf Grund der HLA-Übereinstimmung ermittelt. Gibt es mehrere gleichwertige Spender, so wird derjenige mit der geringsten MLR als Spender berücksichtigt (6, 18).

Literatur

1. Albert ED, Baur MP, Mayr WR (eds) (1984) Histocompatibility Testing 1984. Report of the 9th International Histocompatibility Workshop and Conference. Springer, Berlin
2. Boyum A (1968) Separation of leukocytes from blood and bone marrow. Scand J Clin Lab Invest 21:S97
3. Braun WE (1986) Histocompatibility testing. In: Garovoy MR, Guttmann RD (eds). Renal transplantation, chap 2. Churchill-Livingstone, New York, pp 15-48
4. Brynger H, Rydberg L, Samuelsson B, Blohmé I, Lindholm A, Sandberg L (1982) Renal transplantation across a blood group barrier - A_2 kidneys into 0 recipients. Proc EDTA 19:427
5. Cecka JM, Terasaki PI (1988) Tissue typing and histocompatibility. In: Toledo-Pereyra LH (ed) Kidney transplantation, chap 1. Davis, Philadelphia, pp 3-16
5a. Chapman JR (1993) The sensitized patient. In: Thomson AW, Catto GRD (eds) Immunology of renal transplantation, chap 14. Edward Arnold, London, pp 235-254
6. Colombe BW, Garovoy MR (1989) Clinical histocompatibility testing. In: Milford EL, Brenner BM, Stein JH (eds) Renal transplantation. Contemporary issues in nephrology, vol 19, chap 2. Churchill-Livingstone, New York, pp 21-43
7. Garovoy MR, Franco V, Zschaeck D, Carpenter CB, Strom TB, Merrill JP (1973) Direct lymphocyte-mediated cytotoxicity as an assay of presensitisation. Lancet 1:573
8. Grimm PC, Sinai-Trieman L, Sekiya NM, Robertson LS, Robinson BJ, Fine RN, Ettenger RB (1990) Effects of recombinant human erythropoietin on HLA sensitization and cell mediated immunity. Kindey Int 38:12
9. Grumet FC, Fendly BM, Engleman EG (1981) Monoclonal anti-HLA-B27 antibody (B27M): Production and lack of detectable typing difference between patients with ankylosing spondylitis, Reiter's syndrome, and normal controls. Lancet 2:174
10. Hakim RM, Milford E, Himmelfarb J, Wingard R, Lazarus JM, Watt RM (1990) Extracorporeal removal of anti-HLA antibodies in transplant candidates. Am J Kidney Dis 16:423
11. Iwaki Y et al. (1987) Flow cytometry crossmatching in human cadaver kidney transplantation. Transplant Proc 19(1):764
12. Kissmeyer-Nielsen F, Olsen S, Petersen VP, Fjeldborg O (1966) Hyperacute rejection of kidney allografts, associated with preexisting humoral antibodies against donor cells. Lancet 2:662

13. Opelz G, Graver B, Mickey MR, Terasaki PI (1981) Lymphocytotoxic antibody responses to transfusions in potential kidney transplant recipients. Transplantation 32:177
14. Patel R, Terasaki PI (1969) Significance of the positive crossmatch test in kidney transplantation. New Engl J Med 280:735
15. Schwartz BD (1987) The human major histocompatibility HLA complex. In: Stites DP, Stobo JD, Wells JV (eds) Basic and clinical immunology, chap 6. Appleton and Lange, Norwalk CT, pp 50-64
16. Terasaki PI, Bernoco D, Park MS, Ozturk G, Iwaki Y (1978) Microdroplet testing for HLA-A, -B, -C and -D antigens. Am J Clin Pathol 69:103
17. Terasaki PI, McClelland JD (1964) Microdroplet assay of human serum cytotoxins. Nature 204:998
18. Ting A (1988) HLA matching and crossmatching in renal transplantation. In: Morris PJ (ed) Kidney transplantation, 3rd edn, chap 8. Saunders, Philadelphia, pp 183-213
19. Ting A (1989) The highly sensitized patient. In: Catto GRD (ed) Transplantation. New clinical applications in nephrology, chap 2. Kluwer Academic Publishers, Dordrecht, The Netherlands, pp 39-57
20. Williams GM, Hume DM, Hudson RP, Morris PJ, Kano K, Milgrom F (1968) Hyperacute renal homograft rejection in man. New Engl J Med 279:611

Praxis der Nierentransplantation

I Organgewinnung und Organpräservation

1 Konzept des Hirntods

1.1 Einführung

Die raschen Fortschritte der Transplantationsmedizin haben die Behandlung des chronisch niereninsuffizienten Patienten bedeutend verbessert. Deshalb ist die Nachfrage für Transplantate in den letzten 20 Jahren ständig angestiegen. Weltweit sind Tausende von Patienten auf Wartelisten, da ein großer Organmangel besteht. Die Hauptursache des Organmangels ist darin zu suchen, daß einfach zu wenig Organe gespendet und zur Verfügung gestellt werden (8).

Die meisten Leichennieren stammen aus Intensivpflegestationen. Um optimale Organqualität zu erzielen, muß eine adäquate Spenderbehandlung angestrebt werden. Dies wird mitunter dadurch erzielt, daß ein potentieller Spender frühzeitig erkannt wird, damit die nötigen Abklärungen vorgenommen werden können und die Diagnose des Hirntods zeitgerecht und präzise gestellt werden kann. Die genaue Koordination zwischen Organentnahme- und empfängerteam stellt ebenfalls eine wesentliche Komponente im Organgewinnungsprozeß dar. Die Kommunikation zwischen dem lokal Verantwortlichen und der übergeordneten nationalen Agentur (z.B. Eurotransplant, Swisstransplant) muß ebenfalls lückenlos erfolgen.

Das Gespräch mit den Angehörigen spielt eine zentrale Rolle im Organbeschaffungsprozeß. In diesem einfühlsamen Gespräch muß den Angehörigen die Problematik des Hirntods und der Organentnahme erläutert werden. Die eigentliche Technik der Organbeschaffung, die oft als Mehrorganentnahme vorgenommen wird, soll so organschonend wie möglich verlaufen, um technischen Problemen nach der Transplantation vorzubeugen (6, 9).

1.2 Definition und Diagnose des Hirntods

Die Identität von Hirntod oder Hirnstammtod mit dem Tod des menschlichen Individuums ist weltweit fast generell anerkannt, nicht nur in medizinischer und juristischer Hinsicht, sondern auch in der Öffentlichkeit (5, 10). Der Hirntod kann als irreversible Zerstörung des gesamten Hirns trotz weiterbestehender Herzfunktion definiert werden (1–4). Diese Definition ist früher vielfach umstritten gewesen und hat in der Öffentlichkeit eine große Kontroverse hervorgerufen, vor allem als Organe dieser hirntoten Patienten zur Transplantation verwendet wurden (5, 7). Aus diesem Grund haben sich verschiedene Instanzen aus juristischer und medizinischer Sicht mit der Problematik des Hirntods und der Organtransplantation auseinandergesetzt. Verschiedene Richtlinien sind erarbeitet worden, welche die Kriterien für die Definition und Diagnose des Hirntods enthalten, wie etwa die Kriterien des Ad-Hoc-Komitees der Harvard Medical School (1) oder die Kriterien der Royal Colleges in England (4). Viele Länder, speziell auch Europas, versuchen ein sog. Transplantationsgesetz zu verabschieden, denn ein so bedeutsames und weiterhin entwicklungsträchtiges Gebiet wie das der Organtransplantation, das mit ungewöhnlich vielen ethischen und juristischen Fragen verbunden ist, sollte gesetzlich geregelt sein (8). Eine stärkere juristische Sicherheit auf diesem Gebiet wird vielfach gewünscht.

Die Diagnose des Hirntods muß durch einen oder mehrere Ärzte gestellt werden, am besten Neurologen oder Neurochirurgen, die nicht mit dem Transplantationsteam zusammenarbeiten. Die Diagnose muß gewiss sein, der Patient muß einen schweren und irreversiblen Hirnschaden mit bekannter Ätiologie erlitten haben, und die Aufrechterhaltung der übrigen Organe muß völlig von der mechanischen Ventilation abhängig sein. Tabelle 7 gibt eine Übersicht über die klinischen Kriterien, die für die Diagnose des Hirntods verwendet werden (3, 4).

Bestehen irgendwelche Zweifel an einem dieser Kriterien, darf die Diagnose des Hirntodes nicht gestellt werden. Es muß vor allem immer das Bestehen einer Hypothermie, eines Schocks oder einer Intoxikation ausgeschlossen werden. Eine verlängerte Wirkung von Sedativa und Schmerzmitteln, einschließlich Alkohol, muß immer erwogen werden und kann oft nur durch ein gewisses Abwarten ausgeschlossen werden. Wenn eine Verbesserung des Bewußtseinszustands nach einer Wartezeit auftritt, etwa das Wiederauftreten von Reflexen oder Bewegungen, vor allem nach Gabe eines Antagonisten wie Naloxon, so darf die Diagnose des Hirntods auf keinen Fall gestellt werden.

Verschiedene Unfälle und Krankheitszustände können einen Hirntod bewirken, welcher vom Herztod dissoziiert ist. Je nach assoziierten Erkrankungen kann von diesen Spendern ein Organ mit mehr oder weniger guter Qualität entnommen werden. Die geläufigsten Ursachen des Hirntods sind in Tabelle 8 zusammengestellt (6).

Tabelle 7. Kriterien für den Hirntod

1. Bewußtlosigkeit, bei der eine klare Ursache für irreversiblen und schweren Hirnschaden bekannt ist
2. Abwesenheit von Hypothermie, Elektrolyt- und Hormonabnormalität
3. Ausschluß von sedativen Medikamenten und Intoxikation
4. Keine Lichtreaktion der Pupillen
5. Abwesender Kornealreflex
6. Abwesender kalorischer Reflex
7. Keine motorische Reaktion innerhalb der Hirnnervengebiete
8. Abwesender Brech- oder Bronchialreflex
9. Bestehen einer Apnoe bei $Pa_{CO2} > 50$ mm Hg (Apnoetest)

Tabelle 8. Häufigste Ursachen des Hirntods

Subarachnoidalblutung
Kopftrauma durch Straßenverkehrsverletzung
Intrazerebrale Blutung
Kopftrauma durch andere Ursachen
Straßenverkehrsunfall mit anderen Verletzungen
Herzarrhythmie
Asthma/Asphyxie/Anoxie

Gewisse seltene Zustände können die Zeichen eines Hirntods vortäuschen, wie etwa das Guillain-Barré-Syndrom oder eine Hirnstammenzephalitis. Durch genaue Anamnese und Status können diese Diagnosen aber vom Hirntod unterschieden werden. In den meisten Zentren wird zu zusätzlichen diagnostischen Methoden gegriffen, wie die Elektroenzephalographie (EEG) und die zerebrale 4-Gefäß-Angiographie. Dabei wird verlangt, daß das EEG während mindestens 30 min. und wiederholt nach 24 h keine Aktivität aufweist (Null-Linien-EEG). Durch die zerebrale Kontrastmittel-Angiographie wird bei Hirntod die komplette Abwesenheit des Blutflußes zum Hirn dokumentiert, was die Diagnose mit Sicherheit bestätigt (5). Eine Vielzahl weiterer diagnostischer Methoden sind zur Bestätigung des Hirntods ausgearbeitet worden.

1.3 Hirntod und Organentnahme

Um zur Organentnahme am hirntoten Patienten vorgehen zu können, muß die Einwilligung des Patienten und/oder dessen Familie vorliegen. Zustimmung des Verstorbenen zu seinen Lebzeiten bzw. Einwilligung der Angehörigen eines Verstorbenen sind Voraussetzungen. Eine Ursache für den nach wie vor bestehenden Spenderorganmangel ist darin zu sehen, daß nach Feststellung des Hirntods bei einem potentiellen Organspender nicht an die Möglichkeit einer Organspende gedacht wird. Deshalb kommt dem ärztlichen Gespräch mit den Angehörigen große Bedeutung zu, in welchem der Familie der vom Herztod dissoziierte Hirntod erklärt werden muß und die Vergeblichkeit weiterer therapeutischer Maßnahmen verständlich gemacht werden soll (9).

Literatur

1. Anonymus (1968) A definition of irreversible coma. Report of the Ad Hoc Committee of the Harvard Medical School to examine the definition of brain death. JAMA 205:85
2. Anonymus (1977) An appraisal of the criteria of cerebral death: A summary statement. A collaborative study. JAMA 237:982

 3. Anonymus (1981) Guidelines for the determination of death. Report of the Medical Consultants on the diagnosis of death to the President's Commission for the study of ethical problems in medicine and biomedical and behavioral research. JAMA 246: 2184
 4. Anonymus (1976) Diagnosis of brain death. Lancet 2:1069
 5. Black PM (1978) Brain death. N Engl J Med 299: 338, 393
 6. Bodenham A, Park GR (1989) Care of multiple organ donor. Intensive Care Med 15:340
 7. Grenvik A (1988) Ethical dilemmas in organ donation and transplantation. Crit Care Med 16:1012
 8. Pichlmayr R (1990) Stand und Entwicklung der Organtransplantation. Dtsch Ärztebl 87(48):C-2215
 9. Prien T, Mertes N, Buchholz B, Lawin P (1989) Organspende vom hirntoten Organismus: Spenderkriterien, organerhaltende Therapie, Gespräch mit den Angehörigen. Dtsch med Wschr 114:998
10. Youngener SJ, Landefeld S, Coulton CJ, Juknialis B, Leary M (1989) Brain death and organ retrieval: a cross-sectional survey of knowledge and concepts among health professionals. JAMA 15:2205

2 Prinzipien und Technik der Organgewinnung

2.1 Einführung

Die Organentnahme von nicht paarweise auftretenden Organen wie Herz und Leber muß notwendigerweise an hirntoten Spendern vorgenommen werden. Da die Nieren paarweise vorhanden sind und jede einzelne Niere eine große Reservekapazität aufweist, hat sich die Nierentransplantation nicht nur von Leichenspendern, sondern auch von willigen Lebendspendern als medizinisch akzeptables Nierenersatzverfahren bewährt. Beide Transplantationsmethoden bringen eigene ethische, juristische und soziale Aspekte mit sich, welche vor einer Transplantation sorgfältig analysiert und besprochen werden müssen, um nicht nur die Gesundheit und die Rechte des Empfängers, sondern auch die des Spenders zu schützen (1).

Die medizinische Beurteilung des Spenders und die technischen Aspekte der Nephrektomie sind von gleich wichtiger Bedeutung für die Resultate der Transplantation (7). Nach der Transplantation ist die Funktion des Transplantats anfänglich weitgehend unbeeinflußt von immunologischen Faktoren; sie ist jedoch in weitem Maße von der Organqualität abhängig, welche durch optimale Spendervorbereitung und tadellose Entnahmetechnik gewährleistet wird. Dies ist in den letzten Jahren durch die Entwicklung der Mehrorganentnahme (gleichzeitige Entnahme von Herz, Leber, Pankreas und Nieren bei Leichenspendern) ermöglicht worden und hat zur Ausarbeitung von operativen Methoden geführt, welche eine optimale, sequentielle Entnahme von mehreren Organen gewährleisten (3, 8, 10, 11, 12).

Es sind auch Methoden entwickelt worden, um dem noch im Spender befindlichen Transplantat Schutz vor Ischämie zu verleihen oder dessen Antigenizität zu verringern. Eine Vorbehandlung des Spenders mit Kalziumantagonisten z. B. scheint den Prozentsatz der akuten Tubulusnekrose nach erfolgter Transplantation zu verringern. In Rattenversuchen wurde gezeigt, daß durch eine Diät, welche arm an essentiellen Fettsäuren ist, die Anzahl der interstitiellen HLA-Klasse-2-positiven Makrophagen vermindert und die Rate der Abstoßungsreaktionen verringert wird (9). Die Anwendung dieser Experimente könnte neue Wege zur Prophylaxe der Abstoßungsreaktion mit sich bringen. Auf diesem Gebiet wird sicher in Zukunft viel neues Wissen angesammelt werden, was allgemein zu besserer Transplantatfunktion und Transplantatüberlebensdauer führen dürfte.

2.2 Nierenentnahme am hirntoten Spender

Leichennierenspender sind im allgemeinen junge, zuvor gesunde Individuen, welche eine schwerste Kopfverletzung oder ein zerebrovaskuläres Ereignis erlitten haben. Organe sind auch verschiedentlich von anenzephalen Neugeborenen entnommen werden. Es besteht jedoch eine große ethische Kontroverse, ob Organe von solchen anenzephal geborenen Patienten entnommen werden dürfen (7). In Tabelle 9 sind die medizinischen Kriterien aufgeführt, welche erfüllt sein

müssen, bevor ein hirntoter Patient als Nierenspender akzeptiert werden kann
(6, 7).

Zusätzlich zu den in Tabelle 9 erwähnten Kriterien sind ferner wünschenswert
eine negative Hepatitis-C- und Zytomegalovirusserologie sowie eine Hospitalisationsdauer unter 7 Tagen. Obwohl ältere Individuen (> 70 Jahre alt) gute Spender
sein könnten, sind diese wegen der oft ausgeprägten renalen Arteriosklerose weniger geeignet. Die Verwendung der Nieren von jungen pädiatrischen Spendern (< 1
Jahr alt) ist technisch möglich, ist aber oft von großen Komplikationen begleitet.
Wenn einmal die Diagnose eines irreversiblen Hirnschadens beim Spender gestellt
wird, ist die Erhaltung des renalen Blutflußes und der Nierenfunktion durch
adäquate Volumenzufuhr und Erhaltung des Herz-Kreislauf-Systems von größter
Bedeutung. Ein geringes Ansteigen von Harnstoff und Kreatinin kann manchmal
terminal auftreten, ist aber meist ohne Bedeutung. Ebenfalls von relativ geringer
Bedeutung muß das Auftreten einer disseminierten intravasalen Koagulation gewertet werden, welche bei über 80% der Patienten mit lethalen Hirnverletzungen
in geringem Ausmaß auftritt (5).

Tabelle 10 zeigt, welche Laboratoriums- und Zusatzuntersuchungen an potentiellen Spendern durchgeführt werden sollten. Diese schließen Blutgruppen- und
Gewebetypisierung ein (AB0- und HLA-Status) sowie mikrobiologische und serologische Untersuchungen, damit die Übertragung von Infekten vermieden werden
kann (7). Da die HLA-Typisierung aufwendig und teuer ist, muß versucht werden,
zuerst die viralen Serologien zu bestimmen, damit eine unnötige Typisierung z. B.
bei positiver Hepatitis-B-Serologie vermieden werden kann. Diese serologischen
Untersuchungen am Spender sollten vor evtl. benötigten Bluttransfusionen durchgeführt werden, da durch Transfusionen die serologischen Tests verfälscht werden
könnten und die HLA-Bestimmung erschwert wird.

Tabelle 9. Medizinische Minimalkriterien zur Entnahme von Nieren an hirntoten Spendern

1. Alter gewöhnlich unter 70 Jahren und über 1 Jahr
2. Frei von übertragbaren bakteriellen, viralen oder fungalen Krankheiten, insbesondere:
   * HIV-negativ
   * Hepatitis-B-negativ
3. Keine Vorgeschichte von:
   * Nierenkrankheit (annähernd normaler Urinstatus)
   * Krebs (ausgenommen Hirntumoren)
   * ausgedehnte Arteriosklerose
   * Drogenabusus
4. Adäquate Nierenperfusion
5. Adäquate Harnproduktion (Stundendiurese > 1 ml/kg/h)

Tabelle 10. Labor- und Zusatzuntersuchungen an potentiellen Nierenspendern

Serologische Untersuchungen:	VDRL, HB$_s$Ag, HIV, CMV, Hepatitis C, AB0- und Rh-Blutgruppen, HLA-Bestimmung
Biochemische Untersuchungen:	Elektrolyte, Glukose, Harnstoff, Kreatinin, Kalzium, Phosphat, Leberfunktionsprüfung, Urinuntersuchung (Proteinurie, Sediment)
Hämatologie:	Komplettes Blutbild, PT, PTT
Mikrobiologie:	Blut-, Urin- und evtl. Sputumkultur
Radiologische Untersuchungen:	Abdomensonographie Echokardiographie und evtl. Kornarangiographie bei Mehrorganentnahme (Herztransplantation)

Der als hirntot erklärte, medizinisch geeignete Spender wird dann in den Operationssaal gebracht, wo die bilaterale Nephrektomie oder eine Mehrorganentnahme durchgeführt werden kann. Die Blutzirkulation muß vor und während der Organentnahme unter allen Umständen aufrecht erhalten werden (2), und es müssen die gleichen aseptischen operativen Methoden verwendet werden wie bei jedem anderen chirurgischen Eingriff. Es ist oft nötig, diesen hirntoten Spendern große Flüssigkeitsvolumina zu verabreichen, da durch die präterminale Behandlung des Hirnödems mittels Mannitol und Furosemid das Extrazellulärvolumen stark vermindert sein kann. Eine weitere Ursache der Hypovolämie kann ein bei bis zu 80–90% der hirntoten Organspender auftretender Diabetes insipidus sein. Durch Nekrose der Bildungsorte im Gehirn entsteht ein ADH-Mangel, der innerhalb weniger Stunden zu einer massiven Polyurie führt und eine Dehydrierung verursacht (4). Neben intensiver Flüssigkeitssubstitution kann in dieser Situation Desmopressin (DDAVP) eingesetzt werden.

Die Nieren können separat oder im Rahmen der Mehrorganentnahme zusammen mit Herz, Pankreas, Leber und Lunge entnommen werden (10, 11, 12). Bei einfacher Nierenentnahme wird die Aorta proximal und distal abgeklemmt und kanüliert. Die Vena cava wird ebenfalls distal abgeklemmt. Die Nieren werden dann mit eisgekühlter Ringer-Laktat-Lösung perfundiert. Oft enthält die Perfusionslösung auch Mannitol und Heparin. Die Nieren werden dann mobilisiert, und beide Ureteren werden freigelegt. Danach werden beide Nieren *en bloc* entfernt. Es kann dann *ex vivo* eine gründlichere Untersuchung der Organe vorgenommen werden. Einfache Zysten werden belassen. Bei suspekten Läsionen muß jedoch eine Gewebeprobe entnommen und histologisch aufgearbeitet werden, damit nicht z. B. ein Nierenzellkarzinom oder ein Abszeß verkannt wird. Die Nieren werden auch von perinephrischem Fett befreit und voneinander getrennt, indem je ein Aorten- und ein Vena-cava-Patch an den Nierengefäßen belassen wird.

Werden die Nieren zusammen mit anderen Organen entnommen, wird die durch Starzl entwickelte Technik der Mehrorganentnahme praktiziert (10, 11, 12). Oft sind Mehrorganspender jüngere und hämodynamisch stabilere Patienten als Spender, von denen nur die Nieren entnommen werden. Die erfolgreiche Entnahme mehrerer Organe verlangt eine genaue Absprache zwischen den verschiedenen Operationsteams, um die optimale Viabilität aller Organe zu gewährleisten. Die spätere Funktion von Transplantaten, die im Rahmen der Mehrorganentnahme gewonnen werden, hängt entscheidend vom Grad der technischen Perfektion der Organentnahme ab. Im allgemeinen werden die zu entfernenden Organe großzügig freigelegt, während das Herz immer noch schlägt. Es werden dann Kanülen für die Abkühlung *in situ* angelegt, damit die Organe mit Euro-Collins- oder anderen Lösungen perfundiert werden können. Die Organperfusion kann aber auch schon vor der Präparation der Organe und ihrer Gefässe vorgenommen werden. Die Organe werden meist in der Reihenfolge Herz-Lunge-Leber-Nieren-Pankreas entnommen. Es wurde gezeigt, daß bei der Mehrorganspende gleich gute Transplantationsresultate erzielt werden können, wie bei der Einzelorganspende (uni- oder bilaterale Nephrektomie) (11).

Die mit eisgekühlter Perfusionslösung durchspülten Nieren werden nach der Entnahme in sterile Plastiktaschen verpackt und gekühlt an den Ort der Implantation transportiert. Eine weitere Möglichkeit der Organkonservierung besteht darin, die Nieren mittels Pumpe pulsatil oder kontinuierlich durch die Nierenarterie zu perfundieren und mit dieser Pumpe zu transportieren, was jedoch eine viel aufwendigere Methode ist. Zudem ist im Schrifttum nicht sichergestellt, ob durch die Perfusion des Transplantats nach der Entnahme eine bessere Organpräservation erreicht wird. Im allgemeinen können Nieren problemlos bis zu 48 h kühl gelagert und kühl transportiert werden. Längere Organpräservationszeiten von 72–96 h sind beschrieben worden, es muß jedoch bei solch langen Kälteischämiezeiten mit einer schweren postoperativen Tubulusnekrose gerechnet werden. Je länger die Konservierungszeit, desto größer ist deshalb auch die Rate der primären Transplantatdysfunktion.

Mit den üblichen Ischämiezeiten muß mit einer verspäteten Transplantatfunktion („delayed graft function") bei einem Drittel der Patienten nach Leichennierentransplantation gerechnet werden. Neben der Ischämiezeit sind andere Faktoren mit verspäteter Transplantatfunktion assoziiert, wie hohes Alter, intrazerebrale Hämorrhagie und Oligurie beim Spender.

2.3 Organentnahme am nicht hirntoten Spender

Wegen des Organmangels wurde in letzter Zeit verschiedentlich nach Verfahren gesucht, um die Menge an Spendern auszuweiten. Deshalb wurden Methoden entwickelt, um auch Nieren von nicht hirntoten Spendern mit Kreislaufstillstand entnehmen zu können. Die Verwendung von sog. „non-heart beating donors", also von Spendern, welche eine Asystolie im Rahmen einer schweren nicht zerebralen Erkrankung erleiden, hat gezeigt, daß mit diesem Verfahren Nieren erfolgreich entnommen und implantiert werden können (13). Die „non-heart-beating-donor"-Spende ist aber immer noch kontrovers, aus ethischer, aber auch aus medizinischer Sicht.

Patienten, bei welchen eine Kreislaufreanimation (Herzmassage, künstliche Beatmung, Vasoaktiva) erfolglos endet, können einem Transplantationsteam zugewiesen werden. Diese Patienten sollten jünger als 65 Jahre und weniger als 30 min. erfolglos reanimiert worden sein. Es wird dann unmittelbar eine In-situ-Perfusion der Nieren mit eiskalter (4 °C) Spüllösung unter Verwendung eines speziellen Katheters vorgenommen, damit die Nieren rasch gekühlt werden und der ischämische Schaden begrenzt bleibt. Anschließend können die Nieren im Operationssaal unter den üblichen sterilen Bedingungen entnommen und gekühlt gelagert werden. Die HLA-Typisierung beim Spender kann dann veranlaßt werden, und die Nieren können einem geeigneten Empfänger zugeführt werden, falls im Verlauf auch keine Ausschlußkriterien beim Spender gefunden werden (Infekt, Krebs, etc.).

Primäres Transplantatversagen und primäre Transplantatunterfunktion treten nach dieser Art der Organentnahme sehr häufig auf, da die Nieren während der Reanimation und anschließend durch die spezielle Entnahmetechnik einen erheblichen ischämischen Schaden erleiden. Deshalb ist auch die Langzeitprognose dieser Nieren schlechter als bei konventioneller Organentnahme am hirntoten Spender. Es ist zu erwarten, daß die Transplantationsresultate umso besser sind, je kürzer die Reanimationszeit ist. Je kürzer aber diese Reanimationszeit ist, desto größer ist die (wenn auch minimale) Chance, beide Organe einem lebenden Patienten zu entnehmen. Die Einwilligung des Spenders oder dessen Angehöriger ist ebenfalls problematisch, da man unter erheblichem Zeitdruck steht. Aus diesen Gründen ist dieses Verfahren der Organentnahme noch nicht sehr weit verbreitet.

Literatur

1. Angstwurm H, Land W (1988) Organisation der Organspende. Chirurg 59:444
2. Bodenham A, Park GR (1989) Care of the multiple organ donor. Intensive Care Med 15:340
3. Gubernatis G, Abendroth D, Haverich A, Bunzendahl H, Illner WD, Meyer HJ, Land W, Pichlmayr R (1988) Technik der Mehrorganentnahme. Chirurg 59:461
4. Howlett TA, Keogh AM, Perry L, Touzel R, Rees LH (1989) Anterior and posterior pituitary function in brainstem-dead donors. Transplantation 47:828
5. Hull D, Karlson CG, Lucier JS, Bradley JW, Cho SI (1986) Disseminated intravascular coagulation in cadaver kidney donors. Transplant Proc 18(3):469
6. Prien T, Mertes N, Buchholz B, Lawin P (1989) Organspende vom hirntoten Organismus. Spenderkriterien, organerhaltende Therapie, Gespräch mit den Angehörigen. Dtsch Med Wschr 114:998
7. Rivers EP, Buse SM, Bivins BA, Horst HM (1990) Organ and tissue procurement in the acute care setting: principles and practice. Ann Emerg Med 19:78,194
8. Rosenthal JT, Shaw BW, Hardesty RL, Griffith BP, Starzl TE, Hakala TE (1983) Principles of multiple organ procurement from cadaver donors. Ann Surg 198:617
9. Schreiner GF, Flye W, Brunt E, Korber K, Lefkowith JB (1988) Essential fatty acid depletion of renal allografts and prevention of rejection. Science 240:1032
10. Shaw BW, Rosenthal JT, Griffith BP, Haresty RL, Broznik B, Hakala T, Bahnson HT, Starzl TE (1983) Techniques for combined procurement of hearts and kidneys with satisfactory early function of renal allografts. Surg Gynecol Obstet 157:261
11. Starzl TE, Hakala TR, Shaw BW, Hardesty RL, Rosenthal TJ, Griffith BP, Iwatsuki S, Bahnson HT (1984) A flexible precedure for multiple cadaveric organ procurement. Surg Gynecol Obstet 158:223
12. Starzl TE, Miller C, Broznick B, Makowka L (1987) An improved technique for multiple organ harvesting. Surg Gynecol Obstet 165:343

13. Varty K, Veitch PS, Morgan JDT, Kehinde EO, Donnelly PK, Bell PRF (1994) Response to organ shortage: kidney retrieval programme using non-heart beating donors. Lancet 308:575

2.4 Lebendverwandtennierenspende

2.4.1 Rechtfertigung der Lebendnierenspende

Die erste erfolgreiche Nierentransplantation wurde im Jahr 1954 an eineiigen, HLA-identischen Zwillingen durchgeführt. Dank der Entwicklung von potenten immunsuppressiven Medikamenten wurde die Lebendspende auch bei verwandten nicht-HLA-identischen und sogar bei nicht verwandten, nicht-HLA-identischen Patienten möglich. Unter den vielen Gründen, die die Lebendspende rechtfertigen, wird vor allem immer wieder die bessere Erfolgsrate bei Lebendspende im Vergleich mit der Transplantation von an hirntoten Spendern entnommenen Leichennieren erwähnt (16).

Wie gut die HLA-Übereinstimmung zwischen Empfänger und Spender sein sollte, ist kontrovers. Allgemein kann gesagt werden, daß der Ausgang der Transplantation um so besser ist, je besser die HLA-Übereinstimmung zwischen Spender und Empfänger ist. Dies gilt sowohl bei der Leichennierenspende als auch bei der Verwandtenspende. Die Verlustrate nach Leichennierentransplantation ist jedoch zunehmend auch bei relativ schlechter HLA-Übereinstimmung durch verbesserte Immunsuppressionsmethoden verringert worden. Es besteht z. B. kein großer Unterschied mehr in der Erfolgsrate zwischen Leichennierentransplantation mit guter HLA-Übereinstimmung und Lebendnierentransplantation unter HLA-disparaten Familienmitgliedern. Einige Zentren praktizieren deshalb die Lebendnierentransplantation nur unter HLA-identischen Geschwistern, da bei diesen in den meisten Fällen ein guter Ausgang gewährleistet ist. Die Mehrheit der Transplantationszentren hingegen führen wegen des großen Organmangels Nierentransplantationen auch unter HLA-disparaten Familienmitgliedern durch und in letzter Zeit sogar an nicht verwandten Personen, z.B. Ehegatten.

Da durch die donorspezifische Transfusion unter Umständen eine noch bessere Transplantatüberlebensdauer erzielt werden kann, muß der Lebendnierenspende ein weiterer biologischer Vorteil zugestanden werden. Die Operation kann auch lange zuvor geplant werden und erlaubt eine bessere Vorbereitung von Spender und Empfänger. Die Wartezeit wird ebenfalls verkürzt, was ökonomisch von Wichtigkeit ist, da bei erfolgreicher Transplantation eine komplettere und raschere Rehabilitation erreicht wird, welche weit kostengünstiger ist als die Behandlung des Patienten mit chronischer Dialyse. Durch die längere Wartezeit unter Dialyse mußte früher bei vielen anämischen Patienten auch mehr Blut transfundiert werden. Dies führte zu einer größeren Sensibilisierungsrate, was die Wahrscheinlichkeit eines negativen Crossmatch senkte. Durch die Verwendung von Erythropoietin zur Behandlung der Anämie des Dialysepatienten ist der Bedarf an Bluttransfusionen bei Dialysepatienten gesunken, weshalb auch diese Sensibilisierungsproblematik durch Bluttransfusionen in den Hintergrund getreten ist.

Durch die große Schwierigkeit, genügend Leichennieren zu finden, und durch die steigende Zahl von Dialysepatienten bedingt, steigt die Wartezeit für eine

Leichenniere konstant an. Dadurch bildet sich weltweit eine immer größere Population von Dialysepatienten, die auf eine Niere warten. Deshalb muß auch immer die Möglichkeit einer Lebendspende in Erwägung gezogen werden.

Trotz aller Gründe, die für die Lebendnierenspende sprechen, könnte diese Methode der Organtransplantation nicht durchgeführt werden, wenn durch den chirurgischen Akt signifikante Morbidität und Mortalität am Spender hervorgerufen würde. Die Lebendnierenspende stellt eine einzigartige chirurgische Situation dar, da der Spender den chirurgischen Risiken einzig für den Nutzen einer anderen Person ausgesetzt wird (16). Dieses Konzept wurde sorgfältig nicht nur von medizinischer Seite, sondern auch aus juristischer und aus versicherungstechnischer Sicht geprüft (6). Die Lebendverwandtenspende wird immer noch von einigen Chirurgen verworfen, die meisten Zentren praktizieren sie aber ohne größere Bedenken.

2.4.2 Risiken für den Spender

Durch die sorgfältige Nachsorge von Tausenden von Spendern kann das Langzeitrisiko von Lebendspendern heute sehr gut abgeschätzt werden (2, 7, 14). Zusätzliche Daten von unilateral nephrektomierten Patienten, z. B. von Unfallgeschädigten, haben ebenfalls gezeigt, daß man längerfristig mit einer Einzelniere kein grösseres Risiko für Niereninsuffizienz eingeht als die Normalbevölkerung. Die Lebenserwartung eines Lebendspenders differiert ebenfalls kaum von derjenigen einer normalen Person (2, 5, 8, 10). Die unmittelbaren postoperativen Komplikationen sind in Tabelle 11 aufgeführt (3).

Schwere Komplikationen nach Lebendnierenspende sind selten und im allgemeinen gutartiger Natur oder können meist leicht behandelt werden. Manchmal können durch die Aortographie Probleme entstehen, wie Blutung, Hämatom oder die Ausbildung eines Aneurysmas an der Punktionsstelle. Das Auftreten einer akuten Niereninsuffizienz oder einer allergischen Kontrastmittelreaktion ist ebenfalls selten. Die meisten Komplikationen bei Lebendspende treten in der unmittelbaren postoperativen Phase auf, wobei Atelektase, Harnwegsinfekt, Wundprobleme und Pneumothorax die hauptsächlichsten Komplikationen darstellen (3, 4, 7, 14). Meist sind diese jedoch bei Krankenhausaustritt behoben. Die schwerwiegendste Komplikation ist die postoperative Lungenembolie, welche auch die häufigste Todesursache bei diesen Patienten darstellt. Einzelne wenige Fälle von tödlichem Herzinfarkt und Hepatitis oder von aus Depression entstandenem Alkoholismus sind beschrieben worden.

Die halbierte Kreatininclearance nach Nephrektomie erreicht beim Spender rasch 70-80% des präoperativen Wertes (9, 13, 15). Das Auftreten einer chronischen Niereninsuffizienz Jahre nach der Nephrektomie ist ein äußerst seltenes Ereignis (11). Dies bedingt natürlich, daß bei der Auswahl des Spenders eine allfällige Nierenpathologie ausgeschlossen wird. In Tierexperimenten an Ratten wurde gezeigt, daß nach Resektion eines großen Teils des Nierengewebes (> 80%) durch die entstandene Hyperfiltration der übriggebliebenen Nephronen eine progressive Glomerulosklerose und Verschlechterung der Nierenfunktion auftritt. Es wurde deshalb die Befürchtung geäußert, daß gesunde Spender viele Jahre nach Nephrek-

Tabelle 11. Komplikationen der Lebendnierenspende. Aus Cosimi (3)

Eingriff und Komplikation	Inzidenz (%)
Aortogramm	
Längerdauernde Schmerzen	0,5
Femorale Thrombose oder Aneurysma	0,4
Nephrektomie	
Längerdauernde Schmerzen	3,2
Infektion	2,1
Hernienbildung	2,0
Hämatom	0,5
Lungenkomplikationen	
Atelektase	13,5
Pneumothorax oder Pneumomediastinum	9,1
Pneumonie oder Pleuraerguss	4,3
Harnwegskomplikationen	
Infektion	8,6
Harnverhalt	1,6
Akute Tubulusnekrose	0,9
Proteinurie (als Spätkomplikation)	3,0
Andere Komplikationen	
Länger bestehender Ileus	2,6
Thrombose mit und ohne Lungenembolie	1,9
Periphere Nervenläsion	1,1
Leberdysfunktion (als Spätkomplikation)	0,9
Hypertonie (als Spätkomplikation)	15,0[a]

[a] Ähnliche Inzidenzrate in der allgemeinen Bevölkerung

tomie eine Hypertonie und Niereninsuffizienz entwickeln könnten. Viele Studien haben jedoch widerlegt, daß diese Probleme längerfristig wirklich auftreten (2, 13). Ein Nachteil dieser Studien besteht aber darin, daß diese Patienten höchstens 25–30 Jahre lang nachuntersucht worden sind. Es wird daher befürchtet, daß sich in den nächsten 10–20 Jahren eine Hypertonie und/oder Niereninsuffizienz bei dieser Gruppe von lange überlebenden Nierenspendern (> 30 Jahre) entwickeln könnte.

2.4.3 Medizinische Beurteilung und Auswahl der Lebendspender

Spender und Empfänger sollten vor einer Nierentransplantation mit dem zu erwartenden Gewinn und den beschränkten Risiken der Operation vertraut gemacht werden. Alle potentiellen Spender müssen zuerst auf emotionale Stabilität und Blutgruppenverträglichkeit untersucht werden. Im allgemeinen wird verlangt, daß keine Blutgruppenunverträglichkeit innerhalb des AB0-Systems besteht.

Wegen der beschränkten Verfügbarkeit von Spendernieren, vor allem für Blutgruppe-0-Empfänger, wurde jedoch in letzter Zeit die Transplantation zwischen

A-Spendern in 0-Empfänger versucht (1). Ungefähr 20% der A-Individuen sind A_2, und 80% sind A_1. Die große Erfolgsrate von A_2-Nierentransplantaten in 0-Empfänger kann durch die geringe Expression/Immunogenizität von A-Antigenen in A_2-Nieren verglichen mit A_1-Nieren erklärt werden. A_1-Nieren sind ebenfalls in 0-Empfänger transplantiert worden, nachdem AB0-Isoagglutinine durch Plasmapherese und Splenektomie im Empfänger eliminiert wurden. Es besteht jedoch ein hohes Abstoßungsrisiko, da Blutgruppenantigene durch das Nierenparenchym exprimiert werden und mit Anti-A-Antikörpern reagieren können.

Nach dem initialen Auswahlprozeß müssen potentielle Spender wiederholt auf allgemein gute Gesundheit und intakte bilaterale Nierenfunktion geprüft werden (12). Das typische Untersuchungsschema für eine Lebendspende ist in Tabelle 12 dargestellt. Es soll stufenweise vorgegangen werden, da unter Umständen ein Ausschluss von der Lebendspende bereits durch Anamnese und Status notwendig wird, und somit teure Untersuchungen vermieden werden können.

Viele Untersuchungen sind auf das Entdecken von extrarenalen Pathologien gerichtet. Diese Untersuchungen können unter Umständen signifikante Probleme aufdecken, die dem Spender bisher nicht bekannt waren und wofür frühzeitige Behandlung von großem Nutzen sein kann. Die restlichen Studien betreffen die Qualität der Nierenfunktion, und es muß absolut sichergestellt werden, daß beide Nieren einwandfrei funktionieren. Dies ist besonders wichtig bei hereditären Nierenerkrankungen wie etwa bei Zystennieren, Alport-Syndrom (und auch Diabetes mellitus). Im Fall von Diabetes beim verwandten Empfänger sollte auch ein Glukosetoleranztest beim Spender vorgenommen werden, damit ein latenter Diabetes ausgeschlossen werden kann. Wegen der vererbbaren Natur bei Zystenniere und

Tabelle 12. Beurteilung von potentiellen Lebendspendern

Ambulante Untersuchungen
1. Familientreffen mit dem Transplantations- und evtl. Dialyseteam
2. Komplette Anamnese, Status, mehrere Blutdruckbestimmungen
3. AB0-Blutgruppenbestimmung
4. Hämogramm, Blutsenkung, Kreatinin und Kratininclearance, Harnstoff,
   Glukose nüchtern und post-prandial, Cholesterin und Triglyzeride,
   Kalzium, Phosphat, Leberenzyme, Hepatitis B und C, HIV-, CMV-Serologie, VDRL
5. Harnsediment, 24-Stundenurin für Kreatinin- und Eiweißbestimmung, Urinkultur
6. Elektrokardiogramm, evtl. Echokardiographie und Ergometrie
7. Thoraxröntgenbild
8. Nierensonographie, Abdomensonographie
9. HLA-Bestimmung, Crossmatch, evtl. „mixed lymphocyte culture" (MLR)

Zusätzliche ambulante Untersuchungen
1. Intravenöses Urogramm, evtl. seitengetrennte Isotopenclearance der Nieren
2. Abdomen-CT
3. Lungenfunktionsprüfung (vor allem bei Rauchern)

Stationäre Untersuchungen
1. Aortorenovasographie oder digitale Subtraktionsangiographie

der Möglichkeit, daß der Spender ebenfalls im späteren Verlauf Zystennieren entwickeln könnte, wird im allgemeinen die Leichennierentransplantation vorgezogen.

Wenn mehrere gleich gut geeignete, freiwillige Spender zur Verfügung stehen, wird der beste Spender nach günstigster HLA-Übereinstimmung ausgewählt, wobei HLA-identische Geschwister die beste Möglichkeit darstellen. Die Auswahl sollte auch Alter oder spezielle Familienverpflichtungen von Spendern berücksichtigen. Minderjährige sollten aus ethischen und rechtlichen Gründen ausgeschlossen bleiben. Die obere Altersgrenze wird heute bei 60–65 Jahren gezogen, sollte aber im Einzelfall festgelegt werden.

Absolute Freiwilligkeit nach eingehender Aufklärung des Spenders ist Grundvoraussetzung für Lebendnierenspende (6). Während des ganzen Selektionsprozeßes eines Spenders kann es vorkommen, daß ein gewisser Druck innerhalb der Familie zum Spenden besteht. Der Arzt muß besonders sorgfältig sicherstellen, daß die letzte Entscheidung zum Spenden freiwillig vor sich geht. Diese Entscheidung muß auf genügender Kenntnis der Risiken und des Gewinns für den Spender und den Empfänger basieren. In gewissen Fällen, wenn der Druck zum Spenden die individuelle Entscheidung zu überlagern droht, muß das Transplantationsteam dem Spender die Möglichkeit eines würdigen Aussteigens aus dem Selektionsprozeß bieten.

Wenn ein Spender ausgewählt worden ist, sollte eine Aortographie durchgeführt werden, um die anatomischen Verhältnisse der Nierenarterien genau aufzuklären und um bisher nicht vermutete intrarenale Pathologien auszuschließen. Obwohl es technisch möglich ist, eine Niere mit multiplen Nierenarterien zu transplantieren, wird die Niere mit alleiniger Nierenarterie vorgezogen. Dies ermöglicht eine kürzere Operationszeit und reduziert das Komplikationsrisiko, welches mit multiplen Nierenarterienanastomosen verbunden ist (Thrombose, Infarkt, Fistelbildung). Wenn beide Nieren gleichwertig sind, wird im allgemeinen die linke gewählt, weil die längere Nierenvene zu einer leichteren Nephrektomie und Transplantation beiträgt. In seltenen Fällen führt das Aortorenovasogramm zum Ausschluß eines Spenders, z.B. wenn eine einseitige fibromuskulär-dysplastische Nierenarterienstenose entdeckt wird.

2.4.4 Kontraindikationen der Lebendnierenspende

Die absoluten und relativen Kontraindikationen zur Lebendspende sind in Tabelle 13 aufgeführt (12). Offensichtlich führt das Aufdecken einer Nierenerkrankung jeglicher Art zum Ausschluß des Spenders. Schwere Arteriosklerose und andere systemische Erkrankungen sind ebenfalls Kontraindikationen. Gewisse anatomische Fehlbildungen, wie multiple Nierenarterien oder Doppelureter, sind keine Kontraindikation für das Spenden. In solchen Fällen wird am besten diejenige Niere zur Transplantation verwendet, die die Anomalie aufweist, damit dem Spender das bessere Organ belassen wird.

Tabelle 13. Absolute und relative Kontraindikationen zur Lebendnierenspende

Absolute Kontraindikationen	Relative Kontraindikationen
Bilaterale Nierenerkrankung	Adipositas
Schwere generalisierte Arteriosklerose	Leichte chronische Lungenerkrankung
Nephrolithiasis oder Prädisposition zu Nephrolithiasis	Leichte Hypertonie (bei Spenderalter > 40)
Infektion (bis korrigiert)	
Fortgeschrittene internmedizinische Erkrankungen (Krebs, schwere COPD)	Andere internmedizinische Erkrankungen
Schwere Adipositas	
Hypertonie (wenn Spenderalter < 40)	

Ist der Spender ein Raucher, sollte präoperativ eine Lungenfunktionsprüfungen durchgeführt werden. Dem Raucher wird empfohlen, präoperativ das Rauchen aufzugeben, vor allem wenn chronischer Husten besteht, da das postoperative Risiko für Lungenkomplikationen bei Rauchern gegenüber Nichtrauchern weitaus höher ist. Schwere Raucher werden im allgemeinen vom Spenden ausgeschlossen.

2.4.5 Technik der Lebendspendernephrektomie

Die Technik der Nephrektomie variiert von Chirurg zu Chirurg (4). Die Entnahme einer gesunden Niere ist technisch schwieriger als die einer kranken Niere und verlangt vom Operateur eine besonders hohe Geschicklichkeit. Die linke Seite wird wegen der längeren Nierenvene bevorzugt. Unter Intubationsnarkose erfolgt der Zugang routinemäßig extraperitoneal über einen Flankenschnitt. Wegen zusätzlich möglicher Komplikationen sollte der transabdominale Zugang Ausnahmefällen vorbehalten bleiben. Die Nierenarterie wird so nahe wie verantwortbar am Abgang der Aorta abgetrennt; der Harnleiter wird auf der Höhe der Crista iliaca abgesetzt. Die Nebenniere wird belassen. Mit der Kälteperfusion wird unmittelbar nach der Organentnahme extrakorporal begonnen.

Postoperativ werden Magensonde und Blasenkatheter im allgemeinen nicht benötigt. Die orale Nahrungszufuhr muß langsam wieder aufgenommen werden, da nach Retroperitonealchirurgie oft ein längerdauernder Ileus besteht. Dies wird durch die periaortale Durchtrennung von autonomen Nervenfasern erklärt. Die meisten Patienten können das Krankenhaus nach 5–7 Tagen wieder verlassen und können nach 3–4 Wochen zur Arbeit zurückkehren. Allzu strenge physische Arbeit sollte zu Beginn vermieden wird. Bevor der Patient das Krankenhaus verläßt, sollen Hämogramm, Nierenfunktionsprüfung und eine Urinkultur verordnet werden. Die Nierenfunktion sollte dann ambulant in gewissen länger werdenden Abständen regelmäßig überprüft werden.

Literatur

1. Alexandre GPJ, Squifflet JP, DeBruyère M, Latinne D, Moriau M, Carlier C, Pirson Y, Lecomte C (1986) AB0-incompatible related and unrelated living donor allografts. Transplant Proc 18:452
2. Anderson CF, Velosa JA, Frohnert PP, Torres VE, Offord KP, Vogel JP, Donadio JV, Wilson DM (1985) The risks of unilateral nephrectomy: status of kidney donors 10 to 20 years postoperatively. Mayo Clin Proc 60:367
3. Cosimi AB (1988) The donor and donor nephrectomy. In: Morris PJ (ed) Kidney transplantation, chap 5. Saunders, Philadelphia, pp 93-121
4. DeMarco T, Amin M, Harty JI (1982) Living donor nephrectomy: factors influencing morbidity. J Urol 127:1082
5. Fehrman I, Widstam U, Lundgren G (1986) Long-term consequences of renal donation in humans. Transplant Proc 18:102
6. Liebhardt E, Wilske J (1988) Die Rechtslage zu Organspende, -entnahme und -übertragung. Chirurg 59:441
7. Najarian JS, Chavers BM, McHugh LE, Matas AJ (1992) 20 years or more of follow-up of living kidney donors. Lancet 340:807
8. Rapaport FT (1987) Living donor kidney transplantation. Transplant Proc 19:169
9. Slack TK, Wilson DM (1976) Normal renal function. C_{In} and C_{PAH} in healthy donors before and after nephrectomy. Mayo Clin Proc 51:296
10. Talseth T, Fauchald P, Flatmark A (1986) The long-term prognosis of living kidney donors. Transplant Proc 19:106
11. Tapson JS (1986) End-stage renal failure after donor nephrectomy. Nephron 42:262
12. Tilney NL, Hollenberg NK (1987) Use of living donors in renal transplantation. Transplant Rev 1:225
13. Vincenti F, Amend WJC, Kaysen G, Feduska N, Birnbaum J, Duca R, Salvatierra O (1983) Long-term renal function in kidney donors. Sustained compensatory hyperfiltration with no adverse effects. Transplantation 36:626
14. Weiland D, Sutherland DER, Chavers B, Simmons RL, Ascher NL, Najarian JS (1984) Information on 628 living-related kidney donors at a single institution, with long-term follow-up in 472 cases. Transplant Proc 19:5
15. Willams SL, Oler J, Jorkasky DK (1986) Long-term renal function in kidney donors: a comparison of donors and their siblings. Ann Int Med 105:1
16. Youngner SJ, Allen M, Bartlett ET, Cascorbi HF, Hau T, Jackson DL, Mahowald MB, Martin BJ (1985) Psychosocial and ethical implications of organ retrieval. N Engl J Med 313:321

3 Prinzipien und Praxis der Organpräservation

3.1 Einführung

Eine rasche Temperaturreduktion auf 4 °C ist die Grundlage jeder Organkonservierungsmethode. Durch Abtrennen der zuführenden Arterien wird die Metaboliten- und Sauerstoffzufuhr unterbrochen, wodurch die Niere ischämisch geschädigt wird; gleichzeitig akkumulieren organschädigende Stoffwechselprodukte. Man nimmt an, daß die Organschädigung durch temperaturabhängige chemische Reaktionen verursacht wird. Durch Abkühlung des Organs wird die Geschwindigkeit dieser Reaktionen verringert, wodurch die Ischämiezeit wenigstens auf 24–48 h verlängert werden kann (2, 14).

Das Vermeiden der ischämischen Schädigung muß schon während der Spendererhaltung vor der Organentnahme beginnen und soll während der Organbeschaffung sowie *ex vivo* weitergeführt werden. Es ist wichtig, den Kreislauf und die renale Perfusion beim Spender bis zum Moment der Organentnahme aufrechtzuhalten (2). In diesem Kapitel werden die Mechanismen der ischämischen Organschädigung kurz besprochen, und es wird auf die Methoden der klinischen Organpräservation eingegangen.

3.2 Mechanismen der ischämischen Organschädigung

Die Nieren weisen einen großen Sauerstoffbedarf auf (rund 20% des totalen Sauerstoffverbrauchs). Wird die Blut- und Sauerstoffzufuhr zu den Nieren unterbrochen, wie es nach der Nierenentnahme am Spender der Fall ist, so kann innerhalb kurzer Zeit eine ischämische Schädigung des Organs auftreten, welche von der Temperatur und der Dauer der Unterbrechung abhängig ist. Die ischämische Schädigung ist initial reversibel, aber nur für etwa 15-30 min. bei 37 °C (14). Die durch warme Ischämiezeit erzeugte Schädigung kann vorwiegend auf eine mangelhafte oxidative Phospohorylierung und ATP-Depletion zurückgeführt werden. ATP wird vor allem zum Betrieb der Na^+-K^+-ATPase gebraucht, welche den transmembranösen Natrium- und Kaliumgradienten aufrechterhält (hohes intrazelluläres Kalium, hohes extrazelluläres Natrium) und auch das Ruhepotential erzeugt (2). Sinkt der ATP-Spiegel, so wird die Na^+-K^+-ATPase gehemmt, und die intrazelluläre Natriumkonzentration steigt und führt zu intrazellulärer Wasseransammlung und Zellschwellung.

Durch den Sauerstoffmangel wird die anaerobe Glykolyse aktiviert, wodurch vermehrt Laktat produziert wird. Es kommt zum Absinken des pH im Nierengewebe, wodurch gewisse zytoplasmatische Enzyme inaktiviert werden. Gewisse lysosomale Enzyme werden hingegen bei tiefem pH aktiviert, was zur Autolyse der Nierenzelle führt. Methylprednisolon hat die Eigenschaft, die lysosomalen Membranen zu stabilisieren und könnte dieser Tendenz zur Lyse entgegenwirken (12).

Eine Schädigung des Nierengewebes tritt aber auch während der Reperfusionsphase des Transplantats im Empfänger auf. Während der warmen (37 °C) und der kalten Ischämiezeit (4 °C) wird ATP zu AMP katabolisiert. Ein gewisser Teil des AMP kann über Adenosin zu Hypoxanthin umgewandelt werden (Abbildung 20). Da während der Reperfusion nach Anastomosieren der Nierenarterien am Empfänger erneut Sauerstoff zur Verfügung steht, kann Hypoxanthin zu Xanthin oxidiert werden. Als Nebenprodukt entstehen Wasserstoffsuperoxid und andere instabile Sauerstoffradikale, welche eine toxische Wirkung auf das Nierengewebe haben. Allopurinol blockiert die Umwandlung des Hypoxanthins in Xanthin und könnte einen günstigen Einfluß auf diese Reperfusionsschädigung haben (9, 10, 14, 16). Auch Superoxid-Dismutase, ein Enzym das freie Sauerstoffradikale zu nicht-toxischen Metaboliten verarbeitet, könnte eine gute Wirkung bei Reperfusions-schäden entfalten (16).

Durch Abkühlen des gespendeteten Organs werden alle metabolischen Reaktionen verlangsamt. Dadurch sinkt der Sauerstoff- und Metabolitenbedarf beträchtlich, und das Organ kann eine längere Ischämiezeit ertragen. Gewisse Enzyme untergehen bei tieferen Temperaturen reversible oder irreversible Konformations-änderungen. Kälte inaktiviert aber auch die Na^+-K^+-ATPase, was zu erhöhter intrazellulär Natriumkonzentration und damit zum Zellanschwellen führt. Konservierungsflüssigkeiten mit intrazellulärer Elektrolytenkomposition wirken dieser Tendenz zum Anschwellen der Zellen entgegen (5).

3.3 Organbeschaffung

Nachdem der Spender für hirntot erklärt wurde, muß er so rasch wie möglich zur Organspende in den Operationssaal gebracht werden. Der Spender muß natürlich medizinisch geeignet sein, und das Einverständnis des Spenders und der Familie muß vorhanden sein. Abbildung 21 zeigt schematisch den Ablauf des Organbeschaffungsvorgangs.

Die Nieren sollen möglichst rasch freigelegt und dem Spender entnommen werden. Die 1. warme Ischämiezeit – die Zeit, die zwischen dem Abklemmen der

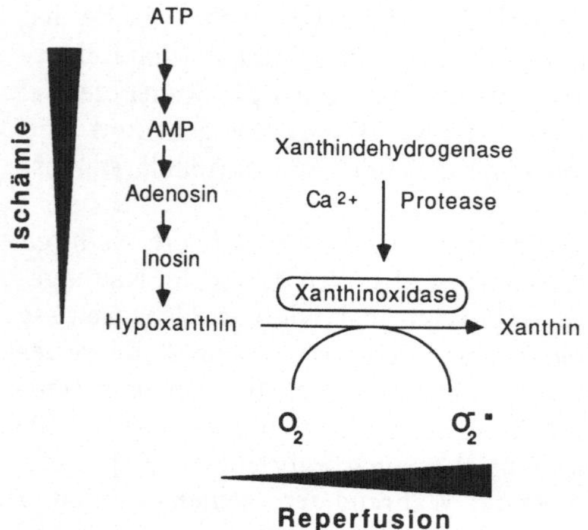

Abb. 20. Ischämische Metabolisierung des ATP zu Hypoxanthin und Erzeugung von toxischen Sauerstoffradikalen bei Reperfusion, welche das Transplantat schädigen. (Aus McCord [10])

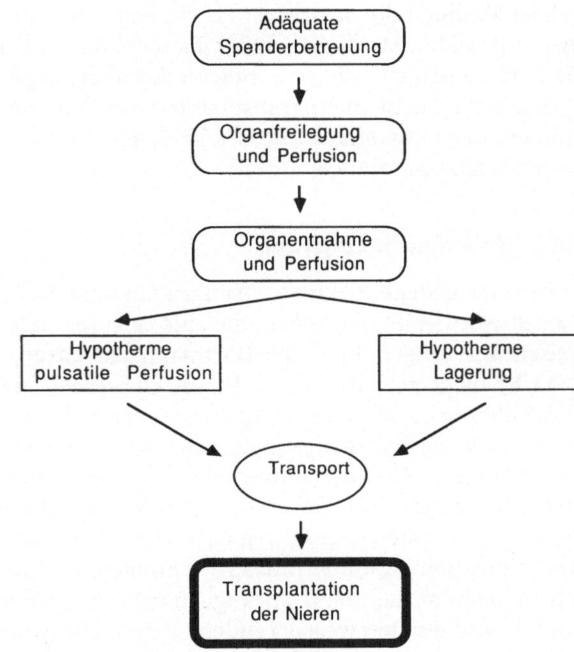

Abb. 21. Schematische Darstellung des Organbeschaffungsvorgangs beim Leichennierenspender

Blutzirkulation und der Organentnahme vergeht – muß so kurz wie möglich gehalten werden. Später entsteht eine 2. warme Ischämiezeit – die Zeit, die für das Annähen der Gefässe vergeht (auch Anastomosezeit genannt). Eine lange warme Ischämiezeit geht mit Gewebeschädigung und verspäteter Transplantatfunktion einher. Experimentell kann gezeigt werden, daß eine warme Ischämiezeit von 30 min. mehr Organschädigung bewirkt als eine kalte Ischämiezeit von 24 h. Einige Transplantationsteams perfundieren die Nieren schon *in situ* mit hypothermer Perfusionslösung bevor sie entnommen werden, um die 1. warme Ischämiezeit möglichst kurz zu halten.

3.4 Hypotherme Organerhaltung

Zur Konservierung von gespendeten Organen stehen 2 Techniken zur Verfügung:

1. Nach Abkühlung und Perfusion kann die Niere ohne weitere Manipulationen hypotherm zwischen 0-4 °C gelagert werden (cold storage).
2. Die abgekühlte Niere kann mittels Pumpe kontinuierlich oder auch pulsatil bei 4-10 °C perfundiert werden (perfusion storage).

Die letztere Methode ist technisch viel aufwendiger und verlangt, daß während des Transports die Perfusionsmaschine durch einen geschulten Techniker überwacht wird. Beide Methoden haben ihre Vor- und Nachteile, und es ist bisher nicht klar, welche Methode die bessere ist (7, 13). Gute Organerhaltung von 24 h und mehr wird mit beiden Methoden erzielt. Es scheint, daß bei längerer Kälteischämiezeit die Perfusionsmethode leicht bessere Resultate ergibt. Im allgemeinen sollte ein Transplantat nicht mehr transplantiert werden, wenn mehr als 48 h seit dem Moment der Entnahme verflossen sind, besonders wenn die warme Ischämiezeit ebenfalls lang war (länger als 1 h).

3.4.1 Hypotherme Lagerung

Viele verschiedene Elektrolytlösungen sind zur Kältelagerung von Organen entwickelt worden. Flüssigkeiten, die eine extrazelluläre Elektrolytkomposition aufweisen, wie Ringerlaktat oder Hartmannsche Lösung, sind für längere Erhaltung (> 12 h) nicht geeignet. Diese Lösungen werden aber oft zur *In-situ*-Perfusion und Kühlung bei Mehrorganentnahme verwendet, u. a. auch aus Kostengründen, da sie im Vergleich zu eigentlichen Konservierungslösungen relativ billig sind.

Zur längeren Organerhaltung haben sich vor allem Lösungen bewährt, die eine intrazelluläre Elektrolytkomposition aufweisen. Diese wurden durch Collins und Sacks in den späten 60er Jahren entwickelt. Lösungen mit intrazellulärer Elektrolytkomposition verhindern das Anschwellen der Zellen (1) und den Verlust von intrazellulärem Kalium. Ursprünglich enthielt die Euro-Collins-Lösung Magnesium (3), welches aber wegen Tendenz zur Präzipitation später weggelassen wurde. Neuerdings wird auch Glukose durch Mannitol oder Sacharose ersetzt, damit die durch anaerobe Glykolyse verursachte Laktatanhäufung tiefer gehalten werden kann, was auch die Azidose verringert.

Eine weitere Konservierungslösung, die immer breitere Verwendung findet, ist die durch Belzer entwickelte University-of-Wisconsin- (UW-)Lösung (8, 17). Tabelle 14 vergleicht die Euro-Collins- und die UW-Lösung. Die UW-Lösung enthält eine Vielzahl von Additiva. Kalium-Laktobionat und Phosphat dienen als Puffer. Laktobionat und Raffinose sind zellundurchlässige Substanzen, welche das Anschwellen des Transplantats vermeiden sollen. Energiestoffe (Adenosin), metabolische Inhibitoren (Allopurinol, Glutathion), sowie Hormone und Membranstabilisatoren (Insulin, Dexamethason) sind ebenfalls in pharmakologischer Konzentration vorhanden (17). Eine Vielzahl von anderen Lösungen, auf welche hier nicht weiter eingegangen werden soll, sind zur Organlagerung entwickelt werden.

In einer großen Multi-Center-Studie hat man die UW-Lösung mit der Euro-Collins-Lösung prospektiv bezüglich des Ausgangs von Leichennierentransplantationen bei 695 Patienten untersucht (15). Die Inzidenz der verspäteten Transplantatfunktion (delayed graft function) ist wesentlich geringer bei Verwendung von UW-Lösung im Vergleich mit der Euro-Collins-Lösung (23% vs. 33%). Auch die 1-Jahres-Transplantatüberlebensrate liegt um 6% höher mit UW- Lösung im Vergleich mit der Euro-Collins-Lösung (88% vs. 82%). Die UW-Lösung verbessert deshalb nicht nur das initiale Management des Patienten (weniger verspätete Transplantatdysfunktion), sondern sie scheint auch einen günstigen Einfluß auf die Transplantatüberlebensdauer zu haben.

Tabelle 14. Lösungen zur hypothermen Lagerung

Inhalt	Euro-Collins	UW Lösung
Natrium (mmol/l)	10	35
Kalium (mmol/l)	108	125
Bikarbonat (mmol/l)	10	–
Chlorid (mmol/l)	15	–
Magnesium (mmol/l)	–	5
Phosphat (mmol/l)	60	25
Glukose (mmol/l)	180	–
Raffinose (mmol/l)	–	30
Laktobionat (mmol/l)	–	100
Adenosin (mmol/l)	–	5
Glutathion (mmol/l)	–	3
Allopurinol (mmol/l)	–	1
Insulin (U/l)	–	100
Dexamethason (mg/l)	–	8
Penicillin (U/l)	–	200 000
Hydroxyäthylglykogen (g/l)	–	50
Osmolalität	340	320
pH (0 °C)	7,3	7,4

3.4.2 Hypotherme Perfusion

Die pulsatile oder nicht-pulsatile Perfusion der Niere mit plasmaähnlichen Lösungen, welche mit Sauerstoff angereichert sind, ist eine komplexe Organerhaltungsmethode. Diese aufwendige Methode ist kostspielig und bedingt, daß speziell ausgebildetes Personal für den Transport einer durch Pefusion erhaltenen Niere vorhanden ist. Die pulsatile Perfusion wird viel häufiger als die nicht-pulsatile Perfusion verwendet. Gekühlte Lösung wird in einem geschlossenen Kreislauf durch die Nierenarterie gepumpt und an der Nierenvene wieder in den Kreislauf geführt. Mit dieser Methode kann ein Transplantat bis zu 72 h erhalten bleiben.

Eine durch die Perfusion erzeugte Schädigung des Transplantats ist beschrieben worden (4). Es handelt sich dabei wahrscheinlich um eine durch zu hohen Perfusionsdruck enstandene Endothelschädigung. Die Dauer der Perfusion sowie Temperatur- und Osmolalitätsschwankungen wirken dabei fördernd. Durch die Freilegung des Endothels bis auf die Basalmembran wird das Gerinnungssystem aktiviert, und es entsteht dadurch eine Thrombosierung der Gefäße durch Fibrinablagerung und Blutplättchenaggregation. Diese Perfusionsschädigung äußert sich postoperativ in einer schlechten initialen Transplantatfunktion. Die Transplantatsbiopsie zeigt die vaskuläre Schädigung in Form von muliplen Gefäßthrombosen.

Es besteht ein große Kontroverse in der Literatur darüber, ob die Perfusionsmethode gegenüber der einfachen kalten Lagerung bessere Transplantatresultate hervorbringen kann (7, 13). Ein Problem besteht darin, daß bisher kaum Studien mit genügen großer Fallzahl durchgeführt wurden, um diese beiden Methoden zu vergleichen. Die einfache Kältelagerung des Spenderorgans ist die weitaus praktischere und billigere Methode und wird in den meisten Fällen angewendet.

3.5 Neue Aspekte der Organpräservation

Es stehen eine Vielzahl von neuen Lagerungs- und Perfusionslösungen in der klinischen Erprobungsphase. Resultate auf dem Gebiet der Organkonservierung haben zur Anwendung von vielen Substanzen in pharmakologischer oder physiologischer Konzentration geführt, welche zu bestehenden Lösungen beigegeben werden und in Tierversuchen oder klinisch erprobt werden.

Unter den pharmakologischen Substanzen werden vor allem Hemmstoffe des Sauerstoffmetabolismus erprobt, wie etwa die Superoxid-Dismutase und die Katalase sowie Allopurinol (10, 16). Durch Zugabe dieser Substanzen könnte die Produktion der toxischen Sauerstoffradikale verringert werden.

Auf dem Gebiet der Kryopräservation, der Organerhaltung durch Einfrieren der Organe, wird ebenfalls aktiv geforscht. Erfolgreiche Techniken zur Einfrierung von Zellen oder Geweben in Kultur mittels Dimethylsulfoxid (DMSO) oder Glyzerin stehen schon lange zur Verfügung, deren Anwendung auf ganze Organe hat aber bisher nur unbefriedigende Resultate hervorgebracht (6, 18).

Literatur

1. Andrews PM, Coffey AK (1982) Factors that improve the preservation of nephron morphology during cold storage. Lab Invest 46:100
2. Belzer FO, Southard JH (1988) Principles of solid-organ preservation by cold storage. Transplantation 45:673
3. Collins GM, Bravo-Shugarman M, Terasaki PI (1969) Kidney preservation for transplantation. Lancet 2:1219
4. Evan AP, Gattone VH, Filo RS, Leapman SB, Smith EJ, Luft FC (1983) Glomerular endothelial injury related to renal perfusion. Transplantation 35:436
5. Green CJ, Pegg DE (1979) Mechanism of action of intracellular renal preservation solutions. World J Surg 3:115
6. Guttman FM, Lizin J, Robitaille P, Blanchard H, Turgeon-Knaack C (1977) Survival of canine kidneys after treatment with dimethylsulfoxide, freezing at -80 °C, and thawing by microwave illumination. Cryobiology 14:559
7. Halloran P, Aprile M, Robinette M, Corey P, Falk J, Smith R, Arbus G, Bear R, Cardella C, Couture R, Jindal S, Ludwin D, Morrin P, Stiller C (1985) A randomized prospective trial of cold storage versus pulsatile perfusion for cadaver kidney preservation. Transplant Proc 17:1471
8. Hoffman B, Sollinger H, Kalayoglu M, Belzer FO (1988) Use of UW solution for kidney transplantation. Transplantation 46:338
9. Koyama I, Bulkley GB, Williams GM, Im MJ (1985) The role of oxygen free radicals in mediating the reperfusion injury of cold-preserved ischemic kidneys. Transplantation 40:590

10. McCord JM (1985) Oxygen-derived free radicals in postischemic tissue injury. N Engl J Med 312:159
11. Merion RM, Heung KO, Port FK, Toledo-Pereyra LH, Turcotte JG (1990) A prospective controlled trial of cold storage versus machine-perfusion preservation in cadaveric renal transplantation. Transplantation 50:230
12. Miller HC, Alexander JW (1973) Protective effect of methyl-prednisolone against ischemic injury to the kidney. Transplantation 16:57
13. Mozes MF, Finch WT, Reckard CR, Merkel FK, Cohen C (1985) Comparison of cold storage and machine perfusion in the preservation of cadaver kidneys: a prospective, randomized study. Transplant Proc 17:1474
14. Pegg DE (1986) Organ preservation. Surg Clin North Am 66:617
15. Ploeg RJ, van Bockel JH, Langendijk PTH et al. (1992) Effect of preservation solution on results of cadaveric kidney transplantation. Lancet 340:129
16. Southard JH, Marsh DC, McAnulty JF, Belzer FO (1987) Oxygen-derived free radical damage in organ preservation: activity of superoxide dismutase and xanthine oxidase. Surgery 101:566
17. Southard JH, Pienaar H, McAnulty JF, D'Alessandro AM, Hoffmann RM, Pirsch JD, Kalayoglu M, Sollinger HW, Belzer FO (1989) The University of Wisconsin solution for organ preservation. Transplant Rev 3:103
18. Toledo-Pereyra LH (1980) Factors involved in successful freezing of kidneys for transplantation. J Surg Res 28:563

II Der Empfänger eines Nierentransplantats

1 Patientenauswahl

Die Auswahlkriterien von Patienten zur Nierentransplantation haben sich in den letzten Jahren ständig geändert. Die Indikationen und vor allem die Altersgrenzen sind zunehmend erweitert worden. Durch die besseren Resultate der Nierentransplantation seit Einführung des Ciclosporins werden heute zunehmend ältere und auch diabetische Patienten auf die Warteliste genommen (1, 13). Die Indikationen zur Dialyse haben sich ebenfalls parallel dazu erweitert. Anders als bei anderen Organverpflanzungen kann bei nicht erfolgreicher Nierentransplantation ein Patient immer wieder an die Dialyse genommen werden.

Bei der Auswahl eines Patienten mit terminaler Niereninsuffizienz müssen verschiedene Faktoren berücksichtigt werden. Neben Alter und allgemeiner Gesundheit muß vor allem auch die Ursache der Niereninsuffizienz erfaßt werden, denn je nach Primärerkrankung besteht ein mehr oder weniger großes Risiko eines Rezidivs im Nierentransplantat (1, 4, 5). Weiter müssen die im Verlauf der Niereninsuffizienz aufgetretenen Komplikationen berücksichtigt werden, da diese die Morbidität und Mortalität nach Nierentransplantation signifikant beeinflußen.

1.1 Ursache der Niereninsuffizienz

In vielen Gegenden stellen schwere Hypertonie und Diabetes die Hauptursache der terminalen Niereninsuffizienz dar, vor allem in Zentren der USA mit vorwiegend schwarzer Patientenpopulation. In europäischen Zentren wird die terminale Niereninsuffizienz vorwiegend durch primäre Nierenkrankheiten verursacht. Aus dem Register der European Dialysis and Transplant Association (EDTA) geht hervor, daß die häufigste Ursache der Niereninsuffizienz in der Erwachsenenpopulation Glomerulonephritiden sind (28%) (1), gefolgt von Pyelonephritis und anderen interstitiellen Krankheiten (17%), Diabetes mellitus (10%), zystischen (9%), renovaskulären (8%) und systemischen Erkrankungen (5%). Grundsätzlich stellt keine dieser Krankheiten eine Kontraindikation zur Transplantation dar.

In den frühen Jahren der Transplantation war Diabetes wegen der hohen Komplikationsrate (Sepsis, Herz-Kreislaufkrankheiten wie Herzinfarkt) eine Kontraindikation zur Transplantation. Dank optimaleren Immunsuppressiva und besserer

Patientenvorbereitung sind in den letzten Jahren aber immer mehr diabetische Patienten als Empfänger eines Transplantats berücksichtigt worden.

Tabelle 15 gibt eine allgemeine Übersicht über die Indikationen zur Nierentransplantation je nach Ursache der Primärerkrankung.

Tabelle 15. Indikationen zur Nierentranslantation. Nach Briggs (1)

1. Glomerulonephritiden (GN)
   - idiopathische GN
   - postinfektiöse GN
   - membranöse GN
   - membranoproliferative GN (Typ I und Typ II)
   - Bergersche Erkrankung (IgA-Nephritis)
   - Goodpasture-Syndrom, Morbus Wegener und andere RPGN
   - fokal-segmental sklerosierende GN
   - Schönlein-Henoch-Purpura
   - hämolytisch-urämisches Syndrom

2. Chronische Pyelonephritis

3. Hereditäre Nephropathien
   - familiäre Zystennieren
   - Alport-Syndrom

4. Metabolische und systemische Nierenerkrankungen
   - Diabetes mellitus
   - Lupus erythematodes
   - Vaskulitiden
   - Oxalose
   - Zystinose
   - Fabrysche Erkrankung
   - Amyloidose

5. Obstruktive Uropathien

6. Renovaskuläre Nephropathien

7. Toxische Nierenerkrankungen
   - Analgetikanephropathie

8. Tumoren
   - Wilms-Tumor
   - Nierenzellkarzinom

9. Kongenitale Erkrankungen
   - Hypoplastische Nieren, Nierenagenesie
   - Hufeisenniere
   - Refluxnephropathie

10. Varia
    - Trauma
    - kortikale Nekrose
    - akute, irreversible Tubulusnekrose

Die Ursache der Niereninsuffizienz sollte beim jeweils zu beurteilenden Transplantationskandidaten wann immer möglich ermittelt werden, da jede Primärerkrankung im Empfänger spezielle Probleme mit sich bringen kann. So besteht z.B. bei Patienten mit Analgetikanephropathie eine hohes Risiko für Urothelkarzinome, weshalb diese Patienten speziell auf diese Tumoren hin überwacht werden müssen. Bei Transplantatdysfunktion muß auch immer die Diagnose einer Rezidivglomerulonephritis in Erwägung gezogen werden.

Unter den Glomerulonephritiden kann grundsätzlich jede Form mit mehr oder weniger großer Häufigkeit rezidivieren (1, 4, 5, 11a). Die häufigsten Rezidive treten bei membranoproliferativer GN Typ II auf (> 80% Rückfälle), gefolgt von der IgA-Nephritis (50%), der chronisch idiopathischen und postinfektiösen GN (häufig mesangioproliferative GN) (30%), der Schönlein-Henoch-Purpura (30%), der membranoproliferativen GN Typ I (20–30%), der fokal-segmental sklerosierenden GN (20–30%), dem hämolytisch-urämischen Syndrom (10–25%) und der membranösen GN (3–7%). Rückfälle sind seltener bei Goodpasture-Syndrom und sehr selten bei Lupusnephritis. Ein Patient mit Goodpasture-Syndrom soll nur dann transplantiert werden, wenn die Anti-Basalmembran-Antikörper zum Zeitpunkt der Transplantation negativ sind. Bei Lupuspatienten soll grundsätzlich ebenfalls auf eine Negativierung des Anti-DNS-Antikörpertiters gewartet werden. Der Zeitpunkt des Auftretens und der Schweregrad des Rezidivs sind je nach Grundkrankheit variabel. Die Grundkrankheit beeinflußt im allgemeinen die frühe Transplantatfunktion nicht. Längerfristig hingegen bedingen sie eine hohe Verlustrate bei gewissen Glomerulonephritiden, besonders bei der membranoproliferativen GN Typ II („dense deposit disease") und der IgA-Nephritis (4, 5).

Wegen der hohen Rezidivrate bei membranoproliferativer GN Typ II kann bei diesen Patienten schon nach kurzer Zeit wieder eine Proteinurie und im Verlauf eine Niereninsuffizienz auftreten. Die fokal-segmental sklerosierende GN kann ebenfalls schon sehr früh nach Nierentransplantation (einige Tage bis Wochen) rezidivieren und zu Transplantatverlust führen. Diese Rezidive sind vor allem häufig bei Kindern und bei Patienten bei welchen durch die fokal-segmentale GN sehr früh eine Niereninsuffizienz in den nativen Nieren auftrat (< 3 Jahre). Die hohe Rückfallrate der fokal-segmentalen GN trotz wirkungsvoller Immunsuppression mit Prednison und Ciclosporin wird oft als Argument dafür verwendet, daß die immunsuppressive Behandlung der Primärerkrankung unwirksam sei. Die membranöse GN kann nicht nur rezidivieren, sondern kann auch *de novo* im Transplantat auftreten.

Unter den hereditären Nephropathien ist bei familären Zystennieren und beim Alport-Syndrom kein Unterschied in der Transplantatüberlebensdauer verglichen mit anderen Nierenerkrankungen festzustellen (5, 12). Beim Alport-Syndrom kann in seltenen Fällen eine akute Glomerulonephritis mit Halbmondbildung auftreten, welche durch Ausbildung von Antikörpern gegen gewisse Kollagenstrukturen (Typ-IV-Kollagen) in der Basalmembran der Glomeruli verursacht wird (7, 9). Dies führt meist schon nach kurzer Zeit zu Transplantatsverlust. Anti-GBM-Antikörper können aber auch bei transplantierten Patienten mit Alport-Syndrom auftreten, ohne daß eine rasch progrediente GN im Transplantat auftritt.

Diabetische Patienten finden immer breiteren Zugang zu dialytischer Ersatztherapie und zu Nierentransplantation. Das Ausmaß der sekundären Komplikationen bestimmt in großem Maße, ob ein Patient zur Transplantation geeignet ist (1, 13). Retinopathie oder gar Erblindung sowie die Neuropathie stellen im allgemeinen keine Kontraindikation zur Nierentransplantation dar. Von größerer Bedeutung sind jedoch die vaskulären Erkrankungen des Diabetikers, welche schon vor Erreichen der terminalen Niereninsuffizienz zu Koronarkrankheit und Beinamputationen führen können. Bei Bestehen dieser Komplikationen muß eine Nierentransplantation in Frage gestellt werden, da einerseits die Lebenserwartung schlecht ist und zudem durch die immunsuppressive Behandlung der arteriosklerotische Prozess beschleunigt wird. Bei asymptomatischen Diabetikern, welche eine bekannte Koronarkrankheit haben oder gar schon einen Infarkt durchgemacht haben, muß im Einzelfall entschieden werden (2). Beim jüngeren Diabetiker z.B., der einen Herzinfarkt durchgemacht hat, jedoch stabil ist und keine pektanginösen Beschwerden hat, kann eine Transplantation durchaus in Betracht gezogen werden. Bei älteren Diabetikern, die unter Angina Pectoris leiden, muß die Transplantation hingegen in Frage gestellt werden. In vielen Fällen kann jedoch ein Diabetiker mit symptomatischer Koronarkrankheit durch Bypassoperation vor der Transplantation stabilisiert werden.

Patienten mit Lupus erythematodes stellen gute Transplantationskandidaten dar, wenn die Entzündungserscheinungen des Lupus „ausgebrannt" sind. Das Rezidiv ist in diesen Patienten äusserst selten (< 1%) (6). Wenn aber noch aktive Zeichen der Entzündung vorhanden sind, sollte mit der Transplantation gewartet werden, da in diesen Fällen durchaus ein Rezidiv auftreten kann (8). Die meisten Transplantationszentren warten, bis klinisch und serologisch keine oder nur noch minimale Zeichen des Lupus vorhanden sind, bevor ein Patient auf die Warteliste genommen wird (normales C_3 und C_4, niedrige antinukleäre Antikörpertiter).

1.2 Alter

Die Altersgrenzen zur Nierentransplantation sind ständig erweitert worden, und haben sich von einjährigen Patienten bis zu 65–70 Jahre alten Niereninsuffizienten ausgebreitet. Die Transplantation bei Kindern, welche jünger als 6 Monate alt sind, ist mit einer hohen Komplikationsrate verbunden. Der Vorteil der Transplantation gegenüber der Dialysebehandlung bei Kindern ist, daß Kinder ein besseres Wachstum und mehr Unabhängikeit erhalten und dadurch auch psychologisch profitieren.

Bei älteren Patienten (55–65 Jahre alt) ist die Überlebensdauer etwas besser bei dialytischer Behandlung als bei Transplantation, bei jüngeren jedoch ist sie besser bei Transplantation. Die Rehabilitation ist aber kompletter bei Transplantation als bei Dialyse. Ältere Patienten ertragen die Transplantation oft weniger gut als jüngere, und die komplexe medikamentöse Behandlung kann ihnen dabei zum Problem werden. Jeder Patient muß individuell bezüglich seiner Eignung beurteilt werden, und bei manch einem älteren Patienten kann der Verlauf nach Nierentransplantation günstiger sein als bei einem jüngeren.

2 Präoperative Untersuchungen

Der chronisch niereninsuffiziente Patient leidet oft an zusätzlichen Erkrankungen, die sich nach Transplantation manchmal verschlechtern. Tabelle 16 gibt eine Übersicht der assoziierten Pathologien, auf welche besonders Rücksicht genommen werden muß.

2.1 Blutdruck

Bis zu 80% der Patienten mit fortgeschrittener Niereninsuffizienz leiden an Hypertonie. Diese wird bei 40–60% der Hypertoniker alleine durch dialytische Behandlung kontrolliert, in den anderen Fällen wird der Blutdruck meist befriedigend durch medikamentöse Therapie stabilisiert. In wenigen Fällen ist der Blutdruck therapieresistent oder labil wie etwa bei Diabetikern. Wenn die Hypertonie durch Renin verursacht und nicht durch ACE-Hemmer kontrolliert wird, muß in selten Fällen eine bilaterale Nephrektomie vorgenommen werden. Transplantationskandidaten sollten einen gut kontrollierten Blutdruck vorweisen. Die Behandlung der Hypertonie muß meistens nach Nierentransplantation weitergeführt oder gar intensiviert werden, zumal durch die Behandlung mit Ciclosporin und/oder Prednison die Hypertonie oft verschlechtert wird.

2.2 Herz- und Kreislauferkrankungen

Eine wesentliche Komplikation der chronischen Niereninsuffizienz ist die vaskuläre Schädigung, welche zu Schlaganfall, Herzinfarkt und Beinischämie führen kann. Transplantationskandidaten müssen deshalb auf diese Erkrankungen hin untersucht werden, und es soll vor allem die Art und das Ausmaß dieser vaskulären Erkrankungen erkannt werden. Zusätzlich müssen Risikofaktoren wie Hypertonie, Hyperlipidämie, Hyperparathyreoidismus und natürlich das Rauchen erkannt und behandelt oder eliminiert werden. Neben der klinischen Untersu-

Tabelle 16. Assoziierte Erkrankungen beim Niereninsuffizienten

Hypertonie
Herz- und Kreislauferkrankungen
Ulkuskrankheit
Leberschädigung
Infektionen: Hepatitis B und C, Zytomegalie, HIV
Urologische Erkrankungen
Osteodystrophie, Osteoporose
Tumoren
Adipositas
Chronische Atembeschwerden (COPD, Asthma)
Epilepsie, Dialysedemenz

chung geben vor allem EKG, Thoraxübersichtsaufnahme, Doppleruntersuchung und Herzultraschall Aufschluß über kardiovaskuläre Erkrankungen. Bei Verdacht auf koronare Herzerkrankung sollen Ergometrie, Thallium-Test oder gar eine Koronarangiographie durchgeführt werden. Bei schwerer Angina pectoris und bei symptomatischer peripher arterieller Verschlußerkrankung müssen Bypassoperationen vor der Transplantation durchgeführt werden.

2.3 Gastrointestinale Erkrankungen

Das Magen- und Duodenalulkus war in den frühen Jahren der Nierentransplantation eine häufige Komplikation und verursachte eine hohe Mortalität durch Blutung und/oder Perforation. Deshalb wurde früher bei an Ulkus leidenden Patienten sehr häufig die Vagotomie und Pyloroplastie vor der Transplantation durchgeführt. Durch die niedrigere Steroiddosierung und durch den weitverbreiteten Gebrauch von H_2-Blockern und Omeprazol bedingt, sind diese Komlikationen wie auch andere gastrointestinale Erkrankungen seltener geworden (1). Niereninsuffiziente oder Dialysepatienten haben oft eine Vorgeschichte von Ulkusleiden und stellen deshalb eine Risikogruppe dar. Patienten mit Vorgeschichte und/oder Beschwerden sollten deshalb durch radiologische Methoden und/oder Endoskopie auf Ulkusleiden hin untersucht und gegebenenfalls mit H_2-blockierenden Medikamenten oder Omeprazol behandelt werden. Operative Eingriffe sind kaum mehr notwendig. Patienten mit Vorgeschichte sollten nach Transplantation immer prophylaktish mit H_2-Blockern behandelt werden, da durch die immunsuppressive Behandlung das Risiko eines Rezidivs entsteht.

Dialysepatienten leiden ebenfalls häufig an Dickdarmdivertikulose. Früher wurde wegen der Gefahr einer Divertikulitis jeder Transplantationskandidat daraufhin untersucht, heute jedoch ist diese Komplikation seltener geworden, mitunter wohl durch die geringere Steroiddosierung.

Das Auftreten einer Cholecystitis ist nicht selten nach Transplantation. Da die Diagnose relativ einfach gestellt wird und der Verlauf auch beim immunsupprimierten Nierentransplantierten unkompliziert ist, wird jedoch meist auf die routinemäßige prophylaktische Cholezystektomie bei Steinleiden verzichtet.

2.4 Infektionen: Hepatitis, ZMV, HIV

Patienten, die an chronischen bakteriellen Infekten leiden, dürfen im allgemeinen nicht transplantiert werden. Potentielle Empfänger müssen auf aktive Infektionen gründlich untersucht werden. Chronische Infektionsherde wie Osteomyelitis oder offene Wunden und Tuberkulose stellen eine Kontraindikation dar. Chronische Infekte der Harnwege bei Steinleiden können präoperativ auch mittels intravenöser Antibiotikatherapie kaum eradiziert werden. Diese Patienten können unter Antibiotikaschutz transplantiert werden, müssen dann aber gegebenenfalls beidseits nephrektomiert werden, um das Auftreten von rezidivierenden Pyelonephritiden zu verhindern.

Patienten müssen vor einer Nierentransplantation auf Hepatitis B, Hepatitis C, Zytomegalie und HIV untersucht werden. Wünschenswert sind ferner serologische Untersuchung auf das Varizella-Zoster-Virus und auf das Epstein-Barr-Virus. Alle diese Viren können nach der Transplantation große Probleme verursachen, wehalb es wichtig ist, den präoperativen Serostatus zu kennen.

Patienten, die vor kurzem eine Hepatitis B durchgemacht haben, oder an einer aktiven Hepatitis B leiden, sollen nicht transplantiert werden. Bei chronisch positivem Hepatitis-B-Antigen sollte vor der Transplantation eine Leberbiopsie durchgeführt werden, um den Grad der Lebererkrankung zu erfassen. Hepatitis-B-positive Patienten können dann transplantiert werden, wenn keine aktive oder chronisch aktive Hepatitis vorliegt. Bei chronischer Hepatitis B besteht das Risiko, daß sich die Hepatitis verschlechtert und gar in eine Zirrhose übergeht. Diese Patienten sind auch viel anfälliger für septische Komplikationen und haben deshalb einen ungünstigeren Verlauf.

Hepatitis C wird meist durch Bluttransfusionen übertragen. Die Prävalenz ist bei Dialysepatienten sehr groß (10–30%). Patienten mit Leberenzymanomalien und positiver Hepatitis-C-Serologie laufen Gefahr, eine chronisch aktive Hepatitis und eine Leberzirrhose auszubilden. Diese Gefahr ist bei Hepatitis C viel geringer als bei Hepatitis B. Bei diesen Fällen muß aber wiederum eine Leberbiopsie vor der Transplantation erwogen werden, um das Ausmaß der Leberschädigung zu erfassen. Hepatitis C kann auch durch das Transplantat übertragen werden. Ob Hepatitis-C-positive Spender vom Spenden ausgeschlossen werden sollen, ist Gegenstand einer großen Kontroverse.

ZMV-negative Transplantierte, welche ein ZMV-positives Transplantat erhalten, haben ein erhöhtes Risiko, eine Zytomegalie durchzumachen. Diese verläuft beim immunsupprimierten Patienten sehr ungünstig und ist mit einer hohen und schweren Komplikationsrate verbunden, wenn nicht prophylaktisch mit ZMV-Immunoglobulin, Acyclovir oder Ganciclovir behandelt wird. Wegen des Mangels an Transplantaten und wegen der hohen Prävalenz der ZMV-Seropositivität in der Bevölkerung kann die ZMV-Serologie meist nicht zur Auswahl der Spender berücksichtigt werden, so daß ein ZMV-positives Transplantat in vielen Fällen einem ZMV-negativen Patienten zugeordnet werden muß.

HIV-positive Patienten müssen von der Transplantation ausgeschlossen werden, wie auch viele andere Patienten mit chronischen Infekten, da der Verlauf nach Transplantation ungünstig ist. Patienten mit einer Vorgeschichte von intravenösem Drogenabusus und Homosexuelle müssen im Einzelfall beurteilt werden, wobei speziell auf HIV-Infektion geachtet werden muß.

2.5 Urologische Untersuchung

Bei Patienten, die eine Vorgeschichte von rezidivierenden Harnwegsinfekten, Pyelonephritiden, vesikoureteralem Reflux, Nephrolithiasis, Nierentumoren und neurologischen Erkrankungen (kongenitale Mißbildung, Obstruktion oder neurogene Blase) haben, sollte im Verlauf der Voruntersuchung eine gründliche urologische Abklärung erfolgen. Diagnostische Maßnahmen schließen IVP, Ultraschall, Zystoskopie und urodynamische Studien ein. Auf eine urologische Untersuchung kann jedoch bei negativer urologischer Vorgeschichte und bei noch nicht lange bestehender Urämie, bei Patienten mit Glomerulonephritis und bei fehlender Harnwegsinfektion verzichtet werden. Gewisse Erkrankungen, wie etwa infravesikale Obstruktionen, bedürfen vor der Transplantation manchmal einer urologischen Chirurgie.

Patienten mit einer Vorgeschichte von Analgetikanephropathie haben ein erhöhtes Risiko für Urothelkarzinome in den ableitenden Harnwegen, weshalb zytologisch und auch urologisch diese Tumoren vor der Transplantation ausgeschlossen werden sollten.

2.6 Renale Osteodystrophie

Niereninsuffiziente und chronische Dialysepatienten leiden oft an renaler Osteodystrophie. Mehrere Faktoren bedingen diese Knochenerkrankung. Die sekundäre Hyperparathyreose verursacht die Ostetitis fibrosa cystica, und der Vitamin-D-Mangel führt zu Osteomalazie. Eine begleitende Osteoporose ist ebenfalls bei vielen Patienten vorhanden, vor allem bei einer Vorgeschichte von langem Steroidgebrauch. Dialysepatienten haben oft auch eine durch Aluminium verursachte Knochenschädigung, welche sehr schmerzhaft sein kann. Die renale Osteodystrophie wird durch die Transplantation merklich verbessert, und Aluminium wird rasch durch ein funktionierendes Transplantat eliminiert. Durch die Steroidbehandlung wird hingegen die Osteoporose gefördert. Bei schwerem Hyperparathyreoidismus mit Hyperkalzämie muß manchmal vor der Transplantation eine Parathyreoidektomie vorgenommen werden.

2.7 Krebs

Patienten mit Krebs müssen von der Transplantation oft, aber nicht immer ausgeschlossen werden. Solange die Prognose der malignen Erkrankung nicht abgeschätzt werden kann, ist die dialytische Behandlung der Transplantation vorzuziehen. Bei kurativ behandelten Krebspatienten muß individuell entschieden werden, ob und wann die Transplantation durchgeführt werden kann. Eine Wartezeit von 2–4 Jahren ist empfohlen, außer bei In-situ-Karzinomen, da hier nach kurativer Behandlung die Rezidivrate minimal ist. Durch die immunsuppressive Behandlung entsteht ein erhöhtes Risiko für neu auftretende und für rezidivierende Malignome.

2.8 Epilepsie

Patienten, die an Epilepsie leiden oder in der Vorgeschichte epileptische Anfälle vorweisen, müssen neurologisch gründlich untersucht werden. Je nach Schweregrad der Epilepsie muß in gewissen Fällen ein EEG und ein Computertomogramm oder ein MRI durchgeführt werden, damit ein epileptogener Herd ausgemacht werden kann. Ist der Patient mit epileptogenem Herd nicht behandelt, so muß prophylaktisch vor der Transplantation die antikonvulsive Behandlung eingeleitet werden, da mitunter durch Ciclosporin eine Epilepsie erneut zum Ausbruch kommen könnte. Ciclosporin ist aber nicht alleine für das Auftreten von Epilepsien nach Transplantation verantwortlich. Die nach der Transplantation auftretenden Elektrolytanomalien (Hypomagnesiämie, Hypokalzämie) und Blutdruckschwankungen können beim ohnehin schon prädisponierten Dialysepatienten ebenfalls epileptogen wirken.

2.9 Andere Erkrankungen

Bei jedem einzelnen Patienten muß individuell erwogen werden, ob gewisse Krankheiten wie Adipositas, arterielle Verschlußkrankheit oder COPD eine Kontraindikation zur Transplantation darstellen. Je nach Schweregrad dieser Erkrankung muß ein Patient von der Transplantation ausgeschlossen werden. Sicher soll immer angestrebt werden, den Patienten optimal auf die Transplantation vorzubereiten. So kann z.B. das Einstellen des Rauchens oder Gewichtsverlust durch Sport und Diät einen ungeeigneten Kandidaten durchaus zur Transplantation befähigen.

Beim zu transplantierenden Niereninsuffizienten müssen auch HLA-Typisierung, Antikörperscreening, Transfusionsgeschichte und der Verlauf von vormaligen Transplantationen bekannt sein. Viele Patienten sind hochgradig sensibilisiert und haben deshalb oft einen positiven Crossmatch. Dadurch sinkt die Wahrscheinlichkeit, innerhalb nützlicher Frist ein Transplantat zu erhalten, was zu einer langen Wartezeit führt.

Tabelle 17 gibt eine Übersicht über die speziellen Untersuchungen beim potentiellen Transplantatempfänger. Beim Diabetiker müssen zusätzliche Studien angeordnet werden, um die Komplikationen des Diabetes aufzudecken.

3 Kontraindikationen

Die Kontraindikationen zur Nierentransplantation sind in Tabelle 18 zusammengefaßt. Allgemein kann gesagt werden, daß jede schwere systemische Erkrankung, Infektionen und Krebs sowie die schwere diffuse Atherosklerose als Gegenanzeige zur Nierentransplantation angesehen werden müssen. Jeder Patient soll aber individuell beurteilt werden. Durch die viel besseren Erfolge der Nierentranplantation in den letzten Jahren können heutzutage viel mehr Patienten als geeignete Kandidaten berücksichtigt werden als früher.

Tabelle 17. Untersuchungen beim potentiellen Transplantatempfänger

1. Generelle Untersuchung für alle Patienten:
   Anamnese und Status
   Psychosoziale Evaluation
   Transfusionsanamnese
   Laboruntersuchungen:
      Komplettes Hämogramm
      Blutgerinnung (PT, PTT)
      Blutgruppen- und HLA-Antikörperbestimmung
      Chemogramm mit Leberfunktionstests
      HBsAg und HBsAb, Hepatitis C, ZMV, VDRL und HIV-Serologie
      HLA-Typisierung
      Urinsediment und Harnkultur
      Stuhl auf okkultes Blut
   EKG
   Thoraxübersichtsaufnahme
   HNO-Status
   Gynäkologische Untersuchung mit Papanicolau-Test, evtl. Mammographie
   Urologische Untersuchung wenn indiziert

2. Zusätzliche Untersuchungen bei Patienten, die über 50 Jahre alt sind:
   Herzuntersuchung: Belastungs-EKG, Echokardiographie, koronare Angiographie
   bei Verdacht auf Koronarstenosen
   Ultraschalluntersuchung des Abdomens (Leber, Gallenblase, Pankreas)
   Magen-Darm-Passage, Kolonkontrasteinlauf, endoskopische Untersuchungen
   Lungenfunktion

3. Zusätzliche Untersuchungen bei Diabetikern:
   Herz: Belastungs-EKG, Thallium-Test, koronare Angiographie bei Verdacht
   auf Koronarstenosen
   Ophtalmologische Untersuchung zur Evaluation der Retinopathie
   Elektroneurographie zur Untersuchung der Neuropathie

Tabelle 18. Kontraindikationen der Nierentransplantation

Metastasierendes Malignom
Fortgeschrittene Herzinsuffizienz
Chronische Ateminsuffizienz (COPD)
Progressive Leberinsuffizienz
Extensive Atherosklerose (koronar, zerebral, peripher)
Schwere urologische Abnormalität (wie etwa Blasenextrophie)
Schwere chronische Infektion (AIDS, Tuberkulose; Hepatitis B?)
Schwere geistige Behinderung, Dialysedemenz
Psychose, Alkoholismus, Drogenabusus

Gewisse Erkrankungen, wie etwa die Oxalose (3) oder die Fabrysche Erkrankung, werden von vielen als Kontraindikation angesehen, da durch die hohe Rezidivrate und den Befall von anderen Organsystemen keine gute Prognose besteht. Einige Zentren haben jedoch vor allem bei der Oxalose gute Resultat erreicht, so daß nicht alle mit dieser Kontraindikation übereinstimmen. Bei der Oxalose muß die kombinierte Leber- und Nierentransplantation diskutiert werden.

4 Vorbereitung auf die Transplantation

4.1 Dialyse

Vielfach wird gefordert, daß ein chronisch niereninsuffizienter Patient die Dialysebehandlung aufgenommen haben muß, bevor er als Transplantationskandidat berücksichtigt werden kann. Eine gewisse Wartezeit an der Dialyse (CAPD oder Hämodialyse) scheint sinnvoll, damit der Patient auch nicht vorzeitig transplantiert wird. Auch ist die Compliance nach Transplantation (exakte Einnahme der Immunsuppressiva) besser, wenn der Transplantationskandidat eine gewisse Zeit dialysiert wurde, da doch die Lebensqualität in den meisten Fällen nach Transplantation bedeutend besser ist als unter Dialyse. In dringenden Fällen kann durch die Lebendverwandtenspende eine Transplantation durchgeführt werden, bevor der Patient chronisch dialysiert ist, z.B. bei Kleinkindern.

Der Empfänger sollte vor der Transplantation gut dialysiert sein und keine aktiven, mit der Dialysebehandlung zusammenhängenden Probleme aufweisen. Bei Leichennierenspende sollte versucht werden, den Patienten vor der Transplantation zu dialysieren, um das Extrazellulärvolumen und den Kaliumspiegel zu optimieren. In einigen Fällen ist dies jedoch wegen Zeitdruck nicht möglich. Bei Lebendverwandtenspende kann jedoch immer vor der Transplantation eine Dialyse eingeplant werden. CAPD-Patienten sollen vor der Transplantation entleert werden, und der Tenckhoff-Katheter muß abgestöpselt werden.

4.2 Bluttransfusion

Früher waren niereninsuffiziente Patienten oft anämisch und wurden vor der Transplantation mehrfach transfundiert. Dies mag die Entwicklung von HLA-Antikörpern gefördert haben und hat vielfach einen positivem Crossmatch bewirkt. Mit der Einführung der Erythropoietinbehandlung ist jedoch das Sensibilisierungsproblem in den Hintergrund getreten.

Opelz und Terasaki (10) haben erstmals 1973 festgestellt, daß nicht transfundierte Patienten paradoxerweise eine schlechtere Transplantatüberlebensdauer aufweisen (Abbildung 22). Der Mechanismus der zu verbesserter Transplantatüberlebensdauer führt, ist bis heute nicht ganz klar. Auf Grund dieser Resultate wurden dann in den darauffolgenden Jahren nicht transfundierte Patienten bewußt mit Blut transfundiert, um die Transplantatüberlebensdauer zu verbessern. Es wurden

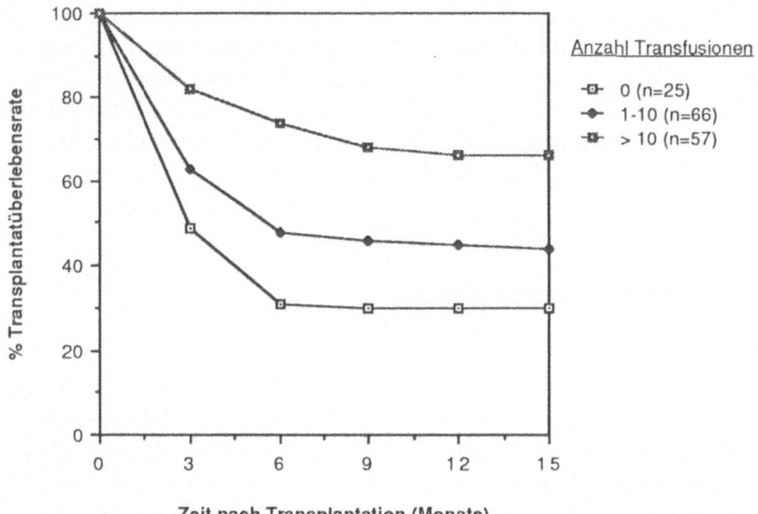

Abb. 22. Transplantatüberlebensrate von Leichennieren, aufgeteilt nach Anzahl der Bluttransfusionen gemäß Opelz et al. (10). In den 70er Jahren wiesen Patienten mit mehr als 10 Transfusionen eine weit bessere Transplantatüberlebensrate auf als Patienten, die weniger als 10 oder gar keine Transfusionen erhielten. Der Transfusionseffekt scheint seit 1985 viel geringer zu werden (11)

auch Protokolle entwickelt, in denen donorspezifische Transfusionen (DST) vor der Transplantation bei Lebendverwandtenspende verschrieben wurden. Die Immunsuppression bestand damals aus Prednison und Azathioprin, Ciclosporin wurde noch nicht verwendet, und entsprechend war die 1-Jahres-Transplantatüberlebensrate relativ niedrig. Durch die allgemein verbesserten Resultate der Nierentransplantation ist der sog. Transfusionseffekt immer geringer geworden und dürfte heutzutage unter 5% liegen (11). Dadurch ist eine große Kontroverse im Schrifttum entstanden, ob solche Transfusionen überhaupt noch durchgeführt werden sollen. Das Verschwinden des Transfusionseffekts scheint nicht durch Ciclosporin allein verursacht worden zu sein, da der Effekt auch in nicht mit Ciclosporin behandelten Empfängern geringer wurde (11).

Die zwei hauptsächlichsten Nachteile der Bluttranfusion sind die Übertragung von Infektionen (ZMV, EBV, Hepatitis B und C, HIV), und - wie erwähnt - die Ausbildung von zytotoxischen Antikörpern. Werden weniger als drei Bluttransfusionen vor der Transplantation verabreicht, so dürfte das Risiko einer Sensibilisierung jedoch minimal sein. Laut einer Umfrage bei 147 Transplantationszentren in den USA verlangen nur noch 19% der Zentren Transfusionen vor Leichennierentransplantationen, und nur 39% verlangen die DST vor einer Lebendspende (11b).

4.3 Chirurgische Maßnahmen

In den frühen Jahren der Transplantation ist die bilaterale Nephrektomie routinemäßig bei jedem Patienten mit signifikanter Hypertonie durchgeführt worden. Seit bessere Medikamente zur Behandlung der Hypertonie verwendet werden, sind die Indikationen zu dieser nicht einfachen Operation aber viel strikter geworden, und sie wird nur bei gewissen Renin-vermittelten unkontrollierbaren Hypertonien oder bei chronischem Infekt im Rahmen eines Steinleidens durchgeführt.

Oft müssen jedoch andere urologische Operationen an Transplantationskandidaten vorgenommen werden, wie etwa Korrektur einer Obstruktion. Kann die Blase nicht zur Implantation des Transplantatureters verwendet werden, so muß in seltenen Fällen ein Ileumkonduit oder die Ableitung in eine Kolonzystoplastik versucht werden.

Früher wurde ebenfalls in vielen Fällen eine Splenektomie vor der Transplantation durchgeführt, da in gewissen Studien bessere Resultate gezeigt wurden. In der Ciclosporin-Ära hingegen wird diese Operation nicht mehr durchgeführt, da sie doch mit einer signifikanten Morbidität verbunden ist. Ebenfalls kaum notwendig ist die Cholecytstektomie und die Colektomie bei Divertikulose. Hingegen muß gerade bei Diabetikern nicht selten eine koronare Bypassoperation vor der Transplantation durchgeführt werden, damit das Risiko eines Infarktes vermindert werden kann.

Literatur

1. Briggs JD (1988) The recipient of a renal transplant. In: Morris PJ (ed) Kidney transplantation. 3rd ed, chap 4. Saunders, Philadelphia, pp 71-92
2. Brown WE (1990) Long-term complications of renal transplantation. Kidney Int 37:1363
3. Broyer M, Brunner FP, Brynger H et al. (1990) Kidney transplantation in primary oxalosis: Data from the EDTA registry. Nephrol Dial Transplant 5:332
4. Cameron JS (1982) Glomerulonephritis in renal transplants. Transplantation 34:237
5. Cameron JS (1983) Effect of the recipient's disease on the results of transplantation (other than diabetes mellitus). Kidney Int 23 [Suppl 14]:S-24
6. Correia P, Cameron JS, Ogg CS, Williams DG, Bewick M, Hicks JA (1984) End-stage renal failure in systemic lupus erythematosus with nephritis. Clin Nephrol 22:293
7. Goldman M, Depierreux M, De Pauw L, Vereerstraeten P, Kinnaert P, Noël LH, Grünefeld JP, Toussaint C (1990) Failure of two subsequent renal grafts by anti-GBM glomerulonephritis in Alport's syndrome: case report and review of the literature. Transplant Int 3:82
8. Kumano K, Sakai T, Mashimo S, Endo T, Koshiba K, Elises JS, Iitaka K (1987) A case of recurrent lupus nephritis after renal transplantation. Clin Nephrol 27:94
9. Milliner DS, Pierides AM, Holley KE (1982) Renal transplantation in Alport's syndrome. Antiglomerular basement membrane glomerulonephritis in the allograft. Mayo Clin Proc 57:35
10. Opelz G, Sengar DPS, Mickey MR, Terasaki PI (1973) Effect of blood transfusions on subsequent kidney transplants. Transplant Proc 5:253
11. Opelz G, the Collaborative Study (1987) Improved kidney graft survival in nontransfused recipients. Transplant Proc 19:149

11a. Ramos EL (1991) Recurrent diseases in the renal allograft. J Am Soc Nephrol 2:109
11b. Ramos EL, Kasiske BL, Alexander SR et al (1994) The evaluation of candidates for renal transplantation. Transplantation 57:490
12. Sanfilippo FP, Vaughn WK, Peters TC, Bollinger RR, Spees EK (1983) Transplantation for polycystic kidney disease. Transplantation 36:54
13. Velez RL, Vergne-Marini P (1988) Pretransplantation evaluation. In: Toledo-Pereyra LH (ed) Kidney transplantation. Chap 4. Davis, Philadelphia, pp 50-60

III Chirurgische Aspekte der Nierentransplantation

1 Einführung

Dank verbesserter Dialyseverfahren und optimalerer Vorbereitung sind potentielle Transplantatempfänger heute besser auf die Nierentransplantation vorbereitet. Wird ein Patient zur Transplantation eingewiesen, so müssen bei Eintritt zuerst dieselben Routineuntersuchungen durchgeführt werden wie bei jeder anderen Operation (Tabelle 19). Zusätzlich sollte die Zytomegalieserologie (IgG und IgM) bestimmt und der Crossmatch durchgeführt werden (9, 11).

Lebendverwandte Empfänger sollen 1–2 Tage vor der Transplantation eingewiesen werden, damit sie dialysiert und optimal vorbereitet werden können. Bei Leichennierenspende müssen die Routineuntersuchungen und Vorbereitungen notwendigerweise viel schneller durchgeführt werden, damit nicht wertvolle Zeit verloren geht, während der das Transplantat durch die Kältelagerung ischämische Schädigung erleidet. Es ist anzustreben, die Leichennierenempfänger ebenfalls präoperativ zu dialysieren. Ist das Kalium < 5 mmol/l und besteht kein Volumenüberschuß, so kann im Interesse der Zeit jedoch oft auf die Dialysebehandlung verzichtet werden.

Verschiedene Medikamente müssen vor oder während der Operation gegeben werden. Gewisse Zentren beginnen bei Lebendverwandtenspende mit der Immunsuppression schon 24–48 h vor der Transplantation (Azathioprin 2–3 mg/kg und Ciclosporin 6–8 mg/kg). Bei Leichennierenspende kann die immunsuppressive Behandlung aus Zeitgründen erst perioperativ gestartet werden. Zusätzlich zur normalen Steroiddosis sollen 40 mg Methylprednisolon iv (Solu-Medrol) vor

Tabelle 19. Routineuntersuchungen bei Eintritt des Empfängers zur Transplantation

Blutbild, Blutgerinnung
Elektrolyte, Harnstoff, Kreatinin, Kalzium, Phosphat
ZMV-Serologie (IgG, IgM)
Sediment und Urinkultur
Elektrokardiogramm
Thoraxröntgen

Crossmatch (bei Lebendverwandtenspende am Tag vor der Transplantation)

Einleitung der Anästhesie und weitere 40 mg intraoperativ gegeben werden. Diuretika wie Lasix (80-400 mg) und/oder Mannitol (25–50 g) werden kurz vor Revaskularisierung verabreicht, um eine kräftige Diurese nach der kalten Ischämiezeit zu erzielen. Die meisten Zentren machen auch routinemäßig von der Verwendung von Antibiotika Gebrauch, um die Risiken der Infektion zu vermindern. Durch die Antibiotikatherapie hat die Rate der Wundinfektionen verglichen mit früher drastisch abgenommen (8). Während der Einleitung der Anästhesie können z.B. Tobramycin (3 mg/kg), Ampicillin (2 g) und Oxacillin (2 g) oder auch ein Cephalosporin gegeben werden. Bei Penicillinallergie kann Clindamycin (600 mg) anstelle von Ampicillin und Oxacillin verwendet werden.

2 Anästhesieprobleme bei Nierentransplantation

Die Anästhesie am niereninsuffizienten Dialysepatienten ist mit gewissen Schwierigkeiten verbunden (1, 4). Obwohl die Dialyse den präoperativen Zustand des Niereninsuffizienten beträchtlich verbessert, kann der zu transplantierende Patient doch sehr instabil sein. Das intravaskuläre Volumen z.B. kann größeren Schwankungen vor und während der Transplantation unterworfen sein. Der Säure-Basen-Haushalt und die Elektrolyte bringen verschiedene metabolische Probleme wie Hyperkaliämie und Azidose mit sich. Der Pharmakokinetik von Medikamenten muß ebenfalls besondere Beachtung geschenkt werden, da die meisten Medikamente bei Niereninsuffizienz eine verlängerte Wirkungsdauer aufweisen.

2.1 Säure-Basen-Haushalt, Elektrolytanomalien und Volumenstatus

Patienten mit Niereninsuffizienz sind oft azidotisch und hyperkaliämisch. Durch effiziente Dialysebehandlung sind diese metabolischen Anomalien jedoch kontrollierbar. Bei gut dialysierten Patienten müssen die Elektrolyte intraoperativ nicht kontrolliert werden, außer wenn große Mengen an Blutkonserven verabreicht werden, wodurch das Risiko einer Hyerkaliämie entsteht. Ist das präoperative Kalium höher als 6 mmol/l, so soll die Hyperkaliämie vor der Transplantation mit Dialyse oder konservativ mittels Glukose-Insulin-Therapie korrigiert werden. Kationenaustauschende Kunstharze wie Resonium und Sorbisterit sind relativ kontraindiziert und können vor der Operation wegen Aspirationsgefahr nicht oral gegeben werden. Sie können auch zu Kolonnekrose führen, wenn sie rektal verabreicht werden. Durch die Anästhesie und die Operation bedingt steigt das Kalium intraoperativ oft an. Verschiedene Mechanismen sind dafür verantwortlich, wie etwa die neuromuskuläre Depolarisation, die Zellzerstörung durch die Chirurgie und die durch Abklemmen der A. iliaca verursachte Beinischämie.

Da Niereninsuffiziente und Dialysepatienten großen Volumenschwankungen ausgesetzt sind, sollte intraoperativ der zentralvenöse Druck (ZVD) gemessen werden, am besten durch einen Kathether in der V. subclavica oder in der V. jugularis interna (1). Um ein präziseres Monitoring zu erzielen, kann auch ein Swan-Ganz-Katheter in die A. pulmonalis eingelegt werden, vor allem bei Patienten mit instabilem Kreislauf. Dies ist jedoch selten nötig.

Arteriovenöse Fisteln und Shunts müssen während der Operation sorgsam geschützt werden. Nicht selten thrombosieren diese Gefäßzugänge intra- oder postoperativ. Dies wird einerseits durch unsorgsames Abklemmen oder Hypovolämie oder andererseits auch durch eine gewisse Hyperkoagulabilität nach Nierentransplantation verursacht. Bei gut funktionierendem Transplantat kann postoperativ auf eine Thrombektomie verzichtet werden, bei Transplantatunterfunktion hingegen soll diese unverzügliche durchgeführt werden, damit der Gefäßzugang für die Dialyse erhalten bleibt.

2.2 Anämie

Häufig sind Niereninsuffiziente anämisch mit Hämatokritwerten zwischen 20–30%. Dies bewirkt, daß das Blut eine geringere Sauerstofftragkapazität hat. Durch kompensatorische Mechanismen wie erhöhtes Herzzeitvolumen und erhöhte 2,3-Diphosphoglyzeratkonzentration in Erythrozyten wird die Sauerstofextraktion in den Geweben gefördert. Der Hämatokrit muß aber unter Umständen vor der Transplantation durch Transfusionen auf ungefähr 30% angehoben werden, denn ein zu tiefer Hämatokrit kann ein Transplantat, das durch lange Ischämiezeit schon geschädigt worden ist, weiter gefährden. Das Risiko der ZMV-Übertragung und der Sensibilisierung muß aber berücksichtigt werden. Da Transfusionen beim Niereninsuffizienten auch das Risiko einer Hyperkaliämie mit sich bringen, muß der Kaliumwert nach der Transfusion kontrolliert werden.

2.3 Hyper- und Hypotonie

Die Hypertonie ist heute bei den meisten Dialysepatienten gut kontrolliert. In vielen Fällen verursacht die Anästhesie große Blutdruckschwankungen, vor allem während der Induktion, der Intubation und der Extubation. Zur Vermeidung von Hypotonie soll die Narkose mit einem Minimum an Hypnotika und Opiaten eingeleitet werden. Die intra- und postoperative Hypotonie muß unbedingt vermieden werden, da ein tiefer Blutdruck das Risiko einer akuten Tubulusnekrose mit sich bringt. Durch Volumenzufuhr mit kristalloiden Infusionslösungen (0,9% Natriumchlorid) soll versucht werden, den zentralvenöse Druck nach Einleiten der Anästhesie zwischen 10–15 cm H_2O zu halten. Die Verwendung von Ringerlaktatlösung soll vermieden werden, da diese 4 mmol/l Kalium enthält und eine bestehende Hyperkaliämie verschlimmern kann (9).

Während der Revaskularisation muß der systolische Blutdruck über 120 mm Hg gehalten werden, um das neu vaskularisierte Transplantat gut zu perfundieren und um Gefäßspasmen zu vermeiden (9). Muß der Blutdruck durch vasokonstriktorisch aktive Medikamente gestützt werden, so kann Dopamin (1-5 µg/kg/min) verwendet werden, da dies den Blutdruck ohne signifikante renale Vasokonstriktion erhöht.

2.4 Blutgerinnung

Dialysepatienten weisen eine erhöhte Blutungsneigung auf, welche durch Thrombozytenunterfunktion und durch einen abnormen Faktor VIII : von-Willebrand-Faktor-Komplex verursacht wird. Zusätzlich erhalten Dialysepatienten währen der Dialyse Heparin, welches zur Zeit der Transplantation noch wirksam sein könnte. Trotz dieser Hämostaseprobleme ist der Blutverlust während der Transplantation meist gering und sollte bei guter operativer Technik nicht mehr als 500 ml betragen. Die Thrombozytenunterfunktion wird am wirkungsvollsten durch die Dialyse behandelt. Blutplättchentransfusionen sind wirkungslos. Bei diffuser Blutung nach Transplantation bei schlecht dialysierten Patienten können auch Kryopräzipitate, FFP oder Desmopressin (DDAVP) verwendet werden, da diese den fehlenden Faktor VIII : von-Willebrand-Faktor-Komplex ersetzten oder stimulieren, wodurch die Plättchenaggregation verbessert wird.

2.5. Einfluß der Niereninsuffizienz auf Anästhetika

Die Azidose und die Elektrolytprobleme der Dialysepatienten können gewisse Narkoseprobleme mit sich bringen. Die Wirkung von neuromuskulären Blockern wie Pancuronium und d-Tubokurarin wird durch die Azidose verstärkt, was zu verlängerter Narkosedauer führen kann. Die Elimination gewisser neuromuskulärer Blocker ist bei Niereninsuffizienz merklich verringert. Das nicht-depolarisierende Muskelrelaxans Atracuriumbesylat hat sich hingegen bei terminal Niereninsuffizienten gut bewährt und führt auch nicht zu Hyperkaliämie. Gallamin wird normalerweise zu 80–100%, Pancuronium zu 60% und d-Tubokurarin zu 40% durch die Nieren ausgeschieden, weshalb beim Niereninsuffizienten eine Dosisanpassung stattfinden muß. Gallamin ist im allgemeinen wegen der langen Verweildauer kontraindiziert. Es ist bekannt, daß neuromuskuläre Blocker wie Succinylcholin eine Hyperkaliämie verursachen können und deshalb bei Niereninsuffizienz nicht eingesetzt werden sollten (1, 4).

Unter den Narkotika hat Morphium eine verlängerte Wirkung bei Niereninsuffizienten und kann zu Atemdepression führen, wenn keine Dosisanpassung stattfindet. Die Metaboliten von Meperidin akkumulieren ebenfalls bei Niereninsuffizienz. Weder Morphium noch Meperidin sind dialysierbar. Das kurzzeitig wirksame Fentanyl akkumuliert bei Niereninsuffizienz weniger stark.

Benzodiazepine weisen ebenfalls eine verlängerte Wirkungsdauer bei Niereninsuffizienz auf. Bei Niereninsuffizienten binden sich Diazepam und Midazolam weniger stark an Proteine und haben ein kleiners Verteilungsvolumen, weshalb auch hier eine Dosisreduktion vorgenommen werden muß.

Thiopental und Etomidat haben auch eine verlängerte Wirkungsdauer bei Niereninsuffizienz. Diese Medikamente sind normalerweise stark an Albumin gebunden, werden aber durch die urämischen Toxine vom Albumin verdrängt und treten als freie, ungebundene Pharmaka in erhöhter Konzentration im Serum auf.

Im allgemeinen wird die Vollnarkose der Periduralanästhesie bei Nierentransplantation vorgezogen (1, 4). Wird eine Periduralanästhesie durchgeführt, so muß durch Messung des zentralen Venendrucks die Volumensteuerung vorgenommen werden, da der Blutdruck und damit das Herzzeitvolumen durch Vasodilatation distal vom Anästhesieniveau beträchtlich abfallen können.

3 Chirurgische Technik der Nierentransplantation

Im allgemeinen unterscheiden sich die Techniken bei Nierentransplantation nicht von anderen größeren chirurgischen Eingriffen. Schlechtere Wundheilung und größeres Infektionsrisiko bei immunsupprimierten Patienten verlangen, daß die operative Technik besonders sorgfältig sein muß. Es muß vor allem eine einwandfreie Hämostase angestrebt werden, da die Ausbildung eines Hämatoms leicht zu Obstruktion und/oder Infektion führen kann. Strikte Asepsie ist ebenfalls von größter Bedeutung. Die Haut muß sorgfältig rasiert und desinfiziert werden. Nach Einführen des Blasenkatheters in Narkose wird die Blase sorgsam mit desinfizierender Antibiotikalösung instilliert. Aseptische Vorsichtsmaßnahmen müssen in der unmittelbar postoperativen Phase ebenfalls eingehalten werden, einschließlich Wundversorgung und Handhaben des Drains (2, 9, 11).

Die operative Technik der Nierentransplantation ist seit der ersten erfolgreichen Nierentranplantation durch Joseph Murray am Peter Bent Brigham Hospital in Boston im Jahre 1954 (5) nur wenig verändert worden. Das Nierentransplantat wird dabei retroperitoneal in die Fossa iliaca an die iliakalen Gefäße anastomosiert.

Die Technik der Nierentransplantation am Erwachsenen ist in Abbildung 23–26 dargestellt. Die rechte Fossa iliaca ist der bevorzugte Ort der Implantation, und es kann dafür sowohl eine rechte als auch eine linke Niere verwendet werden. Wenn die rechte Seite nicht gebraucht werden kann, sei es wegen einer vorgängigen Ersttransplantation oder aus anderen Gründen, so kann auch die linke Fossa iliaca verwendet werden. Die V. iliaca liegt links etwas tiefer, und das Sigma erschwert die Darstellung der Gefäße.

Während die Narkose eingeleitet wird, überprüft der Operateur die zu transplantierende Niere auf ihre Verwendbarkeit. Suspekte Läsionen müssen allenfalls biopsiert werden, damit z.B. nicht ein Nierenzellkarzinom oder ein Abszeß mittransplantiert wird. Die Nierengefäße und der Harnleiter müssen exakt beurteilt werden. Überschüssiges perirenales Fett wird entfernt, und die Patches der Aorta und V. cava werden auf einen 1–2 mm breiten Saum zurechtgeschnitten (2). Sämtliche Nierenarterien sind Endarterien und müssen deshalb geschont werden. Auf keinen Fall dürfen kleinere Arterien ligiert werden, da dadurch Parenchymnekrose und Harnfisteln im versorgenden Nierenbereich entstehen können (10). Kleinere Venen hingegen können ligiert werden, da das venöse System kommuniziert.

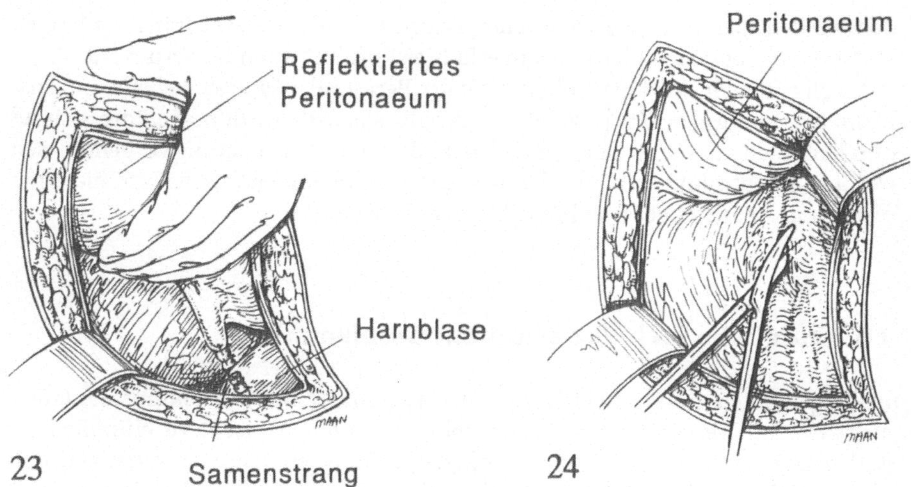

Abb. 23. Technik der Nierentransplantation I. Nach Inzision der Haut, des Unterhautfettgewebes und der Abdominalmuskulatur wird das Peritonaeum mobilisiert und nach oben und medial verlegt. Die iliakalen Gefäße werden freigelegt, und das Ligamentum rotundum oder der Samenstrang werden durchtrennt (viele Operateure bevorzugen es, den Samenstrang nicht zu durchtrennen). Nach Whitten u. Toledo-Pereyra (11)

Abb. 24. Technik der Nierentransplantation II. Die iliakalen Gefäße werden freigelegt. Nach Whitten u. Toledo-Pereyra (11)

Die Transplantation selbst wird durch eine Inzision in der Leistengegend zwischen Beckenkamm und Pubis angegangen (11). Die Faszien des M. obliquus externus und des M. rectus abdominis werden getrennt, und der M. rectus wird entlang seiner Inzision durchschnitten. Das Peritonaeum wird dann von den iliakalen Gefäßen mobilisiert, und die iliakalen Gefäße und der Funiculus spermaticus werden freigelegt. Früher wurde der Funiculus spermaticus zur besseren Darstellung ligiert (Abbildung 23), was jedoch heute vermieden wird, um die sexuelle Funktion der männlichen Transplantierten zu erhalten (6), vor allem wenn später ein Transplantat auf der kontrolateralen Seite zu liegen kommt.

Bei der Gefäßfreilegung müssen lymphatische Gefäße sorgfältig ligiert werde, um die Ausbildung von Lymphozelen zu vermeiden. Heute wird die A. renalis meist End-zu-Seit mit der A. iliaca externa anastomosiert. Früher wurde oft die A. iliaca interna oder die A. hypogastrica zur Anastomose verwendet. Meist wird die arterielle Anastomose vor der venösen durchgeführt. Multiple Nierenarterien treten bei 20% der Nieren auf. Kleine Äste können End-zu-Seit an den Hauptast der A. renalis *ex vivo* anastomosiert werden (10). In gewissen Fällen gehen mehrere Nierenarterienäste vom selben Aortenpatch aus und können so direkt an die A. iliaca anastomosiert werden.

Zur Harnableitung wird der Harnleiter antirefluxiv in die Blase implantiert (Ureteroneozystostomie). Dabei kann der Harnleiter extravesikal ohne zusätzliche

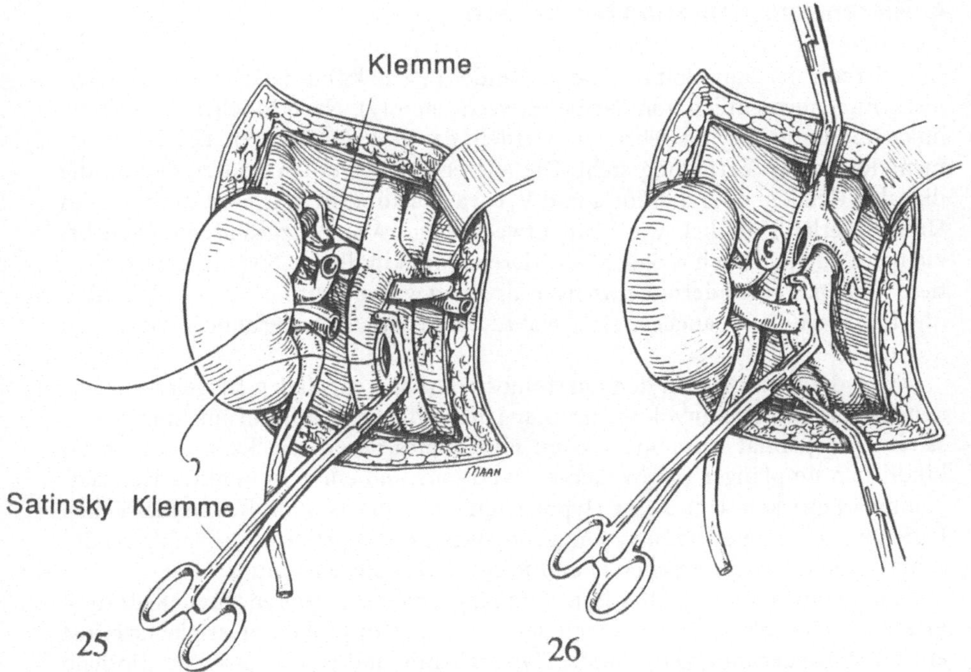

Abb. 25. Technik der Nierentransplantation III. Eine Satinsky-Klemme wird über der V. iliaca externa angelegt, und diese wird eröffnet, um an die V. renalis anastomosiert zu werden. Wird die A. iliaca interna zur Anastomose verwendet, so wird sie proximal (und distal) abgeklemmt und proximal eröffnet (nicht gezeigt). Nach Whitten u. Toledo-Pereyra (11)

Abb. 26. Technik der Nierentransplantation IV. Nachdem die V. iliaca externa anastomosiert wurde, wird die A. iliaca externa distal von der Bifurcatio eröffnet und an die A. renalis End-zu-Seit anastomosiert. Viele Operateure anastomosieren zuerst die Arterie und danach die Vena renalis. Nach Whitten u. Toledo-Pereyra (11)

Eröffnung der Blase in die Blasenseitenwand (Technik nach Gregoir) oder intravesikal durch Öffnen der vorderen Seitenwand und Hereinziehen des Ureters durch die Blasenhinterwand (sog. Politano-Leadbetter-Technik) implantiert werden. Im allgemeinen muß kein ureteraler Katheter zur Sicherung der Anastomose eingelegt werden. In gewissen Fällen, wenn die Durchblutung des distalen Ureters ungenügend ist, muß eine Pyeloneozystostomie durchgeführt werden; dabei wird das Nierenbecken der Spenderniere direkt an die Blase implantiert (9).

Bei Patienten, die eine ungenügend funktionierende Blase aufweisen, muß unter Umständen vorgängig ein Ileumkonduit konstruiert werden, welcher als Harnreservoir dient und direkt an die Bauchwand geführt wird. Der Ureter kann dann an diesen Ileumkonduit implantiert werden. Wegen den längerfristigen Probleme, welche mit diesen Ileumkonduits verbunden sind (Infektion und Sepsis), wird aber in den meisten Fällen versucht, den Ureter doch an die Blase zu anastomosieren.

4 Nierentransplantation bei Kindern

Die Nierentransplantation bei älteren Kindern (> 20 kg) unterscheidet sich technisch nur unwesentlich von der bei Erwachsenen (7). Nach Möglichkeit soll die linke Abdominalgegend gebraucht werden, da ohne den rechten Teil der Leber mehr Raum zur Verfügung steht. Die Nierengefäße werden End-zu-Seit an die iliakalen Gefäßen oder die Aorta und V. cava anastomosiert. Die Anastomose des Ureters verläuft ähnlich wie beim Erwachsenen. Aus Platzgründen sollten bei kleinen Patienten nach Möglichkeit Nieren eines kindlichen Spenders transplantiert werden. Bei Kindern die weniger als 20 kg wiegen, wird die Transplantation oft transperitoneal angegangen, wobei die Niere intraperitoneal zu liegen kommt.

Wenn die Klemmen an den anastomosierten Nierengefäßen freigelassen werden, tritt eine große Blutvolumensenkung im kindlichen Kreislauf auf. Ein erwachsenes Transplantat kann 200-300 ml Blut sequestrieren und kann dadurch im kindlichen Empfänger Hypovolämie, Hypotonie und ein vermindertes Herzzeitvolumen bewirken. Um dieser Hypovolämie vorzubeugen, muß dem kindlichen Patienten vor der Reperfusion genügend Flüssigkeit zugeführt werden, damit der zentralvenöse Druck zwischen 12 und 16 cm H_2O zu liegen kommt.

Postoperativ können pädiatrische Empfänger ebenfalls großen Flüssigkeits- und Elektrolytschwankungen ausgesetzt sein. Durch allzu großen Flüssigkeitsverlust entstehen wiederum Hypovolämie, Hypokaliämie und Hypernatriämie. Deshalb muß bei diesen kindlichen Empfängern ein sehr präzises Monitoring der Flüssigkeitsbilanz, des zentralvenösen Drucks und der Elektrolyte vorgenommen werden.

5 Transplantatnephrektomie

Früher wurden routinemäßig alle abgestoßenen Transplantate entfernt. Heute hingegen werden diese auch nach Absetzen der Immunsuppression meist belassen, außer wenn sie unmittelbar nach der Transplantation versagen. Viele abgestoßene Transplantate weisen noch eine gewisse Funktion auf, und meist übertreffen die operativen Risiken die Komplikationsrisiken bei Belassen des Transplantats. Ist das Transplantat nie funktionell, so wird es im allgemeinen schon früh nach der Operation enfernt. In gewissen Fällen muß ein abgestoßenes Transplantat Jahre nach der Operation entfernt werden, z.B. bei Infektion, ungeklärtem Fieber, Hypertonie oder seltener bei Blutung. In belassenen Transplantaten können sich zystische Veränderungen entwickeln, was auch ein gewisses Risiko für die Entstehung eines Malignoms mit sich bringt (3).

Ein durch chronische Abstoßung geschädigtes Transplantat kann sehr schwierig zu entfernen sein. Meist wird wieder eine Inzision durch die alte Naht gemacht. Da die Kapsel mit dem parietalen Peritonaeum stark verwachsen und schwierig zu isolieren ist, muß eine subkapsuläre Entfernung vorgenommen werden. Die Inzision wird bis zur Kapsel gemacht, wonach die Kapsel von Pol zu Pol aufgetrennt wird. Danach wird das Transplantat subkapsulär bis zum Hilus freigelegt. Nach Abtrennen der Gefäße wird die Niere dann entfernt. Die verbleibenden iliakalen Gefäße können nun mit Prolene 3–0 übernäht werden; anschließend wird ein Drain eingelegt und die Wunde geschlossen. Bei infizierter Wunde muß diese offen gelassen werden und kann erst später sekundär verschlossen werden. Der Patient kann in den meisten Fällen das Krankenhaus 3–5 Tage später wieder verlassen.

Literatur

1. Graybar GB (1987) Choice of anesthesia. In: Graybar GB, Bready LL (eds) Anesthesia for renal transplantation, chap 10. Nijhoff, Boston, pp 139-155
2. Herrlinger A, Siegel A (1988) Nierentransplantation. In: Sarre H, Gessler U, Seybold D (Hrsg) Nierenkrankheiten; 4. Aufl, Kap 48. Thieme, Stuttgart, S 788-799
3. Ishikawa I, Shikura N, Kitada H, Yuri T, Shinoda A, Nakazawa T (1989) Severity of acquired renal cysts in native kidneys and renal allograft with long-standing poor function. Am J Kidney Dis 14:18
4. Linke CL (1988) Anesthesia. In: Toledo-Pereyra LH (ed) Kidney transplantation, chap 5. Davis, Philadelphia, pp 61-80
5. Murray JE, Harrison JH (1963) Surgical management of fifty patients with kidney transplants including eighteen pairs of twins. Am J Surg 105:205
6. Penn I, Makowski EL, Harris P (1980) Parenthood following renal transplantation. Kidney Int 18:221
7. Sheldon CA, McLorie GA, Churchill BM (1987) Renal transplantation in children. Ped Clin North Am 34:1209
8. Tilney NL, Strom TB, Vineyard GC, Merrill JP (1978) Factors contributing to the declining mortality rate in renal transplantation. N Engl J Med 299:1321
9. Tilney NL (1989) Renal transplantation. Curr Probl Surg 9:605
10. Vineyard GC, Tilney NL (1976) An effective technique for management of transplant kidneys with polar branches. Arch Surg 111:1407
11. Whitten JI, Toledo-Pereyra LH (1988) Surgical techniques. In: Toledo-Pereyra LH (ed) Kidney transplantation, chap 6. Davis, Philadelphia, pp 81-103

IV Nierentransplantation bei Kindern

1 Einführung

Trotz signifikanter Verbesserung der dialytischen Behandlung stellt die Nierentransplantation heute das übliche Therapieziel bei Kindern mit terminaler Niereninsuffizienz dar (4–7, 9, 15). Ein gut funktionierendes Nierentransplantat verbessert die physische, psychische und soziale Lebensqualität eines Kindes weit mehr als jegliche Form der Dialyse und verbessert auch die Prognose. Noch vor fünfzehn Jahren waren weder Hämodialyse noch Peritonealdialyse bei Kindern zu großer Anwendung gekommen. Dies hat sich jedoch geändert, und heute können viele Kinder mit schweren Systemerkrankungen oder kongenitalen Nierenerkrankungen dialysiert werden. Dies wiederum hat zu einer größeren Anzahl an Transplantationskandidaten geführt.

Die bedeutende Entwicklung der Transplantationstechnologie in den 80er Jahren, wie etwa die Anwendung neuer Immunsuppressiva (Ciclosporin, OKT3) und verfeinerte Histokompatibilitätsbestimmung, haben beim Erwachsenen zu einer dramatischen Verbesserung der Transplantatüberlebensdauer geführt. Parallel dazu, wenn auch etwas langsamer, hat sich diese Entwicklung auch bei der pädiatrischen Patientenpopulation gezeigt (6). Bei Lebendnierentransplantation sind die Resultate bei Kindern ungefähr gleich gut wie bei Erwachsenen, bei Leichennierentransplantation ist die Transplantatüberlebensdauer bei Kindern jedoch deutlich schlechter als bei Erwachsenen. Die Transplantatüberlebensrate nach 5 Jahren wird bei Lebendnierenspende um die 70–80% angegeben, und bei Leichennierentransplantation um die 40% (1a, 3, 10, 10a). Die Patientenüberlebensdauer nach 5 Jahren liegt bei 80–90% bei Kindern und mag sogar besser sein als bei Erwachsenen. Ein Kleinkind braucht jedoch unter Umständen mehr als ein Nierentransplantat, um eine längerfristige Lebensverlängerung bis ins Erwachsenenalter zu erzielen.

Das Auftreten einer terminalen Niereninsuffizienz bei Kindern ist relativ selten. Das ätiologische Spektrum der Nierenkrankheiten differiert natürlicherweise von demjenigen bei Erwachsenen, da kongenitale und vererbte Erkrankungen in der pädiatrischen Population mit viel größerer Inzidenz auftreten.

2 Kriterien der Patientenauswahl

2.1 Alter

Das Alter des kindlichen Empfängers hat einen gewissen Einfluß auf die Resultate der Nierentransplantation bei Kindern (11, 17). Allgemein gilt, daß die Chancen für eine erfolgreiche Transplantation umso besser sind, je älter das Kind ist, vor allem bei Leichennierenspende.

Verglichen mit der Leichennierentransplantation hat die Lebendverwandtenverpflanzung eine viel bessere Erfolgsrate bei Kindern. Trotz der schlechteren Resultate nach Leichennierenspende darf aber nicht vergessen werden, daß die Dialyse gerade bei kleinen Kindern sehr problematisch ist und mit großer Morbidität und Mortalität verbunden ist. Die Wachstumsrate und die psychomotorische Entwicklung des kindlichen Transplantierten ist bedeutend besser als mit Dialysebehandlung. Dank optimaler Immunsuppression (Einsatz von Ciclosporin) und guter operativer Technik sind in den letzten Jahren auch bei Leichennierentransplantation allgemein viel bessere Resultate erzielt worden. Die frühzeitige Lebendspende ist aber die Therapie der Wahl bei Kindern, auch bei Kleinkindern (< 2 Jahre), vorausgesetzt daß sie durch ein erfahrenes Team durchgeführt wird (10a).

2.2 Neurologische und geistige Entwicklung

Kinder mit Entwicklungsstörungen und geistiger Behinderung stellen schlechte Transplantat- und Dialysekandidaten dar, da sie die komplexe Behandlung kaum verstehen können und schlecht darauf reagieren. Es ist jedoch wichtig zu beachten, daß die Urämie eine reversible Beeinträchtigung des geistigen und psychomotorischen Zustandes eines Kindes erzeugen kann. Durch temporäre Dialysebehandlung können die Symptome der Urämie unter Umständen beseitigt werden, was eine bessere Beurteilung des psychomotorischen Zustandes erlaubt.

Kinder, die während des 1. Lebensjahres an Niereninsuffizienz leiden, weisen oft neurologische Komplikationen wie Entwicklungsstörung, Mikrozephalie, Hypotonie und Epilepsie auf. Dies ist wahrscheinlich ein direkter Effekt der Urämie. Es wurde deshalb vorgeschlagen, diese Kinder früh zu dialysieren und zu transplantieren, um den neurologischen Schädigungen vorzubeugen.

Es ist wichtig, die Familienstruktur eines Kindes genau zu beurteilen, da die Unterstützung durch mindestens ein Familienmitglied von großer Bedeutung für den Ausgang der Transplantation ist. Kinder mit schlechten Familienverhältnissen tendieren zu schlechter Compliance und haben dadurch ein hohes Abstoßungsrisiko (5, 6).

2.3 Vorbestehende Malignome

Der Wilms-Tumor ist die häufigste Tumorkrankheit, die beim Kind zu terminaler Niereninsuffizienz führt. Die Nierentransplantation sollte wenigstens für ein Jahr nach kurativer Behandlung aufgeschoben werden, um Rezidiven vorzubeugen und um den Risiken der Infektion und Sepsis auszuweichen, die durch die Tumorchemotherapie gefördert werden. Einige wenige Kinder mit anderen, kurativ behandelten Malignomen (Rhabdomyosarkom, Neuroblastom und Burkitt-Lymphom) haben Transplantate erhalten und sind soweit rezidivfrei. Ein Malignom ist nicht unbedingt eine Kontraindikation zur Nierentransplantation, obwohl natürlich die Rezidivfreiheit dokumentiert werden muß.

2.4 Blasenanatomie

Ein abnormer Harntrakt stellt grundsätzlich keine Kontraindikation zur Nierentransplantation dar. Der Transplantatureter kann auch in eine über längere Zeit nicht funktionelle Blase meist erfolgreich implantiert und die Blase wieder funktionstüchtig gemacht werden. Bei neurogener Blase kann intermittierendes Katheterisieren notwendig sein. Ist die Blase als Harnreservoir nicht geeignet, so muß in seltenen Fällen ein Ileumkonduit oder ein Stück Kolon zur Konstruktion eines externen Harnablaufs verwendet werden.

Bei abnormer Blasenfunktion besteht ein erhöhtes Risiko für Harnwegsinfekte und urologische Komplikationen. Wird dem Infekt vorgebeugt, so wird die Transplantatfunktion nicht wesentlich beeinträchtigt.

2.5 Primäre Nierenerkrankung

Die Möglichkeit des Rezidivs der Grundkrankheit ist bei Transplantatdysfunktion immer zu berücksichtigen. Es müssen hauptsächlich drei Kategorien von primären Nierenerkrankungen unterschieden werden (6):

- primäre Glomerulonephritis
- Systemerkrankung mit sekundärem Nierenbefall
- vererbte metabolische Krankheit mit Nierenbefall

Oft ist es nicht möglich, die rezidivierende Primärerkrankung zu bestätigen, da keine Biopsieresultate zur Verfügung stehen, aber auch weil immunologische Schädigungen im Transplantat glomeruläre Erkrankungen nachahmen. So gleicht z.B. die Transplantatglomerulopathie der membranoproliferativen und der fokalsegmentalen Glomerulosklerose.

Unter den glomerulären Erkrankungen, die bei Kindern eine terminale Niereninsuffizienz erzeugen, ist die fokal-segmentale Glomerulonephritis die häufigste und weist auch eine hohe Rezidivrate auf (6-33%). Je kürzer die Dauer der Primärerkrankung war (< 3 Jahre), desto größer die Chance eines Rezidivs (16).

Die Rezidivrate scheint auch höher bei Lebendverwandtenspende als bei Leichennierenspende zu sein.

Die höchste Rezidivrate haben die membranoproliferative GN Typ II (88%), die membranöse (55%) und die IgA-Nephropathie (53%). Die Schönlein-Henoch Purpura kann ebenfalls rezidivieren, hingegen ist das Rezidiv bei Lupus erythematodes in pädiatrischen Patienten nicht existent. Ein rezidivierendes hämolytisch-urämisches Syndrom ist ebenfalls selten.

Zwei metabolische Erkrankungen erzeugen bei Kindern eine terminale Niereninsuffizienz, nämlich die Zystinose und die Oxalose. Die Resultate der Transplantation bei der Zystinose sind recht gut (89% Patienten- und 81% Transplantatüberlebensrate nach einem Jahr). Die extrarenalen Manifestationen der Zystinose bleiben jedoch nach Transplantation bestehen. Die Oxalose führt erst im jungen Erwachsenenalter zu terminaler Niereninsuffizienz. Die Erfolgsrate der Transplantation ist nicht immer gut, die Erfolgsrate mit Dialyse ist aber auch nicht besser, da die Gewebeablagerung von Oxalat nach der Transplantation weitergeht und zu Herzinsuffizienz und schwerer Osteodystrophie führt (14). Die kombinierte Leber- und Nierentransplantation muß bei der Oxalose erwogen werden, da sie das Grundleiden behebt.

3 Klinische Untersuchung des potentiellen Empfängers

Die geläufigsten klinischen Untersuchungen des kindlichen Empfängers sind in Tabelle 20 aufgeführt. Die Vorbereitung eines pädiatrischen Patienten ist eine multidisziplinäre Aufgabe und sollte durch ein Team bestehend aus Pädiater, Nephrologen, Urologen (Chirurgen), Anästhesisten, Dialysekrankenschwester, Diätberater, HLA-Labor und Sozialdienst durchgeführt werden (6,9). Wenn immer möglich sollte die Grundkrankheit ermittelt werden, damit das Risiko des Rezidivs abgeschätzt werden kann.

Die meisten pädiatrischen Dialysezentren versuchen, die Menge der Bluttransfusionen bei Transplantationskandidaten möglichst gering zu halten, um nicht eine Sensibilisierung auf HLA-Antigene hervorzurufen. Durch die Verwendung von Erythropoietin ist dies heutzutage viel einfacher. Da früher durch Transfusionen ein günstiger Effekt auf die Transplantatüberlebensdauer entstand, haben gewisse Zentren einige wenige Blutkonserven vor der Transplantation verabreicht. Wegen der besseren Resultate ist diese Praxis jedoch heutzutage in den Hintergrund getreten, gerade wegen der möglichen Sensibilisierung und wegen der Gefahr der Übertragung von viralen Infektionen.

Manchmal ist es notwendig, den Patienten mittels operativer Maßnahmen auf die Transplantation vorzubereiten. In gewissen Fällen muß z.B. der Harntrakt durch urologische Operationen korrigiert werden. Die bilaterale Nephrektomie wird nicht routinemäßig durchgeführt, da auch insuffiziente Nieren weiterhin eine gewisse Restfunktion aufweisen und auch Erythropoietin und 1,25-Dihydroxyvitamin D_3 produzieren, wodurch die Dialysebehandlung erleichtert wird. Gewisse spezielle Indikationen verlangen jedoch, daß eine Nephrektomie durchgeführt

Tabelle 20. Vorbereitung des potentiellen kindlichen Empfängers

Anamnese und klinische Untersuchung:
  Grössen- und Gewichtskurve
  Blutdruckverlauf
  Transfusionen
  Anatomische Verhältnisse des Abdomens und der Transplantatgegend
  Erst-, Zweit- oder Dritt-Transplantation

Labor:
  Hämogramm, Blutgerinnung
  Elektrolyte, Kreatinin, Harnstoff, Harnsäure, Ca^{2+}, Mg^{2+}, PO_4^{3-}
  Leberfunktionsprüfung
  Serologie für ZMV, EBV, Varizellen, Hepatitis B und C, HIV
  24-h Urin, Harnsediment und Harnkultur
  Stuhluntersuchung auf okkultes Blut

EKG, Thoraxröntgen

Immunologie:
  Blutgruppenuntersuchung (AB0, Rh)
  HLA-A, -B, -C und -DR Typisierung
  HLA-Antikörperscreening
  Crossmatch

Urologische Untersuchung:
  Ultraschalluntersuchung
  Zystoskopie und Refluxprüfung
  Urodynamische Studien

Verschiedenes:
  Skelettröntgen (renale Osteodystrophie)
  HNO-Untersuchung
  Zahnärztliche Untersuchung
  Ermittlung der Grundkrankheit (Biopsieresultate)
  Psychosoziale Untersuchung
  Familientreffen

wird, wie etwa die schwere, durch Renin vermittelte Hypertonie, eine maßive Proteinurie, Polyurie oder eine Hydronephrose mit hochgradigem Reflux und rezidivierenden Infekten. Die Spenektomie soll immer vermieden werden.

4 Immunsuppression

Die Immunsuppression beim kindlichen Empfänger gleicht derjenigen beim Erwachsenen. Es werden vor allem Kortikosteroide, Azathioprin und Ciclosporin zur Erhaltungstherapie verwendet. Pulssteroide, ATG und OKT3 werden zur Behandlung der Abstoßungsreaktion eingesetzt (2, 3, 10).

Kortikosteroide werden in verschieden hoher Dosierung verwendet, und bisher ist kein Konsensus betreffs optimaler Dosierung erzielt worden. Die geläufigste Erhaltungsdosis liegt zwischen 0,15 und 0,25 mg/kg/Tag. Kortikosteroide sind mit vielen Nebenwirkungen verbunden, unter anderem Hypertonie, Cushing-Habitus, Osteoporose, Minderwuchs, Kataraktbildung, erhöhtes Infektionsrisiko, aseptische Hüftnekrose und Magenulkus. Eine Hemmung des Wachstums tritt bei täglicher Prednisondosis von > 8,5 mg/m^2 auf. Durch „alternate day therapy" (Gabe von Steroiden jeden 2. Tag) können jedoch der wachstumshemmende Effekt sowie weitere Nebenwirkungen unterdrückt werden (1, 6). Es wird auch immer wieder versucht, die Steroidbehandlung bei gut funktionierenden Transplantaten nach > 2 Jahren komplett auszuschleichen und mit Ciclosporin und Azathioprin zu behandeln. In vielen Fällen mag dies ohne Probleme vor sich gehen, oft muß aber die Steroidbehandlung wegen Abstoßungsreaktion wieder aufgenommen werden.

Methylprednisolon in hoher Dosis (0,5–1 g iv für drei Tage) wird meist zur initialen Behandlung der Abstoßungsreaktion verwendet. Es ist gezeigt worden, daß auch eine niedrigere Dosis (< 0,25 g/Tag) die Abstoßungsreaktion wirkungsvoll unterdrückt.

Azathioprin wird wie beim Erwachsenen in einer Dosis von 1–3 mg/kg/Tag verwendet (Tabelle 21). Azathioprin ist ein Antimetabolit und wirkt immunsuppressiv durch Hemmung der DNS- und RNS-Synthese in Antigen-stimulierten Lymphozyten. Dadurch wird die Abstoßungsreaktion verhindert. Azathioprin hat keine Wirkung auf eine schon bestehende Abstoßung. Es wird meist gut vertragen. Nebenwirkungen schließen Knochenmarksuppression (megaloblastäre Veränderungen, Anämie, Leukopenie, Thrombopenie), Lebertoxizität und Haarausfall ein. Durch Dosisreduktion kann der suppressive Effekt auf das Knochenmark meist beseitigt werden.

Ciclosporin wurde schon früh nach dessen Einsatz bei Erwachsenen auch bei Kindern eingesetzt und hat die Erfolgsrate der kindlichen Nierentransplantation bedeutend verbessert (2, 12). Ciclosporin hemmt die T-Zellenfunktion, indem es die Zytokinsynthese (IL-2) unterdrückt und dadurch die Lymphozytenproliferation wirkungsvoll blockiert. Ciclosporin hat bei Kindern eine höhere Clearance und

Tabelle 21. Immunsuppressionschema beim kindlichen Transplantatempfänger[a]

Prednisolon oder Prednison:	0,5 mg/kg (mindestens 20 mg/Tag) 1.-3. Woche 0,33 mg/kg nach 6 Wochen 0,25 mg/kg 9.-12. Woche 0,15–0,25 mg/kg Erhaltungsdosis
Azathioprin:	1–3 mg/kg
Ciclosporin:	8–12 mg/kg/Tag (2x tägliche Dosis) 6–8 mg/kg in den ersten 3 Monaten 4–8 mg/kg nach 3 Monaten Erhaltungsdosis

[a] Tripeltherapie

eine kürzere Halbwertzeit als beim Erwachsenen, weist aber eine gleichwertig biologische Verfügbarkeit auf. Deshalb muß es bei Kindern in einer etwas höheren Dosis als beim Erwachsenen verwendet werden (4–8 mg/kg/Tag, oder 300 mg/m^2 Erhaltungstherapie), oft in 2mal täglicher Dosis. Die größte Nebenwirkung des Ciclosporins ist dessen Nephrotoxizität, die verlangt, daß der Plasmaspiegel fortlaufend kontrolliert wird. Viele Medikamente wie Antiepileptika, Tuberkulostatika und Erythromycin beeinflußen den Ciclosporinplasmaspiegel und können zu toxischen oder andererseits zu subtherapeutischen Ciclosporinkonzentrationen führen. Unter den weiteren Nebenwirkungen des Ciclosporins sind Hypertonie, Hyperkaliämie, Hepatotoxizität, Tremor, Hirsutismus, gingivale Hyperplasie, Hyperästhesie und gastrointestinale Intoleranz zu nennen.

Antilymphozytenglobulin (ALG) und Antithymozytenglobulin (ATG) kommen auch bei pädiatrischen Patienten zur Anwendung. Die Wirksamkeit der prophylaktischen Verwendung von ALG und ATG in Form von 10–14tägiger Behandlung (15–20 mg/kg/Tag) unmittelbar nach Nierentransplantation ist kontrovers, da die Transplantatüberlebensrate nicht in allen Studien wesentlich verbessert wird. ALG und ATG werden bei Kindern vor allem zur Behandlung der Abstoßungsreaktion verwendet (15tägige Behandlung mit 10 mg/kg/Tag). Nebenwirkungen von ATG und ALG schließen Fieber, Thrombozytopenie, Sensibilisierung und anaphylaktische Reaktionen ein. ATG und ALG reaktivieren den Zytomegalovirus und können einen akuten ZMV-Infekt auslösen.

Der Anti-CD3-Antikörper OKT3 wird wie bei Erwachsenen auch bei Kindern zur Behandlung der Abstoßungsreaktion verwendet und ist wahrscheinlich das wirkungsvollste Medikament gegen Abstoßung. Die Dosis beträgt 2,5 mg/Tag bei Kindern < 30 kg, und 5 mg/Tag bei Kindern mit höherem Gewicht; die Behandlungsdauer ist 10–14 Tage. OKT3 verursacht bei der 1. Injektion ein „first use syndrome", welches durch Fieber, Schüttelfrost, Atemnot, Tremor, Nausea und Erbrechen charakterisiert ist. Dies wird durch Zytokinausschütung aus Lymphozyten verursacht, vor allem TNF-α, IFN-γ und IL-6. Dieser Effekt verschwindet rasch und manifestiert sich nach der 2. Dosis kaum mehr.

Weitere immunsuppressive Behandlungen, die in der pädiatrischen Transplantationsmedizin zur Anwendung gekommen sind, schließen Plasmapherese, Bestrahlung und Splenektomie ein. Da keine signifikanten Resultate mit diesen Methoden erzielt wurden, werden sie heute kaum mehr verwendet.

5 Komplikationen

5.1 Infektionen

Infektionen sind bei transplantierten Kindern ebenso häufig wie bei Erwachsenen und stellen die häufigste Todesursache dar. Wie bei Erwachsenen werden Zytomegalovirusinfektion und Harnwegsinfekte bei Kindern häufig angetroffen. Die Herpesviren ZMV, Herpes simplex, Varicella Zoster und Epstein-Barr stellen insgesamt die häufigste Infektionsursache dar. Die Zytomegalie äußert sich in langdauerndem remittierendem Fieber, Leukopenie, Thrombozytopenie, Pneumonie und Hepatitis. Oft steigt auch das Kreatinin an, ein Zeichen der Transplantatdysfunktion. Varizellen stellen ein besonderes Problem in immunsupprimierten Kindern dar, da schwere Verläufe entstehen können. Meist muß Azathioprin gestoppt werden. Acyclovir und Zoster-Immunoglobulin können zur Behandlung und auch zur Prophylaxe von exponierten Kindern verwendet werden (13).

Die *Pneumocystis-carinii*-Pneumonie kann wirkungsvoll durch prophylaktische Sulfonamidbehandlung vermieden werden. Durch Bakterien, Viren, Fungi und Protozoen verursachte Pneumonien können beim immunsupprimierten kindlichen Empfänger einen schweren Verlauf nehmen und fatal verlaufen.

Hepatitis kann durch ZMV, Hepatitis B und C (Non-A, Non-B-) Viren verursacht werden und muß von der Azathioprintoxizität unterschieden werden. Kinder mit fortdauernder Hepatitis-B-Antigenämie sind schlechte Transplantationskandidaten und laufen Gefahr, eine chronisch aktive Hepatitis und später eine Leberzirrhose zu entwickeln. Hepatitis-B-Antigen-positive pädiatrische Patienten werden aber immer wieder transplantiert, da der längerfristige Verlauf nicht immer abgeschätzt werden kann.

Opportunistische Infektionen, wie etwa *Listeria monocytogenes*, *Nocardia asteroides*, Mykobakterien, *Aspergillus fumigatus* und *Histoplasma capsulatum* treten seltener auf, müssen aber in der Differentialdiagose immer berücksichtigt werden.

5.2 Hypertonie

Hoher Blutdruck nach Nierentransplantation ist sehr häufig und tritt bei fast 100% der Kinder auf (8). Verschiedene Faktoren verursachen diese Hypertonie, mitunter Kortikosteroide, Ciclosporin, akute Tubulusnekrose, chronische und akute Abstoßungsreaktionen, Transplantatnierenarterienstenose und rezidivierende Grunderkrankung. Durch Reduzieren der Steroid- und Ciclosporindosis in der postoperativen Phase sinkt die Rate der an Hypertonie leidenden Kinder merklich. Eine neu nach Transplantation auftretende Hypertonie wird auch oft durch Volumenüberschuß verursacht. Häufig kann aber die Ursache der Hypertonie nach Ausschluß der geläufigsten Ursachen nicht ermittelt werden. Es ist wichtig, den Blutdruck medikamentös in guter Kontrolle zu halten, da unkontrolliert hoher Blutdruck zu hypertensiven Krisen mit Enzephalopathie und Epilepsie führen kann. Längerfristig ist es ebenfalls von großer Bedeutung, das Transplantat nicht durch hohen Blutdruck chronisch zu schädigen.

5.3 Steroidtoxizität

Kortikosteroide sind mit verschiedenen Nebenwirkungen verbunden, vor allem Wachstumshemmung (1, 2), aseptische Hüftnekrose, Kataraktbildung, Hypertonie und Hyperlipidämie (6). Durch möglichst niedrige Steroiddosierung können viele dieser Nebenwirkungen in Schranken gehalten werden. Seit Einführung des Ciclosporins muß allgemein weniger Prednison verschrieben werden, was zu einer Reduktion dieser Komplikationen geführt hat.

Posteriore subkapsuläre Katarakte treten bei vielen Kindern als Folge der Steroidbehandlung auf. Die sehr variable Inzidenzrate dieser Komplikation (5–50%) scheint vor allem durch die Gesamtsteroiddosis im ersten Jahr nach der Transplantation beeinflußt zu sein. Bei niedriger Steroiddosierung ist die Progression dieser Katarakte sehr langsam, und eine Kataraktextraktion muß nur in seltenen Fällen vorgenommen werden.

Die Inzidenz der aseptischen Hüftnekrose wird in verschiedenen Studien zwischen 5–20% angegeben, scheint aber am Abnehmen zu sein. Die aseptische Knochennekrose kann auch in anderen Gelenken auftreten. Die Ursachen der Hüftnekrose sind multifaktoriell und schließen steroidinduzierte Osteopenie, sekundären Hyperparathyreoidismus und Hypophosphatämie ein. Oft sind Hüftschmerzen das hauptsächlichste Symptom und gehen röntgenologischen Zeichen voran. Bei schwerem Verlauf und starker Behinderung mit fortdauernden Schmerzen muß gegebenenfalls eine Hüftprothese eingesetzt werden.

5.4 Minderwuchs

Die Urämie bewirkt bei allen terminal niereninsuffizienten Kindern einen bedeutenden Minderwuchs. Durch die Transplantation wird die Urämie wohl korrigiert, jedoch wird jetzt durch die Steroidbehandlung das Längenwachstum gehemmt. Die Wachstumsrate soll daher durch möglichst niedrige Steroidbehandlung günstig beeinflußt werden, am besten mit steroidfreien Immunsuppressionsschemen oder mittels „alternate day therapy". Mögliche Komplikation der tiefen Steroidbehandlung ist aber die Abstoßungsreaktion. Durch den Einsatz von Ciclosporin in den letzten Jahren konnte aber bei vielen Transplantierten der Steroidverbrauch gesenkt werden, was zu verbessertem Wachstum bei nierentransplantierten Kindern geführt hat (Abbildung 27).

Wenn der Minderwuchs trotz erfolgreicher Nierentransplantation ausgeprägt ist, kann eine Behandlung mit rekombiniertem Wachstumshormon (rhGH) durchgeführt werden. Mögliche Nebenwirkungen sind aber Verschlechterung der Transplantatfunktion, akute und chronische Abstoßungen sowie Auftreten von Glukoseintoleranz oder gar Diabetes. Die Indikation für eine Behandlung mit rhGH muß deshalb sorgfältig gegen das Risiko der Transplantatverschlechterung abgewogen werden (8a).

5.5 Rezidivierende Primärerkrankung

Unter den rezidivierenden Grunderkrankungen muß vor allem die fokalsegmentale Glomerulosklerose erwähnt werden (16). Die Rezidivrate liegt bei 6-33% und wird signifikant durch Dauer und Intensität der Grundkrankheit beeinflußt. Jüngere Patienten mit kurzdauernder Grundkrankheit, welche auch mesangiale Pro-

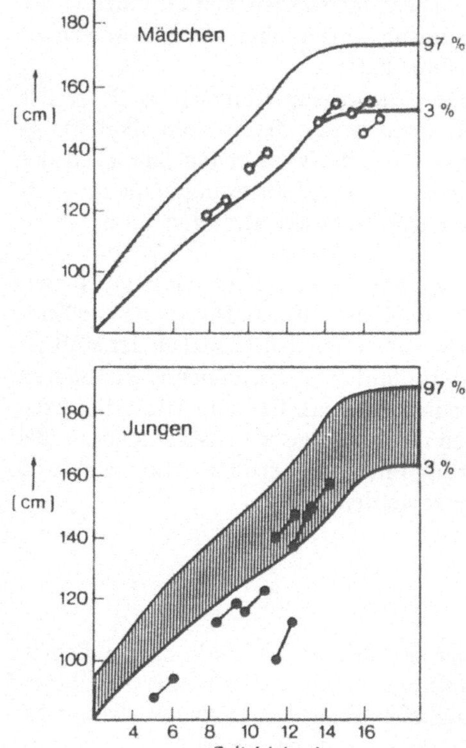

Abb. 27. Individuelle Wachstumsraten bei transplantierten Kindern (> 1 Jahr) unter Ciclosporintherapie im Vergleich zu normalen Wachstumskurven. Nach Brodehl et al. (2)

liferation in der Biopsie aufweisen, haben ein weit größeres Risiko für ein Rezidiv. Weitere rezidivierende Glomerulonephritiden (GN) schließen Schönlein-Henoch Purpura, membranoproliferative und membranöse GN, IgA-Nephropathie und seltener hämolytisch-urämisches Syndrom ein.

Obwohl die Oxalose häufig zu Transplantatverlust führt, sind gute Resultate durch agressive Behandlung mit Pyridoxin, Phosphat, nicht-kalziurisch wirkenden Diuretika und Flüssigkeitszufuhr erzielt worden (14). Durch diese Behandlung soll vor allem die Kalziumoxalatdeposition im Transplantat verhindert werden.

5.6 Malignome

Die Inzidenz von Malignomen, die *de novo* im transplantierten Kind entstehen ist recht gering. Die häufigste Krebsart ist das Lymphom, welches durch den Epstein-Barr-Virus getriggert sein kann. Lymphome treten gehäuft bei mit OKT3 behandelten Patienten auf, und wahrscheinlich spielt hochdosiertes Ciclosporin ebenfalls eine Rolle. Die Behandlung besteht im Reduzieren der Immunsuppression und in Chemotherapie oder Bestrahlung. EBV-assoziierte Lymphome sprechen manchmal auf eine Therapie mit Acyclovir an.

5.7 Chirurgische Komplikationen

Die chirurgischen Komplikationen sind ähnlich wie bei Erwachsenen, wobei urologische Komplikationen, vor allem die Obstruktion, bei Kindern wegen der technisch schwierigeren Transplantation häufiger auftreten (13). Durch Obstruktion können Harnlecke und Reflux entstehen, und es entwickeln sich Harnwegsinfekte. Urologische Komplikationen müssen unter Verwendung von Ultraschall und retrograder Urographie rasch erkannt und behandelt werden.

Vaskuläre Komplikationen und die Ausbildung von Lymphozelen und anderen Flüssigkeitsansammlungen sind etwas weniger häufig als die urologischen Komplikationen. Vaskuläre Thrombosen können aber bei transplantierten Kleinkindern wegen der schwierigen operativen Verhältnisse gehäuft auftreten und zu Transplantatverlust führen. Im allgemeinen sind aber die chirurgischen Komplikationen dank besserer Erfahrung und operativer Technik rückläufig. Es wird empfohlen, Nierentransplantationen bei Kindern nur in wenigen „centers of excellence" durchzuführen, wo auch die nötige Erfahrung durch entsprechende Fallzahlen gewährleistet ist.

6 Langzeitresultate nach kindlicher Nierentransplantation

Die Erfolgsrate der kindlichen Nierentransplantation hat sich in den letzten zehn Jahren ständig verbessert, parallel zu der verbesserten Rate bei Erwachsenen. So kann mit einer Transplantatüberlebensrate von 30–60% bei Leichennierenspende nach 5–10 Jahren gerechnet werden (3, 6, 10). Diese Rate beträgt 75–80% bei Lebendverwandtenspende. Als Hauptursachen des Transplantatverlusts sind vor

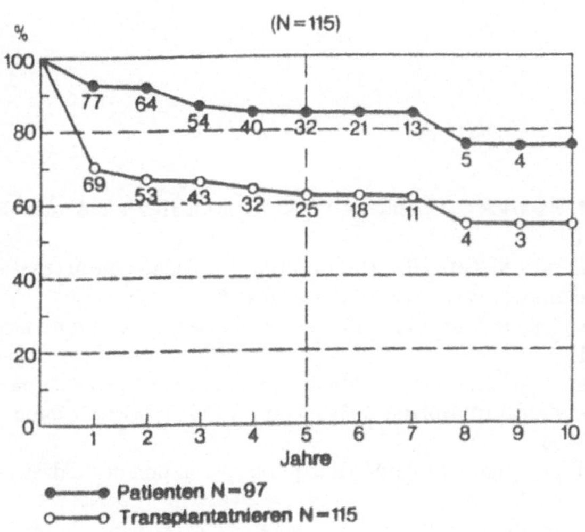

Abb. 28. Überlebensrate von Niertentransplantierten und von Nierentransplantaten in Kindern an der Medizinischen Hochschule Hannover, dargestellt im aktuellen Life-Table-Verfahren. Die Ziffern geben jeweils die Anzahl der Patienten bzw. Nieren an, die dem Risiko in der folgenden Zeitspanne ausgesetzt sind. Nach Brodehl et al. (2)

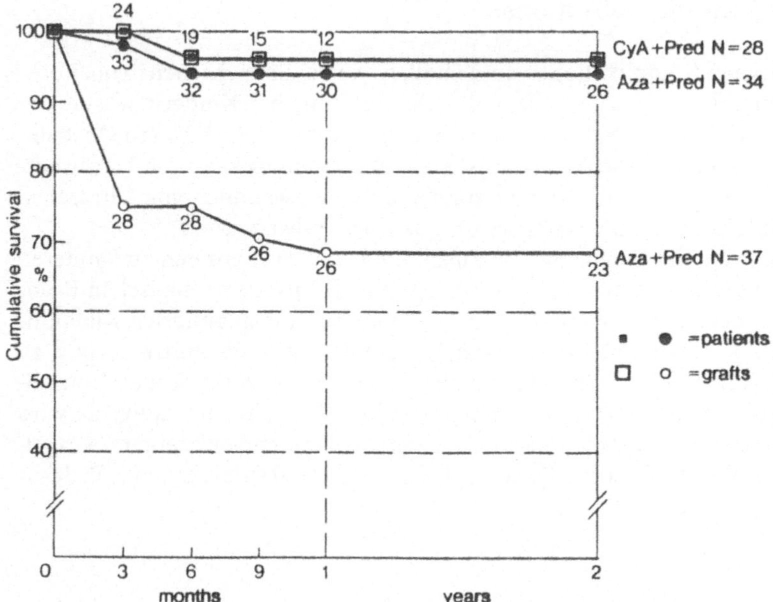

Abb. 29. Überlebensraten von kindlichen Patienten und von Nieren unter Ciclosporin/Prednisolontherapie, verglichen mit unter Azathioprin/Prednisolonbehandlung stehenden Patienten an der Medizinischen Hochschule Hannover. Nach Brodehl et al. (2)

allem die irreversible Abstoßung, Gefäßkomplikationen und das Rezidiv der Grundkrankheit zu nennen. Abbildung 28 zeigt als Beispiel die Langzeitresultate der Medizinischen Hochschule Hannover (2, 13). Eine signifikante Verbesserung der Resultate scheint sich seit der Einführung von Ciclosporin zu zeigen (Abbildung 29).

Literatur

1.   Bosque M, Munian A, Bewick M, Haycock G, Chantler C (1983) Growth after renal transplants. Arch Dis Childhood 58:110

1a.   Briscoe DM, Kim MS, Lillehei C, Eraklis AJ, Levey RH, Harmon WE (1992) Outcome of renal transplantation in children less than two years of age. Kidney Int 42:657

2.   Brodehl J, Pichlmayr R, Offner G (1985) 14 Jahre Nierentransplantation bei Kindern. Monatschr Kinderheilkd 133:771

3.   Chavers BM et al. (1990) Results of pediatric kidney transplantation at the University of Minnesota. In: Terasaki PI (ed) Clinical transplants 1989, chap 26. UCLA Tissue Typing Laboratory. Los Angeles, pp 253-266

4.   Clark AGB, Rigden SPA, Haycock GB, Chantler C (1987) Renal transplantation in children. Transplantation Rev 1:101

5.   Ettenger RB (1990) Renal Transplantation. In: Barakat AY (ed) Renal disease in children. Springer, Berlin Heidelberg New York Tokyo, 371-383

6.   Ettenger RB, Fine RN (1987) Renal Transplantation. In: Holliday MA, Barratt TM, Vernier RL (eds) Pediatric Nephrology, 2nd ed, chap 51. Williams & Wilkins, Baltimore, pp 828-851

7.   Gradus D, Ettenger RB (1982) Renal transplantation in children. Ped Clin North Am 29:1013

8.   Ingelfinger JR (1982) Hypertension in end-stage renal disease and renal transplantation. In: Markowitz M (ed) Major problems in clinical pediatrics, vol 24: Pediatric hypertension, chap 18. Saunders, Philadelphia, pp 252-268

8a. Jabs K, van Dop C, Harmon WE (1993) Growth hormone treatment of growth failure among children with renal transplants. Kidney Int 44 (suppl 43):S-71

9.   Lum CT, Wassner SJ, Martin DE (1985) Current thinking in transplantation in infants and children. Ped Clin North Am 32:1203

10. Najarian JS et al. (1986) The outcome of 304 primary renal transplants in children (1968-1985). Ann Surg 204:246

10a. Najarian JS, Almond PS, Gillingham KJ, Mauer SM, Chavers BM, Nevins TE, Kashtan CE, Matas AJ (1993) Renal transplantation in the first five years of live. Kidney Int 44 (supppl 43):S-40

11. Nevins T, Chang PN, Mauer SM (1984) Renal transplantation in the very young child. In: Tune BM, Mendoza SA, Brenner BM, Stein JH (eds) Contemporary issues in nephrology, vol 12: Pediatric nephrology, chap 14. Churchill-Livingstone, Edinburgh, pp 381-397

12. Offner G, Hoyer P, Brodehl J (1987) The use of cyclosporine post renal transplantation in children. In: Recent advances in pediatric nephrology. Excerpta Medica. Elsevier Science Publishers, Amsterdam, pp 483-487

13. O'Regan S, Yazbeck S (1987) Kidney transplantation: complications in childen. In: Toledo-Pereyra LH (ed) Immunology Series, vol 32: Complications of organ transplantation. Dekker, New York, pp 81-99

14. Scheinman JI, Najarian JS, Mauer SM (1984) Successful strategies for renal transplantation in primary oxalosis. Kidney Int 25:804

15. Sheldon CA, McLorie GA, Churchill BM (1987) Renal transplantation in children. Ped Clin North Am 34:1209

16. Striegel JE, Sibley RK, Fryd DS, Mauer SM (1986) Recurrence of focal segmental sclerosis in children following renal transplantation. Kidney Int 30 (suppl 19):S-44

17. Trompeter RS, Bewick M, Haycock GB, Chantler C (1983) Renal transplantation in very young children. Lancet 1:373

V Klinische Aspekte der Immunsuppression

1 Einführung

Kortikosteroide, zytotoxische Medikamente (Azathioprin und Cyclophosphamid) und Ciclosporin bilden die Grundlage der immunsuppressiven Therapie nach Nierentransplantation. Diese Pharmaka können in verschiedenen Kombinationen oder im Falle von Ciclosporin als Monotherapie angewendet werden. Verschiedene Protokolle und deren Erfolgsrate sind in zahlreichen klinischen Studien beschrieben worden. Die Tripeltherapie mit Prednison, Azathioprin und Ciclosporin hat sich in vielen Zentren als bewährte Behandlungsform durchgesetzt. Dies erlaubt, die Dosis der einzelnen Medikamente niedrig zu halten und gleichzeitig doch eine ausgezeichnete immunsuppressive Wirkung zu erzielen. Im folgenden sollen die klinisch relevanten Immunsuppressiva beschrieben und ihre Anwendung besprochen werden.

2 Kortikosteroide

2.1 Pharmakokinetische Aspekte

Cortisol (Hydrocortison) ist das Hauptprodukt der Nebennierenrinde, und wird im Blut zu 80% an Transcortin, ein α-Globulin gebunden. Ein geringerer Teil wird durch Albumin gebunden und steht im Gleichgewicht mit Geweberezeptoren. Der Transcortin-Cortisol-Komplex ist biologisch inaktiv. Die endogene Sekretionsrate von Cortisol beträgt 15–30 mg pro Tag (17, 23, 25).

Unter den synthetischen Analogsubstanzen von Cortisol werden bei klinischer Transplantation Prednisolon, Prednison und Methylprednisolon verwendet (Abbildung 30). Prednisolon hat eine 4mal stärkere glukokortikoide Wirkung als Cortisol und nur 0,8mal die mineralokortikoide Wirkung von Cortisol (Tabelle 22). Methylprednisolon hat eine 5mal stärkere Wirkung als Cortisol, aber nur 0,5mal die mineralokortikoide Wirkung des Cortisols (17). Prednison wird in der Leber rasch in das aktive Prednisolon umgewandelt, und praktisch haben diese beiden Substanzen äquivalente Wirkung (11). Die synthetischen Kortikosteroide zeigen keine kompetitive Wirkung mit Cortisol für Transcortin und sind weniger stark an Albumin gebunden als die natürlich vorkommenden Steroide.

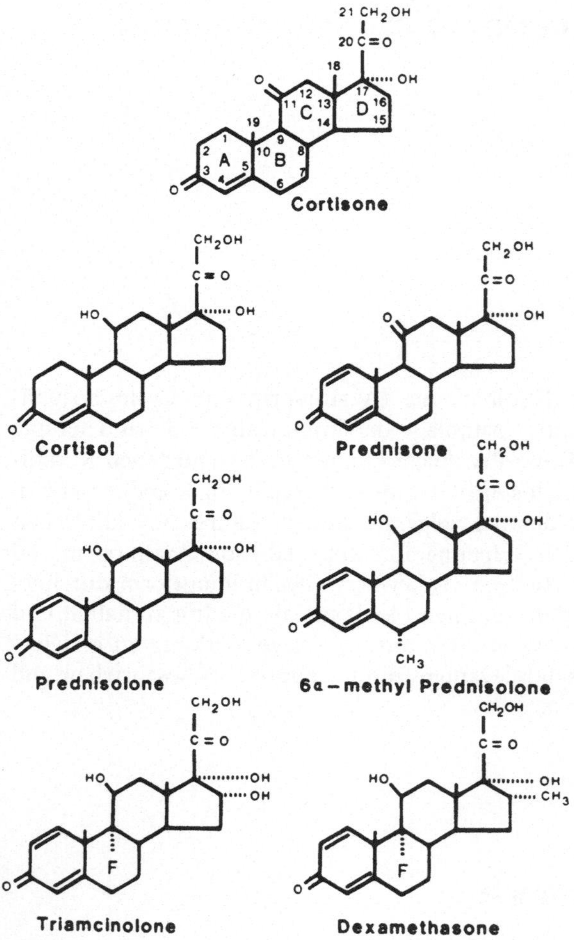

Abb. 30. Chemische Struktur von natürlichen und synthetischen Kortikosteroiden. Aus Nelson et al. (25)

Obwohl Dexamethason ein 20-30mal stärkeres Glukokortikoid als Cortisol ist, hat es sich in einer Studie, in welcher von Prednison auf Dexamethason gewechselt wurde, nicht gut als Langzeitimmunsuppressivum bewährt und förderte zudem hohen Blutdruck (1).

Der Lebermetabolismus der synthetischen Kortikoide ist langsamer als derjenige von Cortisol. Zwischen verschiedenen Patienten werden große Unterschiede in der Absorption und im Lebermetabolismus von Kortikoiden beobachtet. Die biologische Verfügbarkeit von Prednisolon beträgt zwischen 25 und 100% bei täglicher Dosis von 15–22,5 mg (10, 11). Zudem ist die Bindung der Kortikoide an Plasmaproteine dosisabhängig und führt zu größerer freier Steroidkonzentration bei hoher Dosis, was den stärkeren Effekt bei höheren Dosen erklärt. Nierentransplantierte

Tabelle 22. Wirkungsvergleich zwischen verschiedenen Kortikosteroiden

	Relativer entzündungs-hemmender Effekt	Relativer Natrium-sparender Effekt	Äquivalenz-dosis (mg)
Cortisol (Hydrocortison)	1	1	20
Cortison	0,8	0,8	25
Prednisolon	4	0,8	5
Prednison	4	0,8	5
Methylprednisolon	5	0,5	4
Triamcinolon	5	0	4
Betamethason	25	0	0,75
Dexamethason	25	0	0,75
Aldosteron	?	3 000	–
Fludrocortison	10	125	–

sind oft hypoalbuminämisch, was ebenfalls zu einer größeren freien Steroidkonzentration beiträgt und mit signifikanten Nebenwirkungen einhergehen kann (20, 28).

Die biologische Halbwertszeit von Prednison und Methylprednisolon – gemessen an der Hypothalamus-Hypophysen-Nebennieren-Suppression – beträgt 12–36 h. Dies kontrastiert mit einer Plasmahalbwertszeit von 3–4 h. Bei Niereninsuffizienz ist die metabolische Clearance von Prednisolon vermindert (20). Dies kann durch verminderte Bindung an Eiweiß oder durch Veränderung des Verteilvolumens erklärt werden. Kortikosteroide sind dialysierbar (33) und sollten deshalb bei dialysepflichtigen Patienten mit Transplantatversagen immer nach der Dialyse verabreicht werden.

Therapeutisches Monitoring von Kortikosteroiden wird klinisch nicht angewendet. Deshalb wird in der gängigen klinischen Praxis die Steroidtherapie in fixen Dosen verschrieben, obwohl die großen Unterschiede in der Pharmakokinetik zwischen verschiedenen Patienten zunehmend erkannt werden (10–14).

2.2 Klinische Anwendung und Dosierung

Es besteht kein Zweifel, daß Kortikosteroide einen wesentlichen Bestandteil der immunsuppressiven Erhaltungstherapie darstellen (8, 30). Prednison und Prednisolon sind die zwei synthetischen Kortikoide, welche am meisten angewendet werden, hauptsächlich wegen ihres geringen mineralokortikoiden Effekts und auch aus Kostengründen. Bevor Ciclosporin zum Einsatz kam, wurde Prednison zusammen mit Azathioprin 25 Jahre lang als die konventionelle Immunsuppressionstherapie bei allen Transplantierten angewendet.

Es besteht eine große Kontroverse in der Literatur betreffs der adäquaten Dosierung der Kortikosteroide (16, 19a). Die Steroidbehandlung nach Nierentransplantation ist empirisch, da keine therapeutischen Medikamentenkonzentrationen bekannt sind und kein Monitoring durch Bestimmen des Plasmaspiegels für synthetische Kortikoide durchgeführt wird.

Die meisten Transplantationszentren geben zwischen 30 und 120 mg Prednison oder Prednisolon pro Tag postoperativ in einer oder mehreren Gaben, gefolgt von einer Reduktion auf 20– 30 mg pro Tag nach 3 Monaten, wenn keine Abstoßungsreaktionen auftreten (34). Verschiedene Studien sind durchgeführt worden, um die Wirksamkeit und die Nebenwirkungen von hoher (60–120 mg pro Tag) und niedriger (20–30 mg pro Tag) Steroiddosierung nach Transplantation zu vergleichen (4, 5, 15, 18, 19, 21, 22, 24, 26). Ein Konsensus ist bisher nicht erreicht worden, mitunter auch dadurch, daß genügend große, randomisierte klinische Tests bisher nicht durchgeführt worden sind (16, 17, 29, 31). Einige Studien haben aber deutlich gezeigt, daß die Transplantatüberlebensdauer und die Mortalität bei niedriger Steroidosierung genauso gut sein kann, wie bei hoher Dosierung und daß die Komplikationsrate (aseptische Hüftnekrose, Kataraktbildung, etc.) durch die niedrigere Steroiddosis verringert wird. Seit der Einführung des Ciclosporins ist die niedrigere Steroiddosierung (im Bereich von 20–30 mg pro Tag zu Beginn nach der Transplantation) der hohen Dosierung vorzuziehen.

Bei unkompliziertem Verlauf kann unter sorgfältiger Beobachtung der Nierenfunktion die Kortikosteroiddosis nach der Transplantation relativ rasch von der hohen Initialdosis auf eine Dosis von ungefähr 20 mg/Tag gesenkt werden (innerhalb von 6–8 Wochen) und sollte dann um 2,5 mg alle 4–6 Wochen reduziert werden. Wenn keine Abstoßungsreaktionen auftreten, soll die Prednisondosis nach 6-12 Monaten 7,5–15 mg pro Tag betragen. Einige Gruppen haben das Umstellen der Steroidbehandlung auf jeden 2. Tag („alternate day therapy") vorgeschlagen, um die Steroidtoxizität zu verringern (6, 7). Dies ist möglich, da der immunsuppressive Effekt im Prinzip über 48 h erhalten bleibt. Vor allem bei pädiatrischen Patienten erweist sich dies als günstig, weil durch diese Therapieform die Wachstumsrate verbessert wird. Es wurde aber verschiedentlich über ein höheres Abstoßungsrisiko berichtet, wenn auf „Alternate Day"-Therapie gewechselt wird. Gewisse Nebenwirkungen wie Hyperlipidämie bleiben ebenfalls bestehen. Wird die „Alternate Day"-Therapie angestrebt, so muß die Prednisongabe bei 2mal täglicher Gabe zuerst auf eine einmalige Tagesdosis gebracht werden. Die Dosis muß dann am 1. Tag allmählich erhöht und gleichzeitig am 2. Tag verringert werden (2,5 mg alle 3–4 Wochen), bis eine Dosis von ungefähr 20 mg jeden 2. Tag erreicht wird. Die durchschnittliche Steroiddosis bleibt die gleiche (um die 10 mg/Tag).

Es ist in mehreren Studien gezeigt worden, daß die Steroidbehandlung nach Nierentransplantation komplett abgesetzt werden kann, wenn die Therapie mit anderen Immunsuppressiva weitergeführt wird (Azathioprin, CsA) (35). In gewissen Fällen treten jedoch Abstoßungsreaktionen auf, und es muß wieder zu täglicher Steroidgabe zurückgegangen werden, vorzugsweise am Morgen, wenn die Unterdrückung der Hypophyse am geringsten ist.

Chronische Prednison- oder Prednisolontherapie von mehr als 15 mg pro Tag für mehr als 3 Wochen kann Nebenniereninsuffizienz verursachen. Deshalb darf die Steroidbehandlung auf keinen Fall abrupt abgesetzt werden, sondern muß durch schrittweise geringer werdende Dosen über Wochen beendet werden (2). Die

Funktionstüchtigkeit der Nebennierenrinde kann durch den Synacthen-Test folgendermaßen geprüft werden (3, 36):

1. Am Morgen, bevor Prednison eingenommen wird, soll um 8 Uhr ein Cortisolspiegel bestimmt werden (Nüchterncortisol, Normalwert 220–680 nmol/l).
2. Kurz danach wird 0,25 mg Synacthen (Tetracosactid, ein ACTH-Analog) intramuskulär injiziert.
3. 45 min später wird ein weiterer Cortisolspiegel bestimmt.

Die Nebennierenrinde kann als supprimiert betrachtet werden, wenn der Cortisolspiegel nicht mindestens einen Grundwert von 5 µg/100 ml (135 nmol/l) hat und nach 45 min. nicht mindestens um 6 µg/100 ml (160 nmol/l) auf einen Wert von mindestens 20 µg/100 ml (540 nmol/l) ansteigt. Ist die Nebennierenrinde nicht supprimiert, so kann die Kortikosteroidtherapie ohne Risiko relativ rasch abgesetzt werden. Der Synacthentest prüft nur die Funktion der Nebennierenrinde, nicht jedoch die der Hypophyse. Bei komlexen Fragestellungen muß die Suppression der Hypophyse unter Kortikosteroidtherapie separat geprüft werden.

2.3 Nebenwirkungen

Die Nebenwirkungen der Kortikosteroide sind dem Kliniker wohlbekannt und sind in Tabelle 23 zusammengefaßt. Die präzise Rolle der Steroide in der Pathogenese der Hypertonie nach Nierentransplantation ist schwierig zu erforschen, da Kortikosteroide meist in Kombination mit dem hypertensiv wirkenden Ciclosporin angewendet werden. Glukoseintoleranz und Hyperlipidämie sind Komplikationen der Kortikosteroidtherapie, welche auch Risikofaktoren für atherosklerotische, kardiovaskuläre und zerebrovaskuläre Erkrankungen darstellen.
Je niedriger die Steroiddosis, desto geringer die Nebenwirkungen. Ob das Umstellen von konventionellen Steroiden auf das mit weniger Nebenwirkungen behaftete Deflazacort nach Nierentransplantation gute Langzeitresultate bringt, bleibt zu zeigen. Durch Anwendung von Ciclosporin kann heute die Steroiddosis allgemein viel tiefer gehalten werden, ohne daß Abstoßungsreaktionen auftreten (sog. „steroid-sparing effect" des CsA). Gewisse Nebenwirkungen wie Kataraktbildung und aseptische Hüftnekrose verlangen entsprechende Konsultationen mit Spezialisten (Ophthalmologen, Orthopäden).

2.4 Medikamenteninteraktionen

Es ist bekannt, daß Induktoren der mikrosomalen hepatischen Leberenzyme die immunsuppressive Wirkung von Ciclosporin hemmen. Es ist weniger bekannt, daß dies auch für Kortikosteroide gilt. Phenobarbitol z.B. vermindert die Fläche unter der Zeitkonzentrationskurve des freien, nicht an Proteine gebundenen Prednisolon (28, 32, 38). Rifampicin und Phenytoin induzieren ebenfalls die mikrosomalen Leberenzyme und können eine Abschwächung der Steroidwirkung

Tabelle 23. Hauptsächlichste Nebenwirkungen der Glukokortikosteroide. Nach Nelson (25)

Stoffwechselstörungen
    Adipositas
    Glukoseintoleranz, Diabetes mellitus
    Hyperlipidämie
Endokrinologische Störungen
    Unterdrückung der hypothalamo-hypophysären-adrenalen Achse
    Wachstumsrückstand bei Kindern
    Menstruationsstörungen (sekundäre Amenorrhö)
Muskuloskeletale Störungen
    Osteoporose und vertebrale Kompressionsfrakturen
    aseptische Hüftnekrose
    Steroidmyopathie
Hautveränderungen
    dünne, brüchige Haut
    Hautblutungen
    Purpura
    Striae
    Steroidakne
    Hirsutismus
    verzögerte Wundheilung
Augenprobleme
    posteriore subkapsuläre Kataraktbildung
    Glaukom
Zentralnervöse Störungen
    psychiatrische Störungen (Steroidpsychose)
    Pseudotumor cerebri
Kardiovaskuläre und renale Störungen
    Salz- und Wasserretention
    hypokaliämische metabolische Alkalose
    Hypertonie
Gastrointestinale Störungen
    Pankreatitis
    Ulkuskrankheit
    intestinale Perforation
Schwächung des Immunsystems
    bakterielle, virale, fungale und parasitische Infektionen

mit sich bringen (9, 28). Eine Erhöhung der Steroiddosierung kann notwendig werden um die nötige immunsuppressive Wirkung konstant zu halten. Kortikosteroide selbst können ebenfalls mikrosomale Enzyme induzieren, was zu einer verminderten Wirkung von Kortikosteroiden selbst und anderen Medikamenten führen kann. Der Ciclosporinspiegel kann bei gewissen Patienten durch Kortikosteroide wie Methylprednisolon (in Stoßtherapie) signifikant erhöht werden. Das häufig zusammen mit Kortikosteroiden verschriebene Azathioprin scheint die Prednisolonpharmakokinetik nicht zu beeinflußen (13).

Literatur

1. Bennett WM, Barry JM (1979) Failure of dexamethasone to provide adequate chronic immunosuppression for renal transplantation. Transplantation 27:218
2. Byyny RL (1976) Withdrawal from glucocorticoid therapy. N Engl J Med 295:30
3. Canafax DM, Mann HJ, Sutherland DER, Simmons RL, Najarian JS (1983) The use of a cosyntropin stimulation test to predict adrenal suppression in renal transplant patients being withdrawn from prednisone. Transplantation 36:143
4. Chan L, French EM, Beare J, Oliver DO, Morris PJ (1980) Prospective trial of high-dose versus low-dose prednisolone in renal transplant patients. Transplant Proc 12:323
5. D'Apice AJF, Becker GJ, Kincaid-Smith P, Mathew TH, Ng J, Hardie IR, Petrie JJB, Rigby RJ, Dawborn J, Heale WF, Miach PJ (1984) A prospective randomized trial of low-dose versus high-dose steroids in cadaveric renal transplantation. Transplantation 37:373
6. De Vecchi A, Cantaluppi A, Montagnino G, Maestri O, Ponticelli C (1980) Long-term comparison between single-morning daily and alternate-day steroid treatment in cadaver kidney recipients. Transplant Proc 12:327
7. Dumler F, Levin NW, Szego G, Vulpetti AT, Preuss LE (1982) Long-term alternate day steroid therapy in renal transplantation. A controlled study. Transplantation 34:78
8. Dupont E, Wybran J, Toussaint C (1984) Glucocorticosteroids and organ transplantation. Transplantation 37:331
9. Frey BM, Frey FJ (1984) Phenytoin modulates the pharmacokinetics of prednisolone and the pharmacodynamics of prednisolone as assessed by the inhibition of the mixed lymphocyte reaction in humans. Eur J Clin Invest 14:1
10. Gambertoglio JG, Amend WJC, Benet LZ (1980) Pharmacokinetics and bioavailability of prednisone and prednisolone in healthy volunteers and patients: a review. J Pharmacokinet Biopharm 8:1
11. Gambertoglio JG, Frey FJ, Holford NHG, Birnbaum JL, Stanik-Lizak P, Vincenti F, Feduska NJ, Salvatierra O, Amend WJC (1982) Prednisone and prednisolone bioavailability in renal transplant patients. Kidney Int 21:621
12. Gambertoglio JG, Holford NHG, Kapusnik JE, Nishikawa R, Saltiel M, Stanik-Lizak P, Birnbaum JL, Hau T, Amend WJC (1984) Disposition of total and unbound prednisolone in renal transplant patients receiving anticonvulsants. Kidney Int 25:119
13. Gambertoglio JG, Holford NHG, Stanik-Lizak P, Birnbaum JL, Salvatierra O, Amend WJC (1984) The absence of effect of azathioprine on prednisolone pharmacokinetics following maintenance prednisone doses in kidney transplant patients. Am J Kidney Dis 3:425
14. Gambertoglio JG, Vincenti F, Feduska NJ, Birnbaum J, Salvatierra O, Amend WJC (1980) Prednisolone disposition in cushingoid and noncushingoid kidney transplant patients. J Clin Endocrinol Metab 51:561
15. Glass NR, Miller DT, Sollinger HW, Belzer FO (1983) A comparative study of steroids and heterologous antiserum in the treatment of renal allograft rejection. Transplant Proc 15:617
16. Gore SM, Oldham JA (1986) Randomized trials of high-versus-low dose steroids in renal transplantation. Does the evidence favor a consensus? Transplantation 41:319
17. Haynes RC, Murad F (1985) Adrenocorticotropic hormone; adrenocortical steroids and their synthetic analogs; inhibitors of adrenocortical steroid biosynthesis. In: Gilman AG, Goodman CS, Rall TW, Murad F (eds) The pharmacological basis of therapeutics, chap 63. Macmillan, New York, pp 1459-1489
18. Häyry P, Ahonen J, Kock B, Eklund B, Kauste A, Koskimies S, von Willebrand E (1984) Glucocorticoids in renal transplantation: Impact of high-versus-low dose postoperative methylprednisolone administration on graft survival and on the frequency and type of complications. Scand J Immunol 19:211

19. Häyry P, von Willebrand E, Ahonen J, Eklund B (1982) Glucocorticoids in renal transplantation: Impact of high-versus-low dose postoperative methylprednisolone administration on the first episode(s) of rejection. Scand J Immunol 16:39

19a. Hricic DE, Almawi WY, Strom TB (1994) Trends in the use of glucocorticoids in renal transplantation. Transplantation 57:979

20. Kawai S, Ichikawa Y, Homma M (1985) Differences in metabolic properties among cortisol, prednisolone, and dexamethasone in liver and renal diseases: accelerated metabolism of dexamethasone in renal failure. J Clin Endocrinol Metab 60:848

21. McGeown MG, Douglas JF, Brown WA, Donaldson RA, Kennedy JA, Loughridge WG, Metha S, Nelson SD, Doherty CC, Johnstone R, Todd G, Hill CM (1980) Advantages of low dose steroid from the day after renal transplantation. Transplantation 29:287

22. McGeown MG, Kennedy JA, Loughridge WGG, Douglas J, Alexander JA, Clarke SD, McEvoy L, Hewitt JC, Nelson SD (1977) One hundred kidney transplants in the Belfast City Hospital. Lancet 2:648

23. Melby JC (1977) Clinical pharmacology of systemic corticosteroids. Annu Rev Pharmacol Toxicol 17:511

24. Morris PJ, French ME, Chan L, Ting A (1982) Low dose oral prednisolone in renal transplantation. Lancet 1:525

25. Nelson AM, Conn DL (1980) Glucocorticoids in rheumatic disease. Mayo Clin Proc 55:758

26. Papadakis J, Brown CB, Cameron JS, Adu D, Bewick M, Donaghey R, Ogg CS, Rudge C, Williams DG, Taube D (1983) High-versus-low dose corticosteroids in recipients of cadaveric kidneys: prospective controlled trial. Br Med J 286:1097

27. Park GD, Bartucci M, Smith MC (1984) High-versus-low dose methylprednisolone for acute rejection episodes in renal transplantation. Nephron 36:80

28. Pickup ME (1979) Clinical pharmacokinetics of prednisone and prednisolone. Clin Pharmacokinet 4:111

29. Ponticelli C, De Vecchi AF, Tarantino A, Rivolta E, Egidi FM, Berardinelli L, Vegeto A (1983) A search for optimizing corticosteroid administration to renal transplant patients. Kidney Int 23 (suppl. 14):S-85

30. Salaman JR (1983) Steroids and modern immunosuppression. Br Med J 286:1373

31. Salaman JR, Griffin PJA, Price K (1983) High or low dose steroids for immunosuppression. Transplant Proc 15:1086

32. Sells RA, Brookes L, Basu P, Whitemore D (1978) Methylprednisolone blood levels in cadaveric renal allograft recipients. Transplant Proc 10:651

33. Sherlock JE, Letteri JM (1977) Effect of hemodialysis on methylprednisolone plasma levels. Nephron 18:208

34. Silberman H (1981) Dosage of corticosteroids in renal allograft rejection. Am J Surg 142:413

35. Steinman TI, Zimmerman CE, Monaco AP, Brown RS, Yager HM, Clive DM, Ransil BJ (1981) Steroids can be stopped in kidney transplant recipients. Transplant Proc 13:323

36. Stewart PM, Corrie J, Seckl JR, Edwards CRW, Padfield PL (1988) A rational approach for assessing the hypothalamopituitary-adrenal axis. Lancet 1:1208

37. Ubhi CS, Woodhouse L, Giles GR (1990) Interaction of intravenous methylprednisolone with orla cyclosporin. Nephrol Dial Transplant 5:376

38. Wassner SJ, Malekzadeh MH, Pennisi AJ, Ettenger RB, Uittenbogaart CH, Fine RN (1977) Allograft survival in patients receiving anticonvulsant medications. Clin Nephrol 8:293

3 Zytotoxische Pharmaka

Die zytotoxischen Pharmaka Azathioprin (Imurek) und Cyclophosphamid (Endoxan) sind in der klinischen Transplantation zusammen mit Kortikosteroiden schon seit langem angewendet worden. Sie sind nicht sehr wirksam in der Behandlung der akuten Abstoßungsreaktion, aber sie sind vor allem nützlich, um Abstossungsreaktionen zu verhindern. Azathioprin wird heute in vielen Immunsuppressionsprotokollen zusammen mit Kortikosteroiden oder kombiniert in der Tripeltherapie mit Ciclosporin verwendet (Abbildung 31).

3.1 Azathioprin

3.1.1 Pharmakologie und Wirkungsmechanismus

Azathioprin, ein Imidazolderivat des 6-Merkaptopurins (6-MP), wird seit 1961 bei Nierentransplantatierten angewendet. Nur etwa 50% von Azathioprin wird enteral resorbiert und dann in der Leber schnell zu 6-MP umgewandelt. Ein geringer Prozentsatz des Azathioprins (2%) wird unverändert im Urin ausgeschieden. Nach der enteralen Resorption verteilt sich Azathioprin rasch im Körper, weshalb der Serumspiegel sehr tief liegt. Im Serum ist es zu etwa 30% an Eiweiß gebunden. Azathioprin mit seinen Metaboliten hat eine Plasmahalbwertszeit von ungefähr 3–5 h. Der Metabolismus läuft über die Xanthinoxidase, wo-

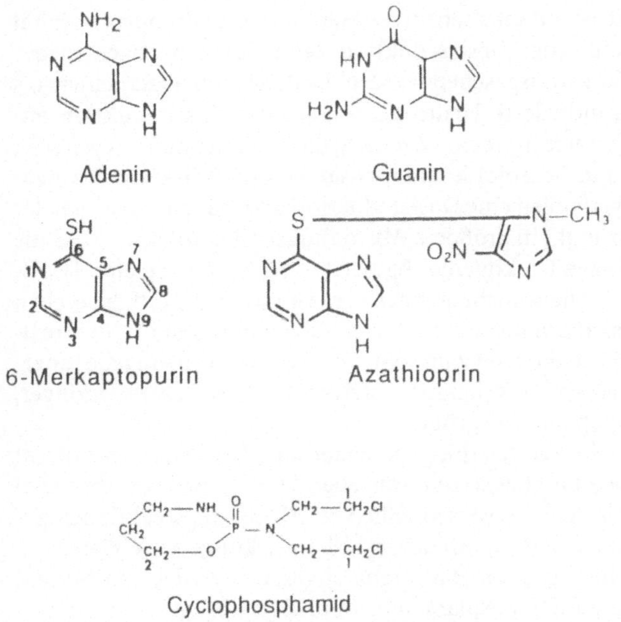

Abb. 31. Chemische Struktur der zytotoxischen Immunsuppressiva Cyclophosphamid, Azathioprin, 6-Merkaptopurin, und deren Analogie mit den Purinbasen Adenin und Guanin

durch ein großer Teil des Azathioprins als inaktive Thioharnsäure im Urin ausgeschieden werden kann. 6-MP wird intrazellulär aufgenommen und kompetiert mit Inosinmonophosphat in der Synthese der beiden Purinbasen Adenin und Guanin. Dadurch wird die Synthese der RNS und DNS in Zellen mit aktivem Metabolismus und rascher Zellteilung blockiert. Durch Blockierung der RNS-Synthese wird sekundär auch die Proteinsynthese gehemmt. Dadurch werden vor allem stimulierte Zellen, wie z.B. Immunoblasten, gehemmt (2, 12).

Andererseits wirkt Azathioprin auch toxisch auf andere rasch sich teilende Zellen, wie etwa Keimzellen, Myeloblasten, Erythroblasten und Keratinozyten. Ob bei Niereninsuffizienz eine größere Toxizität auftritt, ist umstritten (1). Einige Transplantationszentren reduzieren die Azathioprindosis bei postoperativer Niereninsuffizienz. Azathioprin ist wie Harnsäure dialysierbar und sollte deshalb immer nach der Dialysebehandlung gegeben werden (27).

3.1.2 Dosierung

Azathioprin wird in Dosen von 1–3 mg/kg entweder oral oder intravenös verabreicht. Bei intravenöser Therapie sollte die Dosierung um 50% verringert werden. D'Apice et al. haben ein größeres Transplantatverlustrisiko festgestellt, wenn die orale Azathioprindosis 1,75 mg/kg/Tag unterschreitet, vor allem wenn auch die Kortikosteroiddosis niedrig ist (6). Bei lebendverwandter Nierentransplantation wird Azathioprin am besten 1–3 Tage vor der Transplantation gegeben, um ein optimales Immunsuppressionsniveau am Tag der Transplantation zu erzeugen.

Bei Azathioprintherapie muß wegen der Myelotoxizität die Leukozytenzahl regelmäßig kontrolliert werden. Die Leukozytenzahl sollte 4000/µl nicht unterschreiten. Die Neutropenie ist ein sehr sensitiver Marker der Azathioprintoxizität (10, 22). Die Notwendigkeit einer Dosisreduktion kann durch Beobachten der täglichen Neutrophilenzahl vorausgesehen werden. Es dauert im allgemeinen 3–5 Tage bis die Azathioprin-induzierte Neutropenie auf eine Dosisreduktion anspricht. Andere Gründe für Neutropenie (Zytomegalovirusinfektion, Acyclovir-, Ganciclovir oder Sulfonamidtherapie) können zusätzlich die Wirkung des Azathioprins verstärken und verlangen eine Dosisreduktion oder gar ein Absetzen der Therapie. Dies hingegen bringt ein größeres Abstoßungsrisiko mit sich. Muß die Azathioprinbehandlung wegen Leukopenie abgesetzt werden, so kann eine Transplantatabstoßung auftreten. Die Knochenmarkreserve an weißen Blutkörperchen kann bei Transplantationskandidaten zuvor durch Gabe von 100 mg Hydrocortison getestet werden (9). Die Leukozytenzahl sollte nach Hydrocortisongabe innerhalb von 3–6 h um mindestens 2000 Zellen/µl ansteigen. Ist diese Reserve geringer, so ist das Risiko einer Leukopenie viel größer.

Es wurde vielfach versucht, die Azathioprinbehandlung bei Patienten mit gut funktionierendem Transplantat abzusetzen, was aber, ähnlich wie bei Absetzten der Kortikosteroidbehandlung, in gewissen Fällen zu Abstoßungsreaktionen geführt hat. Muß Azathioprin wegen signifikanter Nebenwirkungen wie Knochenmarktoxizität, Leberschädigung oder Hautkrebs abgesetzt werden, so besteht ebenfalls ein erhöhtes Risiko für Transplantatabstoßung (3, 5, 13, 16).

3.1.3 Nebenwirkungen

Azathioprin hat verschiede Nebenwirkungen (28), welche den Nierentransplantierten belasten können (Tabelle 24). Die dosisabhängige Knochenmarksuppression ist wohlbekannt und kann schwere Neutropenie, Anämie und Thrombozytopenie (meist in dieser Reihenfolge) mit sich bringen (10, 22). Die Anämie ist megaloblastär, was sich in einer Makrozytose äußert (7, 14, 18, 20). Das Auftreten einer Aplasie der erythrozytären Linie („pure red cell aplasia") ist sehr selten (7, 11, 21). Diese schwerwiegenden Nebenwirkungen können vor allem auftreten, wenn gleichzeitig Allopurinol (Zyloric) für die Gichtprophylaxe gegeben wird. Allopurinol blockiert die Xanthinoxidase und verlängert dadurch die Wirkungsdauer von Azathioprin und von 6-MP merklich. Deshalb muß die Kombination dieser zwei Medikamente wann immer möglich vermieden werden

Unter den gastrointestinalen Komplikationen sind vor allem die Hepatitis (19, 24), die venookklusive Leberschädigung (15, 25) und die Pankreatitis zu nennen (17, 22). Ein durch Cholestase verursachter starker Pruritus wird gelegentlich beobachtet und verschwindet nach Absetzen der Azathioprintherapie wieder (29). Bei chronisch aktiver Hepatitis wir empfohlen, die Azathioprindosis wie auch allgemein das Immunsuppressionsniveau zu reduzieren (16).

Die Reduktion der Fruchtbarkeit ist bei Azathioprintherapie weniger ausgeprägt als bei Cyclophosphamidbehandlung. Dennoch führt aber die Azathioprinbehandlung zu einer merklichen Reduktion der Spermienzahl, und es entstehen Abnormaliäten in der Spermienmorphologie.

Des weiteren wurde nach Azathiopringabe eine selten vorkommende, reversible interstitielle Pneumonie beschrieben (2). Das Risiko für verschiedene neoplastische Krankheiten ist bei zytotoxischer Therapie erhöht. Dabei sind vor allem Lymphome und mukokutane sowie zervikale Karzinosen zu nennen. Das Infektrisiko ist unter Azathioprintherapie ebenfalls erhöht und korreliert mit der tiefen Leukozytenzahl. In seltenen Fällen kann Azathioprin eine Hypersensitivitätsreaktion auslösen (26).

Tabelle 24. Nebenwirkungen von Azathioprin und Cyclophosphamid

Azathioprin	Cyclophosphamid
Neutropenie	Hämorrhagische Zystitis
Makrozytäre Anämie	Oropharyngeale Ulzerationen
Thrombozytopenie	Blasenkarzinom
Megaloblastische Erythropoiese	Blasenfibrose
Pruritus	Sterilität
Fruchtbarkeitsstörungen	SIADH
Hepatitis	Haarausfall
Pankreatitis	
Interstitielle Pneumonie	
Hypersensitivitätsreaktion	
Haarausfall	

3.1.4 Medikamenteninteraktionen

Es sind einige wenige Medikamenteninteraktionen mit Azathioprin bekannt. Wie oben erwähnt, interferiert Allopurinol klinisch signifikant mit Azathioprin. Wann immer möglich sollte die gemeinsame Verabreichung dieser beiden Substanzen vermieden werden. Wenn bei Patienten mit schweren Gichtschüben Allopurinol gleichzeitig mit Azathioprin gegeben werden muß, soll die Azathioprindosis um mindestens 50–75% reduziert werden. Die Toxizität von Azathioprin muß jedoch in diesen Fällen besonders sorgfältig überprüft werden. Anstelle von Allopurinol können auch urikosurische Medikamente eingesetzt werden.

Azathioprin interferiert auch mit nicht-depolarisierenden Muskelrelaxantien wie Pancuronium und Tubocurarin (8) und kann dessen Wirkung antagonisieren. Die Dosierung dieser Muskelrelaxantien muß bei chirurgischen Eingriffen unter Umständen erhöht werden. Azathioprin scheint auch mit Coumadin zu interferieren (30), weshalb die Coumadindosis bei Azathiopringabe oft erhöht werden muß. Captopril scheint ein erhöhtes, jedoch reversibles Risiko der Leukopenie mit sich zu bringen, wenn es gleichzeitig mit Azathioprin gegeben wird.

Literatur

1. Bach JF, Dardenne M (1971) The metabolism of azathioprine in renal failure. Transplantation 12:253
2. Bedrossian CWM, Sussman J, Conklin RH, Kahan B (1984) Azathioprine-associated interstitial pneumonitis. Am J Clin Pathol 82:148
3. Campos H, Kreis HA, Rioux P, Crosnier J (1984) Azathioprine withdrawal in renal transplant recipients. Transplantation 38:29
4. Chan GLC, Canafax DM, Johnson CA (1987) The therapeutic use of azathioprine in renal transplantation. Pharmacotherapy 7:165
5. Dandavino R, Trunet P, Descamps B, Kreis H (1978) Prolonged withdrawal of azathioprine in kidney transplantation. Transplant Proc 10:655
6. D'Apice AJF, Becker GJ, Kincaid-Smith P, Mathew TH, Ng J, Hardie IR, Petrie JJB, Rigby RJ, Dawborn J, Heale WF, Miach PJ (1984) A prospective randomized trial of low-dose versus high-dose steroids in cadaveric renal transplantation. Transplantation 37:373
7. DeClerck YA, Ettenger RB, Ortega JA, Pennisi AJ (1980) Macrocytosis and pure RBC anemia caused by azathioprine. Am J Dis Child 134:377
8. Dretchen KL, Morgenroth VH, Standaert FG, Walts LF (1976) Azathioprine: effects on neuromuscular transmission. Anesthesiology 45:604
9. Fisher KA, Mahajan SK, Hill JL, Stuart FP, Katz AI (1976) Prediction of azathioprine intolerance in transplant patients. Lancet 1:828
10. Haesslein HC, Pierce JC, Lee HM, Hume DM (1972) Leukopenia and azathioprine management in renal homotransplantation. Surgery 71:598
11. Hogge DE, Wilson DR, Shumak KH, Cattran DC (1982) Reversible azathioprine-induced erythrocyte aplasia in a renal transplant recipient. Can Med Assoc J 126:512
12. Huskisson EC (1984) Azathioprine. Clin Rheum Dis 10:325
13. Iwasaki Y, Ozaki A, Fukao K, Iwasaki H, Rapaport FT (1982) Withdrawal of immunosuppressive drugs after renal transplantation - a world survey. Transplant Proc 14:225

14. Klippel JH, Decker JL (1974) Relative macrocytosis in cyclophosphamide and azathioprine therapy. JAMA 229:180
15. Liaño F, Moreno A, Matesanz R, Teruel JL, Redondo C, García- Martín F, Orte L, Ortuño J (1989) Veno-occlusive hepatic disease of the liver in renal transplantation: is azathioprine the cause? Nephron 51:509
16. Loertscher R, Brunner FP, Harder F, Thiel G (1983) Withdrawal of azathioprine in renal transplant patients with chronic active hepatitis: Is it wise or not. Nephron 33:150
17. Mallory A, Kern F (1980) Drug-induced pancreatitis: a critical review. Gastroenterology 78:813
18. McGrath BP, Ibels LS, Raik E, Hargrave M, Mahony JF, Stewart JH (1975) Erythroid toxicity of azathioprine. Q J Med 44:57
19. Millard PR, Herbertson BM, Evans DB, Calne RY (1973) Azathioprine hepatotoxicity in renal transplantation. Transplantation 16:527
20. Nicholls AJ, Davidson RJL (1979) Development of macrocytosis during azathioprine therapy after renal transplantation. Transplantation 27:220
21. Old CW, Flannery EP, Grogan TM, Stone WH, San Antonio RP (1978) Azathioprine-induced pure red blood cell aplasia. JAMA 240:552
22. Paloyan D, Levin B, Simonowitz D (1977) Azathioprine-associated acute pancreatitis. Dig Dis 22:839
23. Pollak R, Nishikawa RA, Mozes MF, Jonasson O (1980) Azathioprine-induced leukopenia - clinical significance in renal transplantation. J Surg Res 29:258
24. Ramalho HJ, Terra EG, Cartapatti E, Barberato JB, Alves VAF, Gayotto LCC, Abbud-Filho M (1989) Hepatotoxicity of azathioprine in renal transplant recipients. Transplant Proc 21:1716
25. Read AE, Wiesner RH, LaBreque DR, Tifft JG, Mullen KD, Sheer RL, Petrelli M, Ricanati ES, McCullough AJ (1986) Hepatic venoocclusive disease associated with renal transplantation and azathioprine therapy. Ann Int Med 104:651
26. Saway PA, Heck LW, Bonner JR, Kirklin JK (1988) Azathioprine hypersensitivity: case report and review of the literature. Am J Med 84:960
27. Schusziarra V, Ziekursch V, Schlamp R, Siemensen HC (1976) Pharmacokinetics of azathioprine under hemodialysis. Int J Clin Pharmacol 14:298
28. Singh G, Fries JF, Spitz P, Williams CA (1989) Toxic effects of azathioprine in rheumatoid arthritis. Arthritis Rheum 32:837
29. Sparberg M, Simon N, del Greco F (1969) Intrahepatic cholestasis due to azathioprine. Gastroenterology 57:439
30. Spiers ASD, Mibashan RS (1974) Increased warfarin requirement during mercaptopurine therapy: a new drug interaction. Lancet 2:221

3.2 Cyclophosphamid

Cyclophosphamid ist neben Azathioprin die andere zytotoxische Substanz, welche nach Nierentransplantation verwendet werden kann (Abbildung 31). Durch die größere Toxizität bedingt wird Cyclophosphamid jedoch viel seltener als Azathioprin eingesetzt und ist dadurch viel weniger intensiv studiert worden (5-7). Cyclophosphamid ist preisgünstiger als Azathioprin und wird deshalb vermehrt in Entwicklungsländern verwendet.

Cyclophosphamid wird enteral sehr gut resorbiert und wird in der Leber zu aktiven Metaboliten umgewandelt. Die Plasmahalbwertszeit liegt bei 5-6 h. Cyclophosphamid verursacht kovalente Bindung von DNS-Strängen und blockiert dadurch die Zellteilungskapazität. Es hemmt sowohl ruhende als auch sich teilende

Lymphozyten. Es scheint, daß die Wirkung stärker auf B-Zellen als auf T-Zellen ist, was unter Umständen mit verminderter HLA-Antikörperbildung durch die Transplantation einhergeht.

Die Dosierung von Cyclophosphamid beträgt 50–70% der Azathioprindosis (1–2 mg/kg/Tag). Um die Toxizität zu verhindern, muß ebenfalls die Leukozytenzahl kontrolliert werden. Das Auftreten einer Thrombozytopenie ist ebenfalls ein sensibler Parameter der Cyclophosphamid-induzierten Knochenmarksuppression, deren Auftreten ebenfalls überprüft werden muß (3).

Cyclophosphamid hat andere Nebenwirkungen und ist toxischer als Azathioprin. Es ist vor allem die hämorrhagische Zystitis zu nennen, welche nach chronischer Behandlung zu Hämaturie und schweren Blasenschmerzen führt. Die Blasensymptomatologie wird durch Akrolein, einen Metabolit des Cyclophosphamids, verursacht. Es besteht auch ein höheres Risiko für Blasenkarzinom (4). Die Substanz 2-Merkaptoethansulfonat (Mesna), welche Akrolein inaktiviert, kann die hämorrhagische Zystitis bei intravenöser hochdosierter Cyclophosphamidtherapie wohl verhindern, wird jedoch bei oraler Verabreichung und nach Nierentransplantation nicht therapeutisch eingesetzt (2). Cyclophosphamid hat eine stärkere Wirkung auf die Keimzellen als Azathioprin und kann nach 3–6 Monaten Behandlung Sterilität bewirken (3). Oropharyngeale Ulzerationen der Mukosa treten nach Cyclophosphamidtherapie häufiger auf als nach Azathioprinbehandlung und sind dosisabhängig. Diese schmerzhaften Ulzerationen treten in der Form von ausgestanzten Läsionen an der Innenseite der Wange, an der Zunge und am Gaumen auf. Das Syndrom der inadäquaten Sekretion von Antidiuretischem Hormon (SIADH) tritt nur bei hochdosierter Cyclophosphamidtherapie auf (Dosis > 50 mg/kg Köpergewicht) und wird bei oraler Therapie bei Transplantierten nicht gesehen (1).

Literatur

1. DeFronzo RA, Braine H, Colvin OM (1973) Water intoxication in man after cyclophosphamide therapy. Ann Int Med 78:861
2. Finn GP, Sidau B, Shaw IC (1986) Protecting the bladder from cyclophosphamide with mesna. N Engl J Med 314:61
3. Gershwin ME, Goetzl EJ, Steinberg AD (1974) Cyclophosphamide: Use in practice. Ann Int Med 80:531
4. Pedersen-Bjergaard J, Ersbøll J, Hansen VL, Sørensen BL, Christoffersen K, Hou-Jensen K, Nissen NI, Knudsen JB, Hansen MM (1988) Carcinoma of the urinary bladder after treatment with cyclophosphamide for non-hodgkin's lymphoma: N Engl J Med 318:1028
5. Starzl TE, Groth CG, Putnam CW, Corman J, Halgrimson CG, Penn I, Husberg B, Gustafsson A, Cascardo S, Geis P, Iwatsuki S (1973) Cyclophosphamide for clinical renal and hepatic transplantation. Transplant Proc 5:511
6. Starzl TE, Putnam CW, Halgrimson CG, Schroter GT, Martineau G, Launois B, Corman JL, Penn I, Booth AS, Grooth CG, Porter KA (1971) Cyclophosphamide and whole organ transplantation in human beings. Surg Gynecol Obstet 133:981
7. Yadav RVS, Induhara R, Kumar P, Chugh KS, Gupta KL (1988) Cyclophosphamide in renal transplantation. Transplantation 45:421

4 Ciclosporin

4.1 Einführung

Die Gruppe der Cyclosporine wurden 1970 durch Mitarbeiter der Firma Sandoz in Basel entdeckt, als diese auf der Suche nach neuen antimykotischen Substanzen waren (1, 6). Extrakte von zwei neuen Arten von Fungi imperfecti, *Cylindrocarpon lucidum* Booth und *Tolypocladium inflatum* Gams (vormals als *Trichoderma polysporum* benannt), zeigten ein enges fungizides Wirkungsspektrum *in vitro*, jedoch nur eine marginale antifungische Wirkung *in vivo* gegen vorwiegend irrelevante Pilze. Ein pharmakologisches Screening führte jedoch dann zur Entdeckung der immunsuppressiven Eigenschaften von CsA im Jahr 1972. Im Jahre 1973 wurde Cyclosporin A (Ciclosporin) aus diesen fungalen Extrakten rein dargestellt und 1975 dessen Struktur bestimmt. 1980 wurde Cyclosporin A auch erfolgreich synthetisiert. Weil nur *Tolypocladium inflatum* in Flüssigkultur wächst, wurde dieser Fungus später zur industriellen Herstellung von Ciclosporin durch Fermentation ausgewählt. In den Jahren 1976–1978 bestätigten verschiedene Studien die immunsuppressive Wirkung des Ciclosporins, was die klinische Erprobung im Jahre 1978 ermöglichte (2, 3, 5, 7, 8).

4.2 Struktur und klinische Formulierung

Heute sind über 25 natürlich vorkommende Cyclosporine bekannt, von denen nicht alle immunsuppressive Wirkungen aufweisen. Cyclosporin A (Ciclosporin, Sandimmun) ist ein zyklisches Polypeptid, das aus einer Sequenz von 11 Aminosäuren besteht (ein Endekapeptid; Abbildung 32). Es ist neutral, lipophil, unlöslich in Wasser, aber gut löslich in vielen organischen Lösungsmitteln und Lipiden. Das Molekulargewicht beträgt 1203 Da. Die Aminosäuren an den Positionen 11, 1, 2 und 3 bilden einen für die Wirkung besonders wichtigen Teil (Abbildung 32). Ciclosporin wird mit Cremophor EL für den intravenösen Gebrauch und mit Olivenöl für die orale Anwendung galenisch formuliert. Die relative Bioäquivalenz der oralen verglichen mit der parenteralen Lösung beträgt 1:3. Um Interaktionen mit Plastik zu vermeiden, muß intravenöses Ciclosporin aus Glasflaschen verabreicht werden, verdünnt in 0,9% NaCl- oder 5% Glukoselösung. Konstante 24-Stundenverabreichung ist mit geringerer Toxizität verbunden als bei Bolusinjektion, aus praktischen Gründen werden jedoch meist 4–8stündige Infusionen verordnet. Orales Ciclosporin wird in 1- oder 2maliger Dosis gegeben, am besten mit Schokoladenmilch oder mit Orangensaft verdünnt. Auch hier sollen Plastikbecher vermieden werden. Die subkutane oder intramuskuläre Injektion ist unzuverlässig.

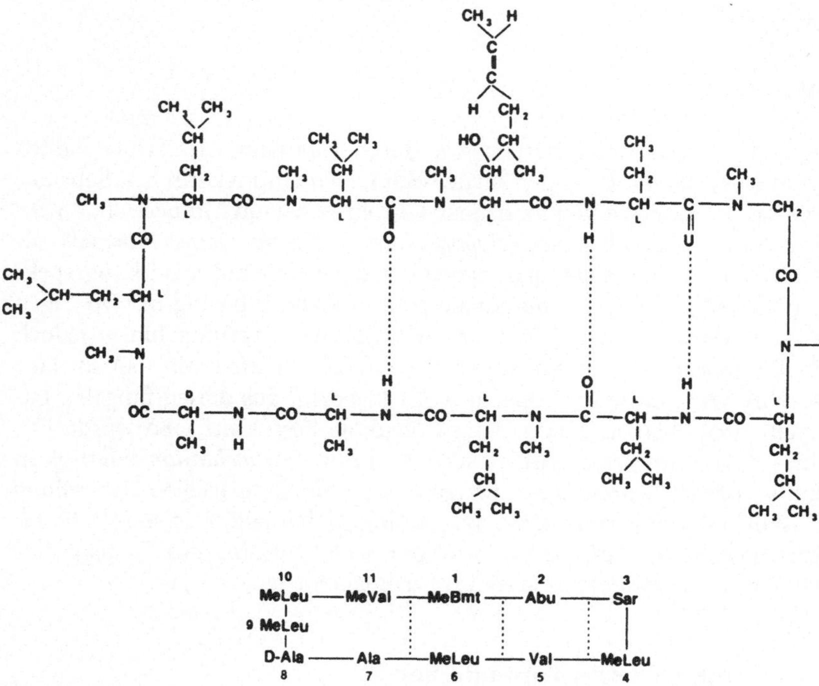

Abb. 32. Schematische Struktur des zyklischen Endekapeptids Cyclosporin A. Aus Kahan (3)

4.3 Pharmakokinetik

4.3.1 Absorption

Ciclosporin wird im oberen Dünndarm resorbiert. Die mittlere biologische Verfügbarkeit von Ciclosporin variiert zwischen individuellen Patienten stark und beträgt im Mittel um die 30%. Die Zeit, die bis zum Erreichen des Plasmaspitzenwertes vergeht, beträgt 2–4 h, variiert aber ebenfalls stark. Eine sehr variable Fraktion (5–89%) der oralen Dosis wird enteral resorbiert. Der Absortionsprozeß ist langsam, inkomplett und hängt von verschiedenen gastrointestinalen Faktoren wie z.B. der Gallensekretion ab. Die Schwankungen der Resorptionsrate sind mitunter durch die variable Dispersionsfähigkeit der intestinalen Sekretionen bedingt. Tabelle 25 gibt einen Überblick über die gastrointestinalen Faktoren, welche den Resorptionsprozeß von Ciclosporin beeinflußen.

Die Verabreichung von Ciclosporin mit Getränken wie Milch, Schokoladendrink oder Orangensaft beeinflußt die Absorption von Ciclosporin günstig. Die biologische Verfügbarkeit von Ciclosporin steigt zudem bei längerer Therapie bei den meisten Patienten merklich an, von einem mittleren Prätransplantatswert von 4% auf 57% nach zwei Wochen Behandlung (9–15).

Tabelle 25. Faktoren, welche die intestinale Ciclosporinresorption hemmen

Äußere Gallenwegableitung
Cholestyraminbehandlung
Cholestase
Leberinsuffizienz
Diabetische Gastroparese
Erhöhte gastrointestinale Motilität (Diarrhö)
Exokrine Pankreasunterfunktion (Steatorrhö)

4.3.2 Verteilung

50–70% der Ciclosporindosis im Blut wird an Blutzellen gebunden, vorwiegend Erythrozyten (80%). Im Plasma bindet sich Ciclosporin vorwiegend an HDL-, LDL- und VLDL-Lipoproteine (34, 34 und 10% respektive) und an Chylomikronen (3). Nur ein geringer Prozentsatz zirkuliert als freies Ciclosporin, und dieses freie Ciclosporin korreliert nicht mit Gesamt-Blutspiegeln oder mit Nebenwirkungen. Ciclosporin hat eine weite Verteilung in verschiedenen Geweben. Das Verteilvolumen beträgt zwischen 3,5 und 13 l/kg Körpergewicht. Leber, Pankreas und Fett weisen höhere Konzentrationen als Blut auf, was für eine präferentielle Aufnahme durch diese Gewebe spricht. Nach Absetzen der Therapie wird Ciclosporin noch während längerer Zeit in diesen Geweben gefunden. Niedrige Ciclosporinkonzentrationen treten in Hirn, Rückenmark und Liquor auf, denn Ciclosporin durchschreitet die Blut-Hirnschranke nicht. Ciclosporin traversiert hingegen die Plazenta und kann im Fruchtwasser gemessen werden. Weiterhin tritt Ciclosporin in der Brustmilch von stillenden Müttern in niedriger Konzentration auf.

4.3.3 Metabolismus

Ciclosporin wird zu 99% metabolisiert, vorwiegend in der Leber. Die Plasmahalbwertszeit liegt zwischen 6,4 und 8,7 h. Es sind ungefähr 15 Metaboliten des Ciclosporin identifiziert worden. Die Metabolisierung findet vor allem im mikrosomalen Leberenzymsystem statt (Cytochrom P-450). Bei weiblichen Patienten scheint die Metabolisierung schneller vor sich zu gehen als bei männlichen (wahrscheinlich hormonell bedingt), und bei Kindern ist die Clearance größer als bei Erwachsenen. Patienten, die jünger als 45 Jahre sind, haben ebenfalls eine größere Clearance als ältere Patienten (15).

4.3.4 Elimination

Ciclosporin wird vorwiegend durch Metabolisierung eliminiert. Die Ausscheidungsrate für Ciclosporin sowie dessen Metaboliten sind sehr ähnlich. Zwischen individuellen Patienten sind die Ausscheidungsraten jedoch sehr unterschiedlich. Die Clearance beträgt 2–32 ml/min/kg. Ciclosporinmetaboliten werden vorwiegend durch die Galle im Stuhl ausgeschieden. Ein kleinerer Teil (ungefähr 6%) wird im Urin ausgeschieden. Weil die Clearance bei Kindern 40% höher ist, müssen höhere und häufigere Dosen verabreicht werden. Die Clearance ist geringer bei Patienten mit niedrigen LDL-, Triglycerid- und Cholesterinwerten. Die Clearance ist ebenfalls geringer bei Leberschädigung, und deshalb muß die Dosis bei Patienten mit Leberproblemen besonders vorsichtig geprüft werden. Wie im vorangehenden Abschnitt besprochen, ist jedoch die Resorption bei Leberschädigung ebenfalls geringer. Der Serumspiegel von Ciclosporin wird durch Niereninsuffizienz nicht beeinflußt. Ciclosporin wird ebenfalls nicht durch Hämodialyse ausgeschieden.

4.3.5 Therapeutisches Monitoring

Die Ciclosporinkonzentration kann im Blut durch verschiedene Methoden bestimmt werden, vor allem aber mittels Radioimmunoassay (RIA) und High Performance Liquid Chromatography (HPLC) (9-11, 13). Ciclosporin wird entweder im Vollblut, im Plasma oder im Serum gemessen (14). Da Ciclosporin im Blut zwischen 50 und 70% an Blutzellen gebunden ist, sind die Vollblutwerte höher als die Serum- und Plasmawerte.

Durch die HPLC-Methode wird Ciclosporin separat von seinen Metaboliten gemessen, dies ist deshalb die spezifischste Methode. Die untere Meßschwelle beträgt 10 ng/ml im Plasma, und 20 ng/ml im Blut. HPLC ist eine aufwendige Methode und verlangt, daß Ciclosporin zuerst extrahiert wird. Die RIA-Methode ist eine einfachere und schnellere Technik und erlaubt ein rasches Bestimmen von Ciclosporinspiegeln. Meist werden polyspezifische Antiseren und polyspezifische monoklonale Antikörper und [^{3}H]- oder [^{125}I]-markiertes Ciclosporin verwendet. Dadurch werden sowohl Ciclosporin als auch dessen Metaboliten gemessen. Es gibt auch ein RIA, welches einen monoklonalen IgG-Mausantikörper gegen Ciclosporin verwendet, der spezifisch für Ciclosporin ist und nicht mit den Metaboliten reagiert. So ist es möglich, mittels RIA spezifische Ciclosporinkonzentrationen im Blut zu bestimmen.

Verschiedene Faktoren beeinflußen die durch RIA bestimmten Meßwerte, wie etwa Hämoglobinkonzentration, Blutentnahmezeit und Temperatur. Bei Transplantierten liegen die durch RIA bestimmten Ciclosporinwerte 2-4mal höher als die durch HPLC gemessene Werte. Bei gestörter Metabolisierung und Exkretion, wie dies z.B. bei Lebertransplantierten oft der Fall ist, kann die durch RIA bestimmte CsA-Konzentration bis zu 15mal höher sein als die durch HPLC bestimmte Konzentration, da durch RIA alle Metaboliten gemessen werden und durch HPLC nur CsA.

Die im Vollblut bestimmten Ciclosporinwerte sind ungefähr 2mal höher als im Plasma, was die extensive Bindung an Erythrozyten reflektiert (14, 15). Nur 10% der totalen Konzentration ist an Leukozyten gebunden. Die Bindung von Ciclosporin an Erythrozyten ist temperatur- und zeitabhängig. Wird die Temperatur von 37 °C auf 21 °C gesenkt, so diffundiert mehr Ciclosporin in Eryhrozyten, und nach 2 h wird ein neues Gleichgewicht erreicht. Wegen dieser Diffusion *in vitro* liegen Plasmawerte um bis zu 50% tiefer als im Vollblut. Eine weitere Variable, die den

Ciclosporinwert beeinflußt, ist das verwendete Antikoagulans. Proben, die mit EDTA antikoaguliert werden, ergeben tiefere Werte als mit Heparin antikoagulierte. Wegen dieser verschiedenen Faktoren ist die Korrelation zwischen Blut- und Plasma- oder Serumwerten nicht gut.

Ciclosporinspiegel sollten kurz vor der Gabe der nächsten Dosis bestimmt werden („trough level"), da Spitzenkonzentrationen („peak levels") interindividuell zu unterschiedlichen Zeiten nach Ciclosporingabe autreten und weniger verläßlich sind. Therapeutische Serumwerte sollten zwischen 100 und 250 ng/ml (durch RIA bestimmt) betragen, wogegen Vollblutkonzentrationen 300-800 ng/ml betragen können.

4.4 Medikamenteninteraktionen

Durch den weitverbreiteten Gebrauch von Ciclosporin in klinischer Transplantation sind viele Medikamenteninteraktionen identifiziert worden (16, 19, 21). Im allgemeinen sollte die gleichzeitige Gabe von interaktiven Medikamenten vermieden werden. Ist dies nicht möglich, so muß Ciclosporin im Blut regelmäßig gemessen werden, und es müssen entsprechende Anpassungen in der Dosierung vorgenommen werden. Die intentionelle gleichzeitige Gabe von Ciclosporin mit einer anderen interaktiven Substanz kann auch nützlich sein, um die CsA-Dosis zu reduzieren und die Kosten einer teuren immunsuppressiven Therapie zu senken. So wurde gezeigt, daß mittels gleichzeitiger Ketoconazoltherapie (200 mg/Tag) längerfristig über 70% der üblichen CsA-Dosis eingespart werden kann, ohne daß die Abstoßungsrate zunimmt (19a).

Tabelle 26. Pharmakokinetische Eigenschaften von Ciclosporin

Absorption	
Zeit bis zur Spitzenkonzentration	2–4 h
Zeit bis zur Erhaltungskonzentration	12–16 h
Steady-state Serumkonzentration	100–250 ng/ml (RIA)
Steady-state Vollblutkonzentration	300–800 ng/ml (RIA)
Orale biologische Verfügbarkeit	5–89 %
Verteilung	
Verteilungsvolumen	3,5–13 l/kg
Bindung and Blutzellen	50–70% (Erythrozyten 80%)
Plasma	30–50% (Lipoproteine 90%)
Metabolismus	
Ausmaß der Metabolisierung	99% (Leber)
Halbwertszeit	6,4–8,7 h
Exkretion	
Terminale Halbwertszeit	10–27 h

Medikamenteninteraktionen können auf verschiedenen Stufen auftreten und sollen im einzelnen besprochen werden. Tabelle 27 fasst die wichtigsten Interaktionen zusammen.

Tabelle 27. Klinisch relevante Medikamenteninteraktionen mit Ciclosporin

Gesteigerte enterale Resorption
  Metoclopramid

Gesteigerter Metabolismus (tiefere Serumspiegel, geringere Immunsuppression):
  Antiepileptika
      Phenytoin
      Phenobarbital
      Carbamazepin

  Tuberkulostatika
      Rifampicin

  Andere
      Sulfadimidin
      Imipenem/Cilastatin
      Nafcillin

Verminderter Metabolismus (höhere Serumspiegel, erhöhtes Risiko für Nephrotoxizität):
  Antibiotika
      Erythromycin
      Ketoconazol

  Calcium-channel Blocker
      Diltiazem
      Verapamil
      Nicardipin

  Andere
      Cimetidin
      Orale Antikonzeptiva
      Norethysteron
      Methyltestosteron
      Danazol
      Kortikosteroide

Potenzierte oder additive Nephrotoxizität:
  Aminoglykosid-Antibiotika (Gentamicin)
  Amphotericin B
  Trimethoprim, Cotrimoxazol
  Melphalan
  Prostaglandinsyntheseinhibitoren (Indomethacin, Diclofenac)

Andere Interaktionen:
  Myalgie, Myopathie und Rhabdomyolyse bei Lovastatin/Ciclosporin
  Gingiva-Hyperplasie bei Nifedipin/Ciclosporin Kombination

4.4.1 Pharmakokinetische Interaktionen

Interferenz mit der Resorption und der biologischen Verfügbarkeit
Die Resorption von Ciclosporin aus dem Gastrointestinaltrakt ist langsam und inkomplett. Verschiedene Faktoren wie Alter, Geschlecht, Nahrungsmittelverabreichung oder gleichzeitige Gabe von Medikamenten beeinflußen die Verfügbarkeit von Ciclosporin. Ob Nahrungsmittel direkt die Ciclosporinresorption beeinflußen ist kontrovers. Gewisse Studien zeigen, daß Nahrungsmittel die Resorption beeinträchtigen, wogegen andere Untersuchungen erhöhte Serumspiegel zeigen. Der Hersteller empfiehlt, das in lipider Lösung formulierte Ciclosporin in einem Glas Milch, Schokoladendrink oder Orangensaft zu verdünnen, vor allem auch um die Substanz schmackhafter zu machen. Ob Antazida oder Sucralfat mit der Resorption von Ciclosporin interferiert, ist bisher nur ungenügend studiert worden.

Die lipidsenkende Substanz Cholestyramin hemmt die Absorption einer Vielzahl von Medikamenten, hingegen beeinflußt sie die Ciclosporinresorption nur geringfügig. Es scheint aber sicherer, Cholestyramin eine Stunde vor oder vier Stunden nach Ciclosporin oder anderen Medikamenten zu verabreichen, um möglichen Interaktionen auszuweichen.

Die prokinetische Substanz Metoclopramid fördert die Magenentleerung. Metoclopramid verursacht eine erhöhte CsA-Resorption, da die Geschwindigkeit der Magenentleerung die Ciclosporinresorption im Dünndarm beeinflußt. Je besser die Magenentleerung, desto kompletter die Resorption im Dünndarm. In einer Studie wurde eine um 29% erhöhte Resorption von Ciclosporin unter Metoclopramidtherapie festgestellt. Bei intestinaler Dysfunktion wird eine verringerte Resorption von Ciclosporin gefunden, und theoretisch können Medikamente oder Therapien, die eine Diarrhö hervorrufen die Resortpion verringern (z.B. Ernährung durch Magensonde).

Interferenz mit Metabolismus und Elimination
Ciclosporin wird primär durch das Cytochrom-P-450-System in der Leber metabolisiert und in der Galle eliminiert. Induktoren oder Inhibitoren dieses mikrosomalen Enzymsystems beeinflußen die Elimination von Ciclosporin nach einigen Tagen beträchtlich. Nach Absetzen eines solchen Medikaments dauert es ebenfalls einige Tage bis der Effekt aufhört. Der enzyminduzierende oder enzymblockierende Effekt solcher Medikamente muß vorausgesehen werden, und der Ciclosporinspiegel soll bei gleichzeitiger Gabe solcher interaktiv wirkender Medikamente regelmäßig überprüft werden.

Unter den Induktoren des Cytochrom-P-450-Systems sind vor allem die Antiepileptika Phenytoin und Phenobarbitol sowie das Tuberkulostatikum Rifampicin zu nennen. Diese Medikamente reduzieren die Fläche unter der Konzentrations-Zeit-Kurve nach Ciclosporingabe beträchtlich. Carbamazepin scheint eine ähnliche Wirkung zu haben, hingegen ist Valproinsäure eine gute Therapiealternative bei epileptischen Transplantierten, da es das P-450-System nicht induziert. Die Antibiotika Sulfadimidin, Imipenem/Cilastatin und Nafcillin verursachen ebenfalls eine erhöhte Leberclearance von Ciclosporin durch Induktion des P-450-Systems.

Unter den Inhibitoren des Cytochrom-P-450-Systems sind vor allem Ketoconazol und Eythromycin zu nennen (18). Diese Medikamente erhöhen die Ciclosporinkonzentration durch Inhibition des hepatischen P-450-Systems (Abbildung 33). Gewisse andere Mechanismen können jedoch zusätzlich zu einer erhöhten Ciclosporinkonzentration beitragen. Erythromycin z.B. verringert die biliäre Exkretion von Ciclosporin und kann auch die intestinale Absorption erhöhen. Der H_2-Antagonist Cimetidin ist ebenfalls ein Inhibitor des P-450-Systems und verändert den Metabolismus von vielen Medikamenten, wie etwa Theophyllin, Phenytoin und Lidocain. Ob Cimetidin mit dem Ciclosporinmetabolismus interferiert, ist kontrovers. Ranitidin und Famotidin zeigen nur eine schwache Wirkung auf das P-450-System und können daher bei Ciclosporintherapie gleichzeitig verschrieben werden. Erhöhte Ciclosporinspiegel wurden auch unter Therapie mit den Kalziumantagonisten Diltiazem, Verapamil und Nicardipin beobachtet. Nifedipin hingegen scheint die Pharmakokinetik von Ciclosporin nicht zu beeinflußen. Bei vielen Patienten wird jedoch eine starke Gingivahyperplasie gefunden, wenn Nifedipin gleichzeitig mit Ciclosporin gegeben wird. Kontrazeptiva sind schwache Inhibitoren der hepatischen mikrosomalen Enzyme. Auch von Danazol und Norethysteron weiss man, daß sie den hepatischen Medikamentenmetabolismus verringern. Orale Kontrazeptiva, Danazol, Methyltestosteron und Norethysteron können erhöhte Ciclosporinspiegel verursachen, welche mit Leber- und Nierentoxizität einhergehen.

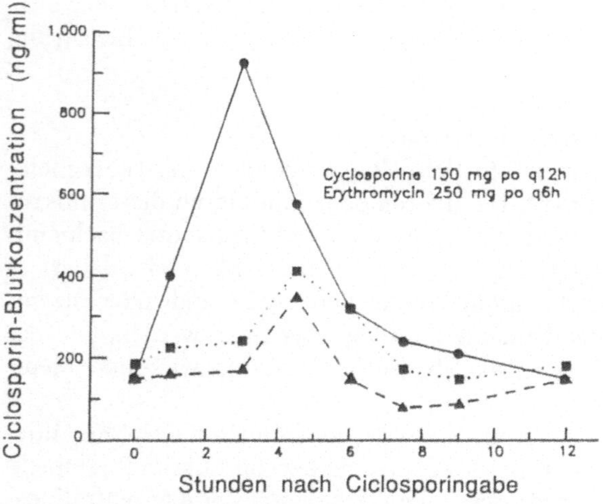

Abb. 33. Interferenz des Makrolidantibiotikums Erythromycin mit Ciclosporin. Steady-state Ciclosporinkonzentrationen vor Erythromycingabe (*Quadrate; gepunktete Linie*), während Erythromycingabe (*Kreise; ausgezogene Linie*) und nach Erythromycingabe (*Dreiecke; gestrichelte Linie*). Eine deutliche Erhöhung des CsA-Spiegels unter Erythromycingabe ist erkennbar. Aus Wadhwa et al. (21)

Ob die Stoßtherapie mit Methylprednisolon bei Abstoßungsreaktion die Ciclosporinkonzentration erhöht, ist etwas kontrovers (16, 19, 21). In einer Studie wurde nur bei 18% der mit Methylprednisolon-Stoßtherapie behandelten Patienten eine erhöhte Ciclosporinkonzentration gefunden (20). Ciclosporin scheint andererseits die Kortikosteroidkonzentration zu steigern und die Steroid-Clearance zu verringern, wahrscheinlich durch Hemmung des hepatischen Metabolismus (kompetitive Inhibition am P-450-System).

4.4.2 Pharmakologische und pharmakodynamische Interaktionen

Mehrere Medikamente potenzieren die Ciclosporin-induzierte Nephrotoxizität. Diese schließen vor allem die tubulotoxischen Aminoglykosidantibiotika wie Gentamicin sowie Amphotericin B ein. Indomethacin und andere Prostaglandinsyntheseinhibitoren wie Diclofenac verschlechtern ebenfalls die Transplantatfunktion durch Reduktion des renalen Blutflußes.

Der lipidsenkende HMG-CoA-Reduktasehemmer Lovastatin erzeugt Myolyse/Myosistis und erhöhte Kreatinphosphokinasewerte in einem geringen Prozentsatz von normalen Patienten (0,5%). Wenn Lovastatin gleichzeitig mit Ciclosporin gegeben wird, ist die Inzidenz dieser Myolysen bedeutend höher (gegen 30%) und kann in seltenen Fällen gar zu Rhabdomyolyse mit akutem Nierenversagen führen. Wahrscheinlich wird diese Komplikation durch Ansammlung von Lovastatin-Metaboliten verursacht, welche sich wegen der Interferenz mit Ciclosporin in der Leber anhäufen. Wenn die Lovastatindosierung angepaßt wird, ist aber das Ausmaß dieser Myolysen gering. Es empfielt sich, die Kreatinphosphokinasewerte regelmäßig zu überprüfen und bei einem Anstieg über 3mal die Norm die Dosis zu senken oder das Medikament abzusetzen. Auch dürfen Fibrate (Gemfibrozil, Clofibrat) nicht gemeinsam mit HMG-CoA-Reduktasehemmer und Ciclosporin gegeben werden, da die Inzidenz der Myolysen sonst enorm hoch wird.

Gingivahypertrophie wird als Nebenwirkung bei Phenytoin-, Nifedipin- und Ciclosporintherapie beobachtet (17). Gleichzeitige Gabe von Nifedipin und Ciclosporin resultiert in einer erhöhten Inzidenz von Gingivahypertrophie (51%) verglichen mit Ciclosporinbehandlung alleine (8%). Die gleichzeitige Gabe dieser beiden Medikamente soll deshalb wenn möglich vermieden werden.

4.5 Klinische Anwendung

Ciclosporin wurde erstmals in England durch Calne und Powles im Jahre 1978 klinisch erprobt und bestätigte seine potente immunsuppressive Wirkung. Schwere Infektionen traten auf, wenn Ciclosporin zusammen mit anderen Immunsuppressiva in hoher Dosis gegeben wurde. Es wurde damals auch erstmals die dosisabhängige Nephrotoxizität am Menschen erkannt. Seither ist Ciclosporin in vielen klinischen Studien erprobt worden und hat zu einer bedeutenden Verbesserung der Transplantatüberlebensdauer geführt (Abbildung 34)(22).

CsA wird in oraler Form als lipide Flüssigkeit (100 mg/ml) oder in Kapselform (25 und 100 mg Kapseln) sowie in intravenöser Form (50 mg/ml) durch die Firma

Sandoz in Basel hergestellt und weltweit vertrieben. Die Ciclosporinkapseln werden ebensogut wie die lipide Lösung absorbiert und sind klinisch gleichwertig (Abbildung 35)(29). Eine neue galenische Formulierung des CsA, Sandimmun Neoral (Mikroemulsion), zeigt eine weniger große pharmakokinetische Variabilität und ermöglicht allenfalls ein Reduzieren der Dosis, da höhere Spitzenspiegel und höhere Werte für die Zeit-Konzentrations-Kurvenfläche erzielt werden (28a).

Die Dosierung des Ciclosporins ist in Tabelle 28 zusammengefaßt. Die gebräuchlichste Ciclosporindosis zu Beginn nach Nierentransplantation beträgt 6-10 mg/kg/Tag (23–28). Gewisse Zentren ziehen es vor, die Ciclosporinbehandlung erst nach einigen Tagen zu starten, vor allem bei einem initial nicht funktionierenden Transplantat (durch Ischämie verursachte Oligoanurie). Andere starten die

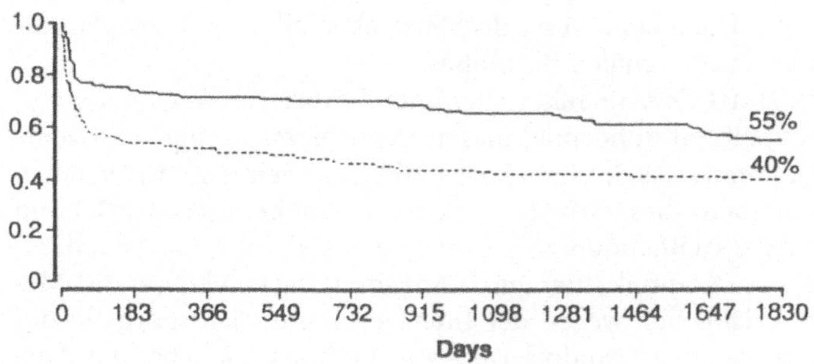

Abb. 34. Fünf-Jahres-Transplantatüberlebensdauer bei Ciclosporinbehandlung (n=117; *durchgezogene Linie*), verglichen mit konventioneller Azathioprin/Prednisonbehandlung (n=115; *gestrichelte Linie*). Aus Calne (22)

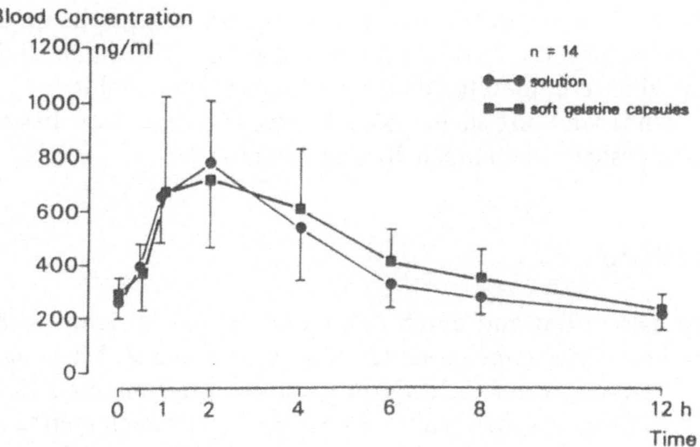

Abb. 35. Ciclosporinspiegel nach einmaliger Gabe in Form von oralen Kapseln, verglichen mit der oralen Lösung. Aus Zehnder et al. (29)

Tabelle 28. Ciclosporindosierung

Lebendverwandte Nierenspende:

Beginn der Behandlung 1-2 Tage vor der Operation:	6–8 mg/kg po
Intra- und postopertiv (2-4 Tage):	3–4 mg/kg iv
1. Monat	6–8 mg/kg po
2.–3. Monat	3–4 mg/kg po
Erhaltungstherapie	1–3 mg/kg po

Leichennierenspende:

Intra- und postopertiv (2–4 Tage):	3–4 mg/kg iv
1. und 2. Monat	6–8 mg/kg po
3.–6. Monat	3–4 mg/kg po
Erhaltungstherapie	2–4 mg/kg po

Ciclosporinbehandlung jedoch am Tag der Transplantation oder bei lebendverwandter Nierentransplantation schon ein paar Tage vor der Transplantation, mitunter weil Ciclosporin präoperativ besser absorbiert wird als postoperativ. Viele Zentren starten Ciclosporin intraoperativ, indem 1/3 der Tagesdosis intravenös über 6–12 h, verteilt auf 2 Dosen gegeben wird. Ciclosporin sollte in Glasflaschen verabreicht werden, da es sich an Plastik bindet. Die intravenöse Ciclosporingabe wird über 2–3 Tage postoperativ fortgesetzt, bis die orale Resorption gewährleistet ist.

Ciclosporin wird oft in Kombination mit Azathioprin und Prednison/Prednisolon verschrieben (sog. Tripeltherapie) (25). Dadurch ist eine tiefere Dosierung aller drei Immunsuppressiva möglich, was die Nebenwirkungen gering hält. Die Tripeltherapie hat sich vielfach gut bewährt und führt zu einer Transplantatüberlebensrate bei Leichennierenspende von über 80% nach einem Jahr. Ob die von verschiedenen Seiten propagierte Tripeltherapie der sog. Doppeltherapie (Ciclosporin/Prednison) wirklich überlegen ist, ist umstritten. Metaanalysen haben gezeigt, daß die Tripel- der Doppeltherapie nicht wesentlich überlegen ist, so daß Azathioprin nur in ausgewählten Fällen verschrieben und nicht als Standardtherapie eingesetzt werden soll (23a).

Ciclosporin als Monotherapie kann bei gewissen ausgewählten Patienten ebenfalls gute Resultate bringen. Dadurch bleiben dem Patienten die Kortikosteroidnebenwirkungen erspart, vor allem gibt es weniger Probleme mit Hypertonie, Hyperlipidämie und Glukoseintoleranz. Akute und chronische Abstoßungen können aber auftreten und das Transplantat gefährden. Man rechnet damit, daß bis zu 50% der CsA-behandelten Patienten ohne Kortikosteroide immunsupprimiert werden können, ohne daß wesentliche Abstoßungsprobleme auftreten (23b).

Viele Zentren starten mit der Ciclosporinbehandlung erst nach ein paar Tagen oder Wochen, weil Ciclosporin in der frühen Phase auf ein schon durch Ischämie geschädigtes Transplantat toxisch wirkt. Es ist sinnvoll, die Ciclosporindosis bei initialer Oligoanurie möglichst tief zu halten oder mit der CsA-Behandlung sogar erst später anzufangen, vor allem wenn das Risiko einer akuten Abstoßungsreaktion klein ist (Patienten mit gutem Match und geringer Sensibilisierung).

Gewisse Zentren geben Ciclosporin initial zusammen mit Prednison, Azathioprin und Antilymphozytenglobulin (sog. Quadrupel-Therapie). Andere beignnen mit ALG, Prednison und Azathioprin und starten Ciclosporin erst nach Absetzten der ALG-Therapie nach 7–14 Tagen (sog. sequentielle Quadrupeltherapie). Man nimmt an, daß die prophylaktische ALG-Therapie das Risiko der Abstoßung senkt. Es ist aber bekannt, daß ALG eine Zytomegalie reaktivieren kann und somit bei Risikokonstellation (ZMV-positives Transplantat in ZMV-negativen Empfänger transplantiert) relativ kontraindiziert ist, gerade auch weil CsA die Replikation des ZMV fördert, wodurch bei ausgebrochener Zytomegalie ein fulminanter Verlauf entstehen kann.

Ciclosporin hat sich auch bei gewissen Patientengruppen bewährt, welche bisher mit der Standardtherapie (Azathioprin/Prednison) aus medizinischen und immunologischen Gründen großen Risiken ausgesetzt waren. So hat Ciclosporin bei älteren Patienten, bei Kindern, Diabetikern und bei hochgradig sensibilisierten Patienten gute Erfolge gezeigt.

Orales Ciclosporin kann als 1–2mal tägliche Dosis verabreicht werden. Es muß 2mal täglich gegeben werden bei Patienten, die Ciclosporin schneller metabolisieren (z.B. bei Kindern oder bei gleichzeitiger Gabe von Tuberkulostatika oder Antikonvulsiva).

Ciclosporin wird im Plasma oder Blut gemessen, damit die Dosis dem einzelnen Patienten angepaßt werden kann. Es soll ein Plasmaspiegel von 100–250 ng/ml oder ein Vollblutspiegel von 300–800 ng/ml angestrebt werden (RIA Methode, polyspezifisch). Da die Resorptionsrate bei gut funktionierendem Transplantat postoperativ nach einigen Tagen bedeuten ansteigen kann, muß initial nach Transplantation der Blutspiegel häufig gemessen werden. Die Messung des Ciclosporinspiegels nach intravenöser Gabe ist unzuverlässig, weshalb die Bestimmung erst nach Absetzen der intravenösen Behandlung vorgenommen werden sollte.

4.6 Nebenwirkungen

Die wichtigste Nebenwirkung des Ciclosporins ist seine Nephrotoxizität (34, 36). Die Inzidenz der Nephrotoxizität war in frühen Studien recht hoch, da höhere CsA-Dosen verwendet wurden. Heute ist das Auftreten dieser Komplikation seltener, jedoch nicht unbedeutender. Andere Nebenwirkungen sind die Lebertoxizität, Hypertrichose, Tremor und Zahnfleischwucherung. Tabelle 29 stellt die wichtigsten Nebenwirkungen zusammen (4).

4.6.1 Nephrotoxizität

Die Nephrotoxizität ist die bedeutendste Nebenwirkung des Ciclosporins (4). Die renalen Nebenwirkungen können schematisch in funktionelle reversible und strukturelle irreversible Schädigungen unterteilt werden. Die strukturellen Schä-

Tabelle 29. Nebenwirkungen von Ciclosporin

1. Renale Nebenwirkungen
   Akute, subakute und chronische Nephrotoxizität
   Hypertonie
   Hyperkaliämie
   Hypomagnesiämie
   Hypophosphatämie
   Hyperchlorämische metabolische Azidose
   Hämolytisch-urämisches Syndrom

2. Hepatische Nebenwirkungen
   Hepatotoxizität

3. Neoplastische Nebenwirkungen
   Lymphome
   Fibroadenome der Mamma
   Plattenepithelkarzinome

4. Dermatologische Nebenwirkungen
   Hautverdickung
   Exanthem
   Hypertrichose

5. Gastrointestinale Nebenwirkungen
   Anorexie, Nausea
   Gingivahyperplasie

6. Endokrinologisch-metabolische Nebenwirkungen
   Hyperglykämie
   Hyperurikämie
   Hypercholesterinämie, Hypertriglyzeridämie

7. Neurologische Nebenwirkungen
   Tremor
   Epilepsie
   Brennen in den Extremitäten (Parästhesien, Hyperästhesie)

8. Hämatologische Komplikationen
   Hämolytische Anämie

den befallen den Tubulusapparat (vor allem proximale Tubuli) und auch die Gefäße (Endothelzellen).

Klinisch unterteilt man die CsA-Nephrotoxizität in eine akute funktionelle, eine akute tubulotoxische und eine chronische Form. Die akute funktionelle Form ist dosisabhängig und meist komplett reversibel. Sie äußert sich in transient erhöhtem Kreatinin, Gewichtszunahme und Hypertonie. Die akute tubulotoxische Form sowie die chronische Form führen zu gewissen klar definierten histopathologischen Läsionen (s.u.) und gehen mit einem bleibenden Kreatininanstieg einher (36).

Ciclosporin hat gewisse weitere renale Nebenwirkungen wie Elektrolytanomalien, und induziert in seltenen Fällen ein hämolytisch-urämisches Syndrom (41). Tabelle 30 gibt einen Überblick über die verschiedenen klinischen Formen der renalen Ciclosporinkomplikationen.

Klinische Präsentation
Die akute Ciclosporintoxizität entwickelt sich oft kurz nach der Nierentransplantation, und zwar vielfach in einem schon durch Ischämie vorgeschädigten Transplantat. Die initiale akute Ciclosporintoxizität ist funktioneller Art und fast immer reversibel (3). Klinisch äußert sie sich in einer verspäteten Funktionsaufnahme des Transplantats bei Ciclosporin-behandelten Patienten. Da die ischämischen Läsionen schwierig zu quantifizieren sind, ist es nicht möglich, eine definitive Aussage über die Assoziation der frühen Ciclosporintoxizität mit der ischämischen Schädigung zu machen. Es ist jedoch sinnvoll, bei initialer Transplantatunterfunktion mit der Ciclosporinbehandlung zuzuwarten oder diese zu unterbrechen und erst später wieder einzusetzten.

Die tubulotoxische Form der Ciclosporintoxizität tritt am häufigsten im ersten Monat nach der Transplantation auf, meist nach 2–3 Wochen, und äußert sich in einer langsam sich verschlechternden Transplantatfunktion (progredient ansteigendes Kreatinin). Meist, jedoch nicht immer, ist der Ciclosporinspiegel ebenfalls hoch (> 300 ng/ml Plasma mittels RIA). Da sich die enterale Resorption von CsA in den ersten Wochen nach Nierentransplantation stetig verbessert, müssen die CsA-Spiegel regelmäßig kontrolliert werden, damit nicht eine akute CsA-Toxizität auftreten kann. Diese tubulotoxische Form muß vor allem von der Abstoßungsreaktion unterschieden werden, was recht schwierig sein kann, da die floriden Zeichen der Abstoßung unter Ciclosporinbehandlung (Fieber, Transplantatschmerzen und Schwellung, Oligurie und rasches Ansteigen des Kreatinins) viel schwächer sind als unter konventioneller Azathioprin/ Kortikosteroidbehandlung. Eine Abstoßungsreaktion kann auch gleichzeitig mit einer CsA-Toxizität auftreten. Tabelle 31 zeigt, wie die akute Ciclosporintoxizität von der Abstoßungsreaktion unterschieden werden kann.

Tabelle 30. Klinische Formen der renalen Ciclosporinkomplikationen

Länger dauernde Oligoanurie und akute Niereninsuffizienz
Chronische Nephropathie
Hämolytisch-urämisches Syndrom
Auftreten einer Hypertonie
Exazerbation einer bestehenden Hypertonie
Elektrolytanomalien:
    Hyperkaliämie
    hyperchlorämische metabolische Azidose
    Hypomagnesiämie
    Hypophosphatämie

Tabelle 31. Unterscheidung der CsA-Toxizität von der akutenAbstoßungsreaktion

Zeichen	CsA-Toxizität	Abstoßungsreaktion
Fieber, Schmerzen im Bereich des Transplantats	abwesend	präsent in 25%
Oligurie	meist abwesend	präsent in 50%
Anschwellen des Transplantats	abwesend	präsent in 50%
Hypertonie	75%	50%
CsA-Blutspiegel	normal oder hoch	normal oder niedrig
Transplantatdurchblutung	erniedrigt in 75%	erniedrigt in > 90%
Hyperkaliämische metabolische Azidose mit Hyperchlorämie	15%	5%
FE_{Na}^+	tief	tief während der ersten 2 Tage, dann erhöht
Biopsie	unbedeutende Veränderungen	typische lymphomononukleäre Infiltration

Bei akuter CsA-Toxizität verbessert sich die Transplantatfunktion recht schnell (innerhalb von 1–3 Tagen), wenn die CsA-Dosis gesenkt wird. Da die CsA-Toxizität jedoch gleichzeitig mit einer Abstoßungsreaktion auftreten kann, soll im Zweifelsfall immer eine Transplantatbiopsie zur Sicherung der Diagnose durchgeführt werden.

Die chronische Form der Ciclosporintoxozität äußert sich in einer stetigen Verschlechterung der Transplantatfunktion, welche sich nur geringfügig verbessert, wenn die CsA-Dosis verringert wird. Die chronische Transplantatabstoßung ist manchmal schwierig von der chronischen Ciclosporintoxizität zu unterscheiden, und wahrscheinlich sind viele dieser Läsionen sowohl durch Abstoßung als auch durch Ciclosporin verursacht. Das Auftreten der chronischen Ciclosporinläsionen bei abwesender Abstoßungsreaktion konnte eindrücklich bei Herztransplantierten gezeigt werden, welche oft eine chronische Niereninsuffizienz entwickeln und histologisch interstitielle Fibrose, Tubulusatrophie und eine Arteriolopathie in den nativen Nieren aufweisen (37, 38). Herztransplantierte werden aber im allgemeinen mit einer höheren CsA-Dosis behandelt (bis zu 15 mg/kg/Tag) als Nierentransplantierte, und man vermutet, daß die chronische Ciclosporintoxizität bei niedriger Dosis weniger ausgeprägt ist. In gewissen Studien wurde gezeigt, daß unter Ciclosporinbehandlung die Transplantathalbwertszeit (ein Maß der Langzeitfunktion) nicht größer ist als unter konventioneller Azathioprin/Prednisontherapie. In anderen Studien konnte dies jedoch nicht bestätigt werden. Seit allgemein etwas niedrigere CsA-Dosierungen vorgenommen werden als in den frühen Jahren nach Einführung des CsA scheint sich die chronische CsA-Schädigung des Transplantats in Grenzen zu halten.

Histopathologie

Die akute toxische Form der Ciclosporintoxizität, welche funktioneller Art ist, geht mit nur minimalen histopathologischen Veränderungen im Transplantat einher. Das zweite Syndrom, die akute toxische Tubulopathie, zeigt jedoch gewisse charakteristische histologische Läsionen. Bei der akuten Tubulopathie bilden sich in Tubuluszellen Einschlußkörperchen (Riesenmitochondrien) und Mikrokalzifikationen aus. Eine typische Läsion ist auch die isometrische Vakuolisation von Tubuluszellen. Alle diese Läsionen treten vorwiegend in proximalen Tubuli auf. Des weitern werden dilatierte peritubuläre Kapillargefäße vorgefunden (36). Diese Läsionen sind mehr oder weniger stark ausgeprägt und können auch manchmal fehlen. So schließt eine normale Biopsie die Diagnose der Ciclosporintoxizität nicht immer aus.

Die chronische Form führt zu einer typischen Arteriolopathie, welche den Schädigungen bei schwerer Hypertonie gleichen kann. Die Arteriolen sklerosieren und können sogar nekrotisieren, und die Intima entwickelt eine mukoide Verdickung. Weiter führt die chronische CsA-Toxizität zu einer interstitiellen Fibrose (sog. gestreifte Fibrose) und zu Tubulusatrophie.

Pathophysiologie

Die Mechanismen der Ciclosporintoxizität sind nicht vollständig erklärt worden. CsA wirkt direkt toxisch auf Tubuluszellen, glatte vaskuläre Muskelzellen und Endothelzellen. CsA verursacht akut eine Vasokonstriktion der afferenten glomerulären Arteriolen, was zu einer Reduktion der glomerulären Filtrationsrate und des renalen Plasmaflußes führt. Pathogenetisch spielen Prostaglandine eine wichtige Rolle. CsA verändert das Gleichgewicht zwischen dem vasodilatatorischen Prostazyklin und dessen vasokonstriktorischen Antagonisten Thromboxan A_2 im kortikalen Nierengewebe (32). CsA stimuliert die Thromboxanproduktion, was nicht nur zu Vasokonstriktion, sondern auch zur Proliferation der glatten vaskulären Muskulatur führt. Dadurch entsteht eine Gewebeischämie. CsA stimuliert auch die Produktion des potenten Vasokonstriktors Endothelin, welcher ebenfalls zur Transplantatischämie beitragen kann. Die chronische Ischämie ist wahrscheinlich auch für die Ausbildung der interstitiellen Fibrose verantwortlich.

Behandlung – Prophylaxe

Allgemein gilt, daß die Ciclosporindosis so niedrig wie verantwortbar gehalten werden muß. Durch häufiges Bestimmen des CsA-Blutspiegels sollen toxische Konzentrationen vermieden werden (13). Es soll vor allem neu verschriebenen, zusätzlichen Medikamenten große Beachtung geschenkt werden, da diese den Metabolismus des CsA bedeutend beeinflußen können. Bei Erythromycingabe, z.B. für eine „Grippe", kann der CsA-Spiegel innerhalb kurzer Zeit auf toxische Werte ansteigen und zu einer akuten Funktionsverschlechterung im Transplantat führen (18). Nichtsteroidale antiinflammatorische Medikamente müssen ebenfalls vermieden werden, da sie die durch CsA schon beeinflußte Prostaglandinsynthese zusätzlich hemmen und somit die bestehende Tendenz zur renalen Vasokonstriktion erhöhen.

In seltenen Fällen muß die CsA-Behandlung bei chronischer Toxizität abgesetzt werden. Durch Erhöhen der Steroid- und Azathioprindosis soll versucht werden, das Risiko der Abstoßungsreaktion zu senken. Dies gelingt jedoch nicht immer, und manchmal wird die chronische Ciclosporintoxizität durch das nicht geringere Problem der chronischen Abstoßung ersetzt.

4.6.2 Andere renale Nebenwirkungen

Eine seltene Manifestation der akuten Nephrotoxizität ist das hämolytisch-urämische Syndrom (HUS), welches bereits in der ersten Woche nach der Transplantation entstehen kann (41). Die Transplantatbiopsie zeigt charakteristische mikroangiopathische Läsionen, welche zur Thrombosierung der kleinen Arteriolen und glomerulären Kapillarschlingen führen. Differentialdiagnostisch müssen diese Läsionen von der Perfusionsschädigung der Endothelzellen unterschieden werden (nach „cold perfusion storage"), welche ebenfalls zu Thrombosierung und Verschluß von Arteriolen und Kapillaren führen kann. Nach Absetzen der Ciclosporinbehandlung ist das HUS in den meisten Fällen reversibel und führt zu normaler Transplantatfunktion.

Ciclosporin verursacht bei mehr als 40% der Patienten eine Hypertonie oder exazerbiert eine vorbestehende Hypertonie. Die Pathogenese dieser Hypertonie ist multifaktoriell und wird vor allem durch renale Vasokonstriktion sowie erhöhte sympathische Nervenaktivität vermittelt (33, 40). Der nephrotoxische Effekt des Ciclosporins trägt sicher ebenfalls zum Auftreten der Hypertonie bei (36). CsA-behandelte Patienten haben eine höhere Inzidenz für Hypertonie verglichen mit Patienten, die unter konventioneller Azathioprin/Prednisonbehandlung stehen.

Ciclosporin verursacht bei vielen Patienten, vor allem bei Diabetikern, eine Hyperkaliämie, welche mit einer hyperchlorämischen metabolischen Azidose verbunden ist. Diese Hyperkaliämie wird durch einen tubulären Kaliumexkretionsdefekt verursacht. Ciclosporin scheint ebenfalls das Renin-Angiotensin-Aldosteronsystem zu supprimieren und verursacht eine tubuläre Resistenz für Aldosteron (31).

Ciclosporin kann ebenfalls eine Hypomagnesiämie hervorrufen, welche durch erhöhte tubuläre Exkretion verursacht ist. Dies ist wiederum Folge des direkten tubulotoxischen Effekts des Ciclosporins. Epileptische Anfälle, eine weitere Nebenwirkung des Ciclosporins, können in Zusammenhang mit dieser Hypomagnesiämie verursacht werden.

Der renale Harnsäureexkretionsmechanismus ist bei Ciclosporinbehandlung ebenfalls gestört und führt zu Hyperurikämie. Dies ist wiederum ein tubulotoxischer Effekt des Ciclosporins (35). CsA geht deshalb auch mit einer erhöhten Gichtinzidenz einher.

Ciclosporinbehandlung führt ebenfalls vielfach zum Auftreten einer Hypophosphatämie, welche durch gesteigerte tubuläre Phosphatexkretion verursacht wird. Der Mechanismus ist nicht bekannt, wird aber wahrscheinlich ebenfalls durch die tubuläre CsA-Toxizität erklärt. Patienten mit Hypophosphatämie müssen mit zusätzlicher Phosphatgabe behandelt werden (250–500 mg 3mal täglich).

4.6.3 *Ciclosporintoxizität auf andere Organsysteme*

Neben der Ciclosporintoxizität auf die Niere ist vor allem die Lebertoxizität zu nennen. Dies äußert sich vielfach nur in erhöhten Leberenzym- und Bilirubinwerten. Die Lebertoxizität ist dosisabhängig und tritt mit den heutzutage verwendeten tieferen Dosen sehr selten auf. Bei vorbestehender Leberschädigung ist Ciclosporin vorsichtig einzusetzen, da es zu Leberzirrhose führen kann. Des weiteren wird durch eine vorgeschädigte Leber der Ciclosporinmetabolismus und dadurch die Ciclosporinkonzentration im Blut verändert.

In gewissen Fällen tritt bei Ciclosporinbehandlung eine Hyperglykämie auf, welche durch toxische Wirkung auf pankreatische β-Zellen oder Insulinresistenz ensteht. Manchmal kann auch bei normalen Glukosewerten im Blut eine renale Glukosurie durch nephrotoxische Wirkung von CsA entstehen. Ciclosporin verursacht ebenfalls erhöhte Cholesterin- und Triglyzeridspiegel im Blut (30).

Ciclosporin in üblicher Dosierung führt wahrscheinlich nicht zu einer erhöhten Inzidenz von Lymphomen und anderen Krebsarten verglichen mit Patienten, die die konventionelle Azathioprin/Prednisontherapie erhalten. Kurz nach der klinischen Einführung des Ciclosporins wurde eine erhöhte Inzidenz von B-Zellen-Lymphomen bei einer kleinen Patientengruppe entdeckt. Ein Zusammenhang mit EBV-Infekt wurde ebenfalls festgestellt. Retrospektiv gesehen erhielten diese Patienten aber alle sehr hohe CsA-Dosen. Wird CsA nach Aufdecken eines Lymphoms abgesetzt, bilden sich diese Neoplasmen in den meisten Fällen spontan zurück.

Weitere Nebenwirkungen wie das Entstehen eines feinen Tremors, einer Hypertrichose, Gingiva-Hyperplasie, Parästhesien und Hyperästhesie und epileptischer Anfälle seien hier nur aufgezählt. Die meisten Nebenwirkungen sind dosisabhängig und können durch sorgsames Monitoring der Blutkonzentration verringert oder gar vermieden werden.

Literatur

Allgemeine Literatur

1. Borel JF, Feurer C, Gubler HU, Stähelin H (1976) Biological effects of cyclosporin A: a new antilymphocytic agent. Agents Actions 6:468
2. Cohen DJ, Loertscher R, Rubin MF, Tilney NL, Carpenter CB, Strom TB (1984) Cyclosporine: A new immunosuppressive agent for organ transplantation. Ann Int Med 101:667
3. Kahan BD (1989) Cyclosporine. N Engl J Med 321:1725
4. Kahan BD, Flechner SM, Lorber MI, Jensen C, Golden D, Van Buren CT (1986) Complications of cyclosporine therapy. World J Surg 10:348
5. Nelson PW (1984) Cyclosporine. Surg Gynecol Obstet 159:297
6. Stähelin H (1986) Cyclosporin: Historical background. Prog Allergy 38:19
7. Van Buren CT (1986) Cyclosporine: Progress, problems, and perspectives. Surg Clin North Am 66:435
8. White DJG, Calne RY (1982) The use of cyclosporin A. Immunosuppression in organ grafting. Immunol Rev 65:115

Pharmakokinetik

9. Albrechtsen D, Berg KJ, Rugstad HE, Sødal G, Flatmark A (1986) Blood and plasma cyclosporine levels in renal transplantation. Transplant Proc 18:44
10. Hammond PG, Forland SC, Al-Bander H, Cutler RE (1990) Drugs and the kidney. In: Gonick HC (ed) Current nephrology, vol 13, chap 8. Year Book Medical Publishers, Chicago, pp 263-311
11. Kahan BD, Grevel J (1988) Optimization of cyclosporine therapy in renal transplantation by a pharmacokinetic strategy. Transplantation 46:631
12. Kahan BD, Ried M, Newburger J (1983) Pharmacokinetics of cyclosporine in human renal transplantation. Transplant Proc 15: 446
13. Kahan BD, Wideman CA, Reid M, Gibbons S, Jarowenko M, Flechner S, Van Buren CT (1984) The value of serial serum trough cyclosporine levels in human renal transplantation. Transplant Proc 16:1195
14. Lindholm A, Hendricsson S (1989) Simultaneous monitoring of cyclosporine in blood and plasma with four analytical methods: A clinical evaluation. Transplant Proc 21:1472
15. Ptachcinski RJ, Venkataramanan R, Burckart GJ (1986) Clinical pharmacokinetics of cyclosporin. Clin Pharmacokinet 11:107

Medikamenteninteraktionen

16. Baciewicz AM, Baciewicz FA (1989) Cyclosporine pharmacokinetic drug interactions. Am J Surg 157:264
17. Butler RT, Kalkwarf KL, Kaldahl WB (1987) Drug-induced gingival hyperplasia: phenytoin, cyclosporine, and nifedipine. J Am Dental Assoc 114:56
18. Hourmant M, Le Bigot JF, Vernillet L, Sagniez G, Remi JP, Soulillou JP (1985) Coadministration of erythromycin results in an increase of blood cyclosporine to toxic levels. Transplant Proc 17:2723
19. Lake KD (1988) Cyclosporine drug interactions: a review. Cardiac Surgery: State of the Art Reviews 2(4):617
19a. Patton PR, Brunson ME, Pfaff WW, Howard RJ, Peterson JC, Ramos EL, Karlix JL (1994) A preliminary report of diltiazem and ketoconazole. Their cyclosporine-sparing effect and impact on transplant outcome. Transplantation 57:889
20. Uhbi CS, Woodhouse L, Giles GR (1990) Interaction of intravenous methylprednisolone with oral cyclosporin. Nephrol Dial Transplant 5:376
21. Wadhwa NK, Schroeder TJ, Pesce AJ, Myre SA, Clardy CW, First MR (1987) Cyclosporine drug interactions: a review. Ther Drug Monit 9(4):399

Klinische Anwendung

22. Calne RY (1987) Cyclosporin in cadaveric renal transplantation: 5-year follow-up of a multicentre trial. Lancet 2:506
23. Canadian Multicentre Transplant Study Group (1986) A randomized clinical trial of cyclosporine in cadaveric renal transplantation. N Engl J Med 314:1219
23a. Helderman JH, Van Buren DH, Amend WJC, Pirsch JD (1994) Chronic immunosuppression of the renal transplant patient. J Am Soc Nephrol 4 (Suppl 1):S2
23b. Hricic DE, Kupin WL, First MR (1994) Steroid-free immunosuppression after renal transplantation. J Am Soc Nephrol 4 (Suppl 1):S10
24. Johnson RWG, for the European Multicentre Trial Group (1986) Cyclosporine in cadaveric renal transplantation: three-year follow-up of a European Multicentre Trial. Transplant Proc 18:1229

25. Jones RM, Murie JA, Allen RD, Ting A, Morris PJ (1988) Triple therapy in cadaver renal transplantation. Br J Surg 75:4

26. Kropp KA, Wolfe C, Jhunjhunwala JS, Selman SH (1989) Cyclosporine versus azathioprine: a review of 200 consecutive cadaver renal transplant recipients. J Urol 142:28

27. Lewis RM, Janney RP, Golden DL, Kerr NB, Van Buren CT, Kerman RH, Kahan BD (1989) Stability of renal allograft function associated with long-term cyclosporine immunosuppressive therapy - five year follow-up. Transplantation 47:266

28. Merion RM, White DJG, Thiru S, Evans DB, Calne RY (1984) Cyclosporine: five years' experience in cadaveric renal transplantation. N Engl J Med 310:148

28a. Mueller EA, Kovarik JM, Van Bree JB, Lison AE, Kutz K (1994) Pharmacokinetics and tolerability of a microemulsion formulation of cyclosporine in renal allograft recipients - a concentration-controlled comparison with the commercial formulation. Transplantation 57:1178

29. Zehnder C, Beveridge T, Nüesch E, Abisch A, Thiel G (1988) Cyclosporine A capsules: bioavailability and clinical acceptance study in renal transplant patients. Transplant Proc 20 (Suppl 2): 641

Nebenwirkungen

30. Ballantyne CM, Podet EJ, Patsch WP, Harati Y, Appel V, Grotto AM, Young JB (1989) Effects of cyclosporine therapy on plasma lipoprotein levels. JAMA 262:53

31. Bantle JP, Nath KA, Sutherland DER, Najarian JS, Ferris TF (1985) Effects of cyclosporine on the renin-angiotensin-aldosterone system and potassium excretion in renal transplant recipients. Arch Int Med 145:505

32. Coffman TM, Carr DR, Yarger WE, Klotman PE (1987) Evidence that renal prostaglandin and thromboxane production is stimulated in chronic cyclosporine nephrotoxicity. Transplantation 43:282

33. Curtis JJ (1990) Cyclosporine-induced hypertension. In: Laragh JH, Brenner BM (eds) Hypertension: Pathophysiology, diagnosis, and management, chap 113. Raven Press, New York, pp 1829-1835

34. Keown PA, Stiller CR (1987) Cyclosporine: a double-edged sword. Hosp Pract (May 15 issue):207

35. Lin HY, Rocher LL, McQuillan MA, Schmaltz S, Palella TD, Fox IH (1989) Cyclosporine-induced hyperuricemia and gout. N Engl J Med 321:287

36. Mihatsch MJ, Thiel G, Ryffel B (1988) Cyclosporine nephrotoxicity. Adv Nephrol 17:303

37. Myers BD et al. (1988) The long-term course of cyclosporine-associated chronic nephropathy. Kidney Int 33:590

38. Myers BD, Ross J, Newton L, Luetscher J, Perlroth M (1984) Cyclosporine-associated chronic nephropathy. N Engl J Med 311:699

39. Taube DH, Williams DG, Hartley B, Rudge CJ, Neild GH, Cameron JS, Ogg CS, Welsh KI (1985) Differentiation between allograft rejection and cyclosporine nephrotoxicity in renal transplant recipients. Lancet 2:171

40. Scherrer U et al. (1990) Cyclosporine-induced sympathetic activation and hypertension after heart transplantation. N Engl J Med 323:693

41. Van Buren D, Van Buren CT, Flechner SM, Maddox AM, Verani R, Kahan BD (1985) De novo hemolytic uremic syndrome in renal transplant recipients immunosuppressed with cyclosporine. Surgery 98:54

VI Klinik und Pathologie der Abstoßungsreaktion

1 Einführung

Der Transplantationsmediziner wird ständig mit der Möglichkeit einer Transplantatabstoßung konfrontiert. Die Abstoßung ist das hauptsächlichste Hindernis für eine erfolgreiche Transplantation und muß rasch und sicher erkannt werden. Das letzte Jahrzehnt hat eine erstaunliche Menge an Wissen über den Mechanismus der Immunerkennung und -reaktion gegen Transplantationsantigene mit sich gebracht. Molekularbiologische Methoden sind im Begriff, in die tägliche klinische Praxis einzutreten. Die klinischen Symptome und die klassischen diagnostischen Methoden der Abstoßungsreaktion behalten jedoch ihren Stellenwert in der heutigen Transplantationsmedizin.

Die Histokompatibilitätsunterschiede zwischen Spender und Empfänger stellen die hauptsächlichste Triebkraft der Abstoßungsreaktion dar. Der Empfänger bildet eine Immunantwort gegen die Spenderantigene aus, indem sowohl zelluläre (T-Zellen) als auch humoral Elemente (B-Zellen) aktiviert werden. Der Immunangriff gegen das Transplantat ist ein dynamischer Prozeß und ist oft unvorhersehbar in Bezug auf Zeitpunkt und Intensität. Erfolgreiche Behandlung einer Abstoßungsreaktion ist nicht gleichzusetzen mit Auslöschen der Immunantwort gegen das Transplantat, sondern bedeutet, daß ein neues, günstigeres immunregulatorisches Gleichgewicht zu Gunsten des Transplantats entstanden ist (Abbildung 14).

Die Transplantatabstoßung kann klinisch in vier verschiedene Arten eingeteilt werden: 1. hyperakute, 2. akzelerierte, 3. akute und 4. chronische Abstoßung (8,10). Die zellvermittelte Abstoßung äussert sich morphologisch hauptsächlich in interstitieller zellulärer Infiltration, die humoral-(Antikörper-) vermittelte Abstoßung in Form von Gefäßschädigung (vaskuläre Abstoßung). Im folgenden sollen diese verschiedenen Formen der Abstoßungsreaktion beschrieben, die histopathologischen Aspekte diskutiert und die diagnostischen Methoden und therapeutischen Aspekte erläutert werden.

2 Hyperakute Abstoßungsreaktion

Eine hyperakute Abstoßungsreaktion tritt innerhalb von min. oder wenigen h nach Nierentransplantation auf und wird durch präformierte zytotoxische Anti-HLA-Antikörper (meist IgG) verursacht, die gegen das Transplantat gerichtet sind (8, 10). Diese Antikörper sind vor allem gegen MHC-Antigene der 1. Klasse (HLA-A und HLA-B), seltener gegen HLA-DR gerichtet und entstehen durch Sensibilisierung mittels Bluttransfusionen, durch Schwangerschaften oder durch vormalige Abstoßung eines Nierentransplantats. Eine hyperakute Abstoßung kann ebenfalls bei ABO-Inkompatibilität zwischen Spender und Empfänger auftreten. Die natürlicherweise auftretenden Isoagglutinine des Empfängers reagieren in diesem Fall auf Blutgruppenantigene, die in der Spenderniere lokalisiert sind. Die hyperakute Abstoßung wird durch Bindung dieser vorgebildeten Antikörper an die Endothelzellen des Transplantats ausgelöst. Die Komplement- und die Gerinnungskaskade werden dann aktiviert und verursachen Zellzerstörung und Gefäßverschluß.

Minuten bis Stunden nach Revaskularisation verfärbt sich das Tansplantat zyanotisch und der Harnfluß versiegt. Die Diagnose ist meist eindeutig und verlangt keine weiteren diagnostischen Studien. Eine Arteriographie würde höchstens die Abwesenheit des renalen Blutflußes dokumentieren. Die hyperakute Abstoßung kann nicht behandelt werden. Das Transplantat muß meist umgehend entfernt werden. Die hyperakute Abstoßung ist bei negativem Crossmatch und unter Berücksichtigung der Blutgruppenverträglichkeit eine extreme Seltenheit geworden.

3 Akzelerierte Abstoßungsreaktion

Die akzelerierte Abstoßung wird durch eine sekundäre Immunantwort verursacht und tritt sehr früh (2–5 Tage) nach der Transplantation auf (8, 10). Sie wird durch Antikörper und/oder aktivierte Lymphoblasten vermittelt. Die Transplantatbiopsie ist nützlich, indem sie diese Form der Abstoßung von der akuten Tubulusnekrose zu unterscheiden hilft. Die akzelerierte Abstoßung ist meist therapieresistent auf die geläufigen Immunsuppressiva. Man kann versuchen, diese Abstoßung mit einer Kombination von Methylprednisolon und ATG oder mit OKT3 zu behandeln. Die Erfolgschancen sind jedoch gering, weil der Abstoßungsprozeß nach initialem Erfolg häufig weitergeht.

4 Akute Abstoßungsreaktion

Die akute Abstoßung wird oft in den ersten zwei Wochen nach Nierentransplantation beobachtet, sie kann aber jederzeit auch später auftreten, vor allem wenn die Immunsuppression ungenügend ist (1a, 8, 10). Die Inzidenz ist am größten in den ersten drei Monaten, weniger in den nächsten sechs und gering ein Jahr nach Transplantation. Der Charakter und die Intensität des akuten Abstoßungsprozeßes hängen in großem Maß vom verwendeten Immunsuppressionsschema ab. Bei Prednison/Azathioprinbehandlung treten akute Abstoßungen sehr häufig auf (75–80%). Die Abstoßungssymptome unter Prednison/Azathioprin sind sehr ausgeprägt, können aber mit konventioneller Behandlung (Methylprednisolonpuls) wirkungsvoll umgekehrt werden. Bei Gabe von Azathioprin, Prednison und ALS (prophylaktisch) ist die Häufigkeit der Abstoßung geringer (< 60%). Mit Ciclosporin (zusammen mit Azathioprin und Prednison) ist die Inzidenz der akuten Abstoßung noch kleiner (30–35%), wobei die Symptome auch viel weniger ausgeprägt sind. Dies kann jedoch die Diagnose erschweren.

Die akute Abstoßung tritt hauptsächlich in zwei überlappenden Formen auf: 1. akute humorale (vaskuläre) Abstoßung und 2. akute zelluläre (interstitielle) Abstoßung (Abbildung 36 und 37). Die Prognose dieser beiden Arten von akuten Abstoßungsreaktionen ist sehr unterschiedlich, wobei die humorale (vaskuläre) Abstoßung viel weniger gutartig verläuft. Bei einzelnen Patienten können beide Formen auftreten und auch unterschiedlich auf die Behandlung ansprechen.

Die Zielscheibe der akuten humoralen (vaskulären) Abstoßung ist das Gefäßendothel, welches durch Antikörper attackiert und zerstört wird. Die komplementvermittelte Chemotaxe führt zu Leukozyteninfiltration, und die Thrombosierung der Nierenarteriolen erzeugt eine Ischämie, welche das Transplantat zusätzlich schädigt. Diese vaskuläre Abstoßung wird ähnlich wie die akzelerierte Abstoßung durch HLA-Antikörper verursacht. Im Gegensatz zur hyperakuten Abstoßung, welche durch vorgebildete Antikörper verursacht wird, ist die akute Abstoßung durch Antikörper verursacht, welche nach der Transplantation entstehen.

Die akute zelluläre Abstoßung ist die häufigste Art der Abstoßungsreaktion und ist durch Tubulitis und dichte interstitielle Infiltration mit Lymphozyten charakterisiert (Abbildung 36). Es werden auch häufig polymorphonukleäre Leukozyten sowie Makrophagen, Eosinophile und Plasmazellen vorgefunden. Diese Art der Abstoßung gleicht manchmal histologisch einer medikamentös induzierten interstitiellen Nephritis. Es werden vor allem die Tubuluszellen durch diese infiltrierenden Zellen geschädigt, Glomeruli hingegen zeigen nur eine geringe Schädigung. Manchmal ist die Abstoßung fokal und kann bei einer einzelnen Biopsiepassage verpaßt werden (sog. „sampling error").

Eine international standardisierte Nomenklatur, welche die Kriterien der Nierentransplantatabstoßung formuliert, wurde kürzlich vorgestellt, die sog. Banff-Klassifikation (8a). Beim Erarbeiten dieser Klassifikation wurde besonders auf die Tatsache geachtet, daß der Abstoßungsprozeß vielfach fokal verläuft und daß nicht jede interstitielle Infiltration mit Abstoßung einhergeht. Tatsächlich findet man bei vielen Patienten mit stabiler Transplantatfunktion und klinisch fehlenden Abstoßungszeichen eine gewisse interstitielle Infiltration ohne Tubulitis. Das Auftreten der Tubulitis (Durchbrechen der Basalmembran und Infiltration des Tubulusepithels mit Lymphozyten) muß aber als sicheres Zeichen der Abstoßung gewertet werden.

Die akute zelluläre Abstoßung wird je nach Ausmaß der Infiltration und der Zellschädigung in verschiedene Grade unterteilt (leicht, mittelschwer, schwer). Sie spricht meist gut auf konventionelle Abstoßungsbehandlung an, wie z.B. mittels Methylprednisolonpulstherapie.

Klinisch ist die Diagnose der akuten Abstoßung nicht immer einfach zu stellen, vor allem bei Patienten, die unter Ciclosporinbehandlung stehen. Ciclosporin führt zu einer Abschwächung der klassischen Symptome wie Fieber und Transplantat-

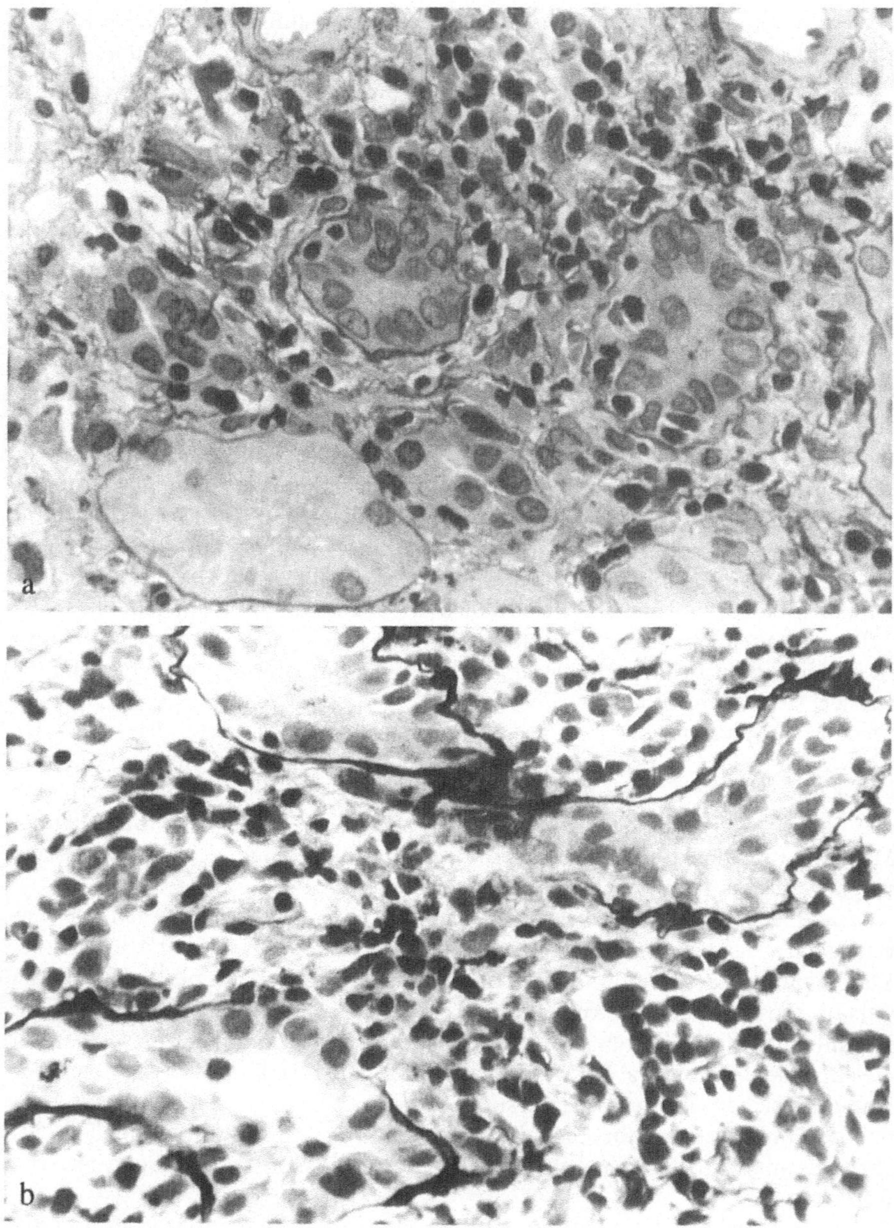

Abb. 36 a, b. Akute zelluläre Abstoßungsreaktion. Diese vorwiegend durch Lymphozyten verursachte Abstoßung ist durch ein charakteristisches mononukleäres interstitielles Infiltrat gekennzeichnet (**a**). Lymphozyten zerstören die Basalmembran der Tubuli (sog. Tubulitis) (**b**). Freundlicherweise zur Verfügung gestellt durch William Clapp, University of Alabama at Birmingham, 1991

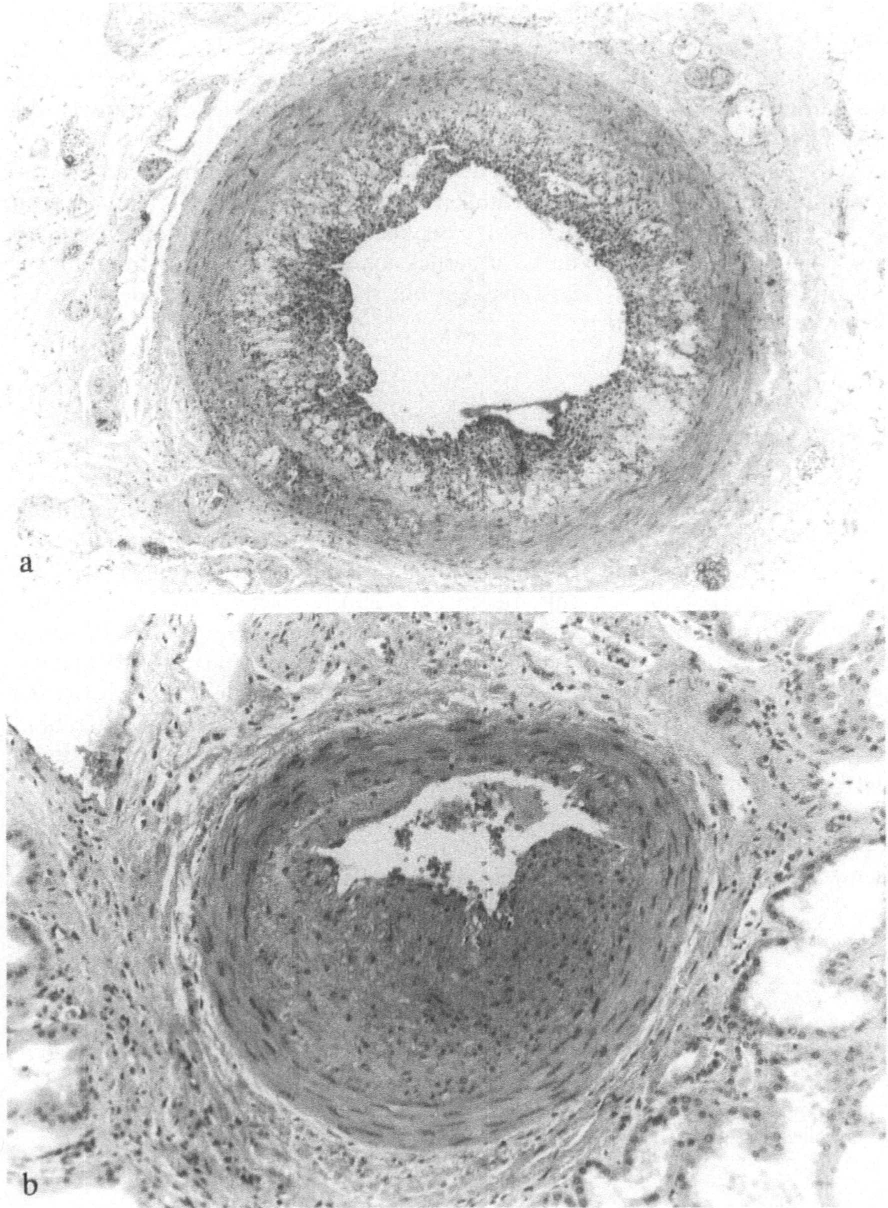

Abb. 37. Akute (a) und chronische (b) vaskuläre Abstoßungsreaktion. Diese vor allem humoral (durch Antikörper) vermittelten Abstoßungsreaktionen verursachen vaskuläre Schädigungen durch Endothelzerstörung. Bei akuter vaskulärer Schädigung fällt die Infiltration der Gefäßwand auf, bei chronischer Schädigung die Intimaproliferation und die Gefäßobstruktion. Freundlicherweise zur Verfügung gestellt durch William Clapp, University of Alabama at Birmingham, 1991.

schwellung. Tabelle 32 gibt eine Übersicht der geläufigsten Symptome und klinischen Zeichen der akuten Abstoßungsreaktion. Die Verdachtsdiagnose muß durch eine Konstellation von Symptomen und Zeichen gestellt werden, da es kein einzelnes pathognomonisches Symptom gibt. Bestätigt wird die Diagnose durch die Transplantatbiopsie (s.u.).

Steigt das Kreatinin nach anfänglich sinkenden Werten um mehr als 50–100µmol/l pro Tag an, so muß der Kliniker beim Frischtransplantierten immer an die Diagnose einer Abstoßungsreaktion denken. Verschiedene andere Diagnosen müssen aber differentialdiagnostisch berücksichtigt werden. Die Symptome der akuten Abstoßung können z.B. denjenigen einer Harnwegsinfektion oder auch der Ciclosporintoxizität gleichen.

5 Chronische Abstoßungsreaktion

Die chronische Abstoßung wird durch eine langsame, immunologisch vermittelte Zerstörung des Transplantats verursacht. Die Läsionen können vaskulär, interstitiell oder glomerulär sein und führen zu einer progressiven Fibrose des Transplantats. Histologisch imponieren vor allem die Gefäßveränderungen mit konzentrischer Intimahyperplasie und Intimafibrose (Abbildung 38). In vielen Fällen tritt auch eine chronische Transplantatglomerulopathie auf, die histologisch einer membranoproliferativen Glomerulonephritis gleicht. Hier werden mesangiale Proliferation und Aufspaltung und Verdickung der Basalmembran vorgefunden. Die rezidivierende Primärerkrankung kann die Transplantatglomerulopathie manchmal begleiten und kann schwierig von ihr zu unterscheiden sein.

Die chronische Abstoßung wird vor allem durch Antikörper vermittelt. Zelluläre Elemente können aber ebenfalls eine Rolle spielen. Klinisch ist die chronische

Tabelle 32. Symptome und Zeichen der akuten Abstoßungsreaktion

Fieber (> 38 °C)
Dumpfe Schmerzen im Transplantatbereich
Unwohlsein
Anschwellen des Transplantats
Hypertonie
Gewichtszunahme
Verminderter Harnfluß

Ansteigendes Serumkreatinin
Tendenz zur Hyperkaliämie
Sinkende Clearance
Proteinurie
Vermindertes Urin-Natrium (initial)
Verminderter renaler Blutfluß

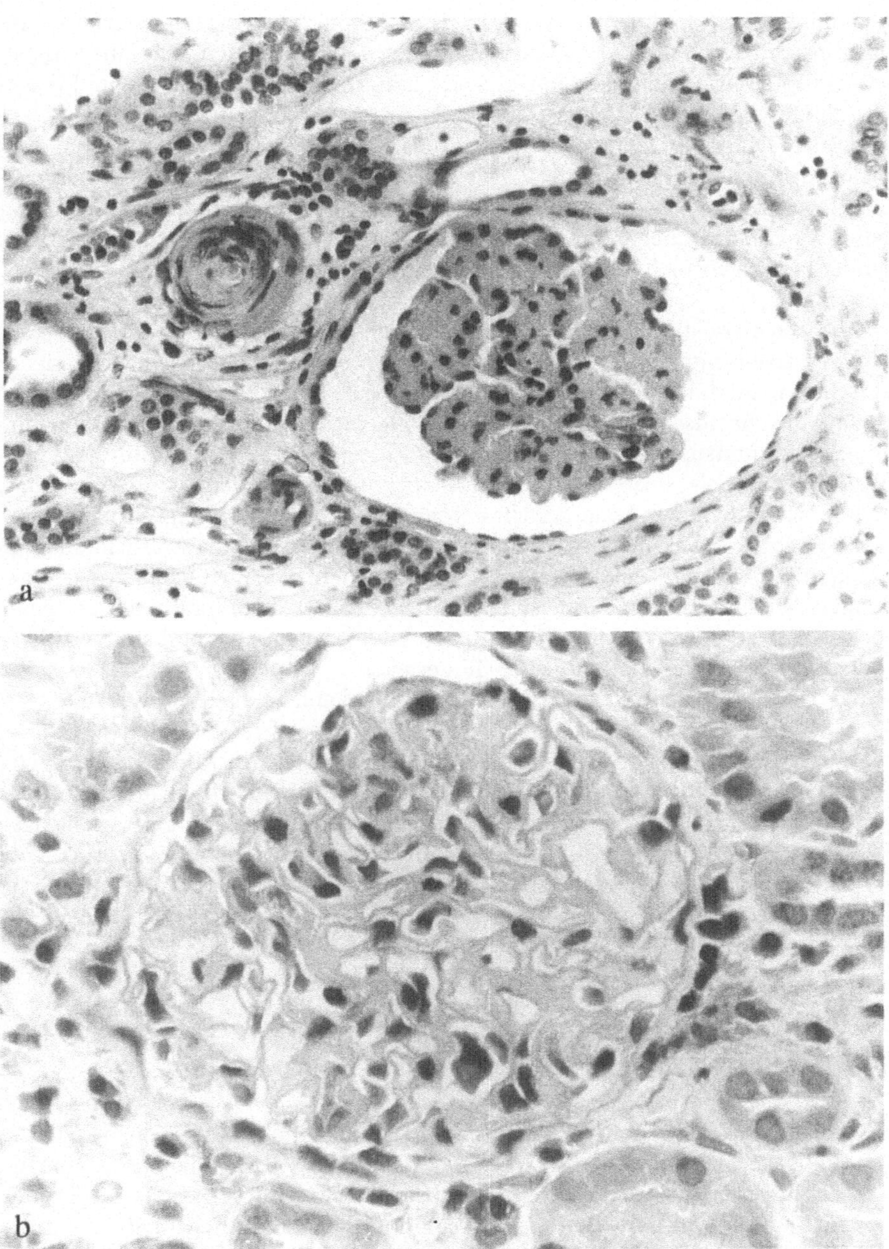

Abb. 38 a, b. Chronische Abstoßungsreaktion. Diese Art der Abstoßung ist durch vaskuläre Schädigung, Tubulusatrophie und durch eine progressive Fibrose des Transplantats gekennzeichnet. Die Glomeruli schrumpfen durch die ischämische Schädigung und sklerosieren (**a**). Die Transplantatglomerulopathie ist durch Verdickung des Mesangiums gekennzeichnet (**b**). Freundlicherweise zur Verfügung gestellt durch William Clapp, University of Alabama at Birmingham, 1991

Abstoßungsreaktion durch ein langsames, über Monate ansteigendes Serumkreatinin gekennzeichnet. Bei Transplantatglomerulopathie bilden sich eine ausgeprägte Proteinurie und mikroskopische Hämaturie aus. Durch die Salz- und Wasserretention bedingt, entstehen auch häufig eine Hypertonie und Ödeme.

In der Differentialdiagnose der chronischen Abstoßung muß neben der Ciclosporintoxizität auch an die rezidivierende Primärkrankheit gedacht werden. Zur Sicherung der Diagnose muß in vielen Fällen eine Transplantatbiopsie durchgeführt werden. Dabei sollte nicht nur lichtmikroskopisch untersucht werden, sondern es sollten auch Immunfluoreszenz und Elektronenmikroskopie eingesetzt werden.

Chronische Abstoßungsreaktionen bilden sich trotz adäquater Immunsuppression aus, sogar unter Tripel- oder Quadrupeltherapie. Deshalb spricht der Patient oft schlecht auf die Behandlung an. Die Therapieart hängt von dem Zeitpunkt ab, zu dem die chronische Abstoßung auftritt. Allgemein sollte versucht werden, ein höheres Immunsupressionsniveau zu erzielen, indem die Kortikosteroid- und Azathioprindosis gesteigert wird. Es muß auch immer die medikamentöse Compliance des Patienten in Frage gestellt werden, die gerade nach erfolgreicher Transplantation nicht gut sein kann. Patienten, die die Immunsuppressionsbehandlung wenig präzis durchführen oder aufgeben, können auch viele Monate nach erfolgreicher Nierentransplantation eine akute zelluläre Abstoßungsreaktion entwickeln. Meist antworten diese Patienten gut auf konventionelle Abstoßungstherapie, können aber eine Einbuße der GFR erleiden.

Bei therapieresistenter chronischer Abstoßung kann versucht werden, alle 3–6 Monate einen Methylprednisolonpuls oder ATG zu verschreiben. Seit der Einführung des Ciclosporins scheint die Rate der chronischen Abstoßungsreaktionen etwas abgenommen zu haben, dieser Punkt ist aber noch umstritten. Mit Ciclosporin tritt zusätzlich das Problem der chronischen Nephrotoxizität auf, welche das Transplantat auf lange Sicht ebenfalls schädigen kann, wenn die Dosierung nicht sorgfältig überprüft wird. Die Langzeitfunktion der mit Ciclosporin behandelten Transplantierten scheint aber allgemein günstiger zu sein als bei konventioneller Behandlung (Abbildung 34).

6 Differentialdiagnose der akuten Abstoßungsreaktion

Die Diagnose der akuten Abstoßung ist nicht immer einfach zu stellen, da pathognomonische Symptome fehlen. Meist ist eine Konstellation von Symptomen und Laborwerten vorhanden, die eine Abstoßung vermuten lassen. Oft ist die Antwort auf eine initiale Methylprednisolonpulsbehandlung ebenfalls ein Hinweis auf eine bestehende Abstoßungsreaktion. Bei Therapieresistenz soll immer eine Transplantatbiopsie durchgeführt werden.

In gewissen Fällen können auch verschiedene pathologische Zustände koexistieren, wie etwa Ciclosporintoxizität zusammen mit der akuten Abstoßung oder ischämische Tubulusnekrose zusammen mit der Abstoßung bei initialer Transplantatdysfunktion. Bei längerdauernder Unterfunktion und Dialyseabhängigkeit muß immer an eine zusätzlich bestehende Abstoßungsreaktion gedacht werden, die durch eine Transplantatbiopsie bestätigt werden soll. Tabelle 33 gibt eine Übersicht über die Differentialdiagnose der akuten Abstoßung (8, 10).

Wird eine chirurgische Komplikation vermutet, so muß diese mittels adäquater diagnostischer Studien wie Ultraschall, Szintigraphie, Computertomogramm oder Arteriographie rasch und sicher bestätigt werden, und es muß operativ vorgegangen werden.

Eine Harnwegsinfektion kann eine Abstoßungsreaktion imitieren. Fieber, Schmerzen in der Transplantatgegend und sinkende Urinproduktion treten in beiden Fällen auf. Konventionelle diagnostische Methoden wie Harnsediment und Blut- und Urinkultur sichern die Diagnose des Infekts. Das Auftreten einer interstitiellen Nephritis (Antibiotika!) ist eine seltene Möglichkeit der Transplantatdysfunktion, welche nicht nur klinisch der akuten Abstoßungsreaktion gleicht, sondern auch histologisch. Die rezidivierende Primärerkrankung kann ebenfalls einer akuten Abstoßungsreaktion gleichen. Bei hochgradiger Proteinurie soll an diese Diagnose gedacht werden. Häufig und früh rezidivierende Erkrankungen sind die fokal-segmentale GN, das Goodpasture-Syndrom, die IgA-Nephropathie und die membranoproliferative GN. Patienten mit Zytomegaloviusinfektion haben ebenfalls oft Fieber und Transplantatdysfunktion. Die Zytomegalie ist durch akute Fieberschübe mit Kopfschmerzen und Myalgien gekennzeichnet und geht oft mit Leberfunktionsstörung, Retinitis und in schweren Fällen mit Pneumonitis einher. Die Diagnose wird durch Serologie und ZMV-Kultur gesichert.

Eine wichtige Unterscheidung der akuten Abstoßung muß mit der Ciclosporintoxizität gemacht werden. Tabelle 31 gibt eine Übersicht, wie die beiden Diagnosen unterschieden werden können. Beide Diagnosen können koexistieren, und die Behandlung verlangt sowohl das Absetzen von CsA sowie Therapie mit Pulssteroiden, ATG oder OKT3.

Tabelle 33. Differentialdiagnose der akuten Abstoßung

1. Chirurgische Komplikationen
   Obstruktion (ureteral)
   Blasenleck
   Lymphozele mit ureteraler Obstruktion
   Transplantatarterienthrombose, -stenose, -ruptur
   Perirenaler Abszess

2. Medizinische Komplikationen
   Akute Tubulusnekrose
   Ciclosporintoxizität
   Infektionen: vor allem Harntrakt; Zytomegalie
   Rezidiv der Primärerkrankung
   Medikamententoxizität
   Hypovolämie

7 Diagnostische Methoden

7.1 Blut- und Urinuntersuchung

Neben der klinischen Untersuchung stehen zahlreiche Zusatzuntersuchungen zur Verfügung, die die Diagnose der Abstoßungsreaktion sichern. Das Serumkreatinin ist der zuverlässigste und einfachste Test, um die Transplantatfunktion zu prüfen. Die serielle Kreatininbestimmung gibt Auskunft über den zeitlichen Verlauf der Nierenfunktion. Meist steigt das Kreatinin erst 12–24 h nach Absinken der glomerulären Filtrationsrate an, weshalb die Transplantatfunktion temporär unterschätzt werden kann. Verglichen mit dem Kreatinin ist die Bestimmung des Harnstoffs weniger nützlich, da dessen Wert durch verschiedene Faktoren wie Fieber, Diät, gastrointestinale Blutung oder kataboler Effekt der Kortikosteroide beeinflußt wird (1a).

Die Untersuchung des Harnsediments hilft, eine Harnwegsinfektion von der akuten Abstoßung zu unterscheiden. Andererseits werden bei Abstoßung keine pathognomonischen Zeichen im Urin gefunden. In den meisten Fällen tritt bei akuter Abstoßung eine mäßige Proteinurie auf. Hämaturie und Zylindrurie werden ebenfalls beobachtet, vor allem bei vaskulärer Abstoßung. Man muß aber daran denken, daß die nativen Nieren des Patienten immer noch Urin produzieren können und somit Proteinurie, Hämaturie und Zylindrurie verursachen können. Die Interpretation des Sediments ist deshalb bei vielen Patienten problematisch.

In der Frühphase der Abstoßung ist das Natrium im Urin niedrig und die Osmolalität verringert. Im späteren Verlauf steigt das Harnnatrium aber an, und die Osmolalität tendiert zur Isosthenurie, ein Zeichen der akuten tubulären Schädigung.

Viele weitere Blut- und Harntests sind zur Diagnose der Abstoßung verwendet worden. Es können z.B. bei Abstoßung im Blut erhöhte Werte von β_2-Mikroglobulin, Interleukin-2-Rezeptoren sowie Tumornekrosefaktor gefunden werden. Im Urin werden bei akuter Abstoßungsreaktion erhöhte Fibrinspaltprodukte, Neopterin, Thromboxan A_2 und gewisse Urinenzyme gefunden. Alle diese Tests sind aber nicht spezifisch genug und können nur als Hinweis auf eine akute Abstoßung gewertet werden. Die definitive Diagnose kann nur durch die Transplantatbiopsie gestellt werden.

7.2 Ultraschall und Szintigraphie

Der Ultraschalluntersuchung kommt beim Frischtransplantierten mit Transplantatdysfunktion ein wichtiger Stellenwert zu. Chirurgische Komplikationen wie Obstruktion und perirenale Flüssigkeitsansammlungen können durch Ultraschall leicht diagnostiziert werden. Bei Abstoßungsreaktion ist das Transplantat meist volumenvermehrt. Durch Doppler-Ultraschalluntersuchung können auch die Pulsationen der Transplantatnierenarterie visualisiert werden, und der Gefäßwiderstand kann ermittelt werden. Bei akuter Abstoßung ist die Perfusion des Transplantats vermindert und der Widerstand erhöht. Die Ultraschalluntersuchung kann bei akuter Abstoßungsreaktion auch eine Nierenrindenverbreiterung und eine unscharfe Rinden-Mark-Grenze zeigen. Diese letzteren Befunde sind aber nicht spezifisch und können bei nur leichter Abstoßungsreaktion fehlen.

Nuklearmedizinische Methoden sind ebenfalls nicht sehr spezifisch für die Diagnose der Abstoßungsreaktion. Sie geben jedoch gute Auskunft über die renale Perfusion. Bei Ciclosporintoxizität ist die Nierendurchblutung stark vermindert, viel weniger jedoch bei akuter Abstoßung. Bedingt ist mittels Szintigraphie auch eine Unterscheidung zwischen postoperativ ischämischem Nierenversagen und einer akuten Abstoßungsreaktion möglich.

Computertomographie (CT) und neuerdings auch MRI können zur Diagnose der akuten Transplantatdysfunktion herbeigezogen werden, sie sind jedoch ebenfalls nicht spezifisch und klinisch wenig nützlich bei Verdacht auf Abstoßung.

7.3 Feinnadelaspiration des Transplantats

Neben der Transplantatbiopsie ist die Nadelaspiration eine recht zuverlässige Methode, um eine Abstoßungsreaktion, eine Tubulusnekrose oder eine Ciclosporintoxizität zu unterscheiden (5, 11). Die zytologische Analyse der Feinnadelaspiration ist recht schwierig und verlangt, daß ein gute Zusammenarbeit mit einem zytologischen Labor besteht, welches mit der Methode und mit den Resultaten vertraut ist.

Die Nadelaspiration ist technisch einfach und kann ohne Lokalanästhesie direkt am Patientenbett durchgeführt werden. Der Vorteil der Feinnadelaspiration gegenüber der Transplantatbiopsie besteht darin, daß sie sequentiell mehrmals mit geringem Risiko durchgeführt werden kann. Dadurch kann der Verlauf einer akuten Abstoßungsreaktion oder der Effekt der immunsuppressiven Behandlung verfolgt werden. Die diagnostische Information ist jedoch gegenüber der Transplantatbiopsie beschränkt.

Eine dünne, rund 10 cm lange Lumbalpunktionsnadel (0,6 mm äußerer Diameter) wird dabei perkutan in den Nierenkortex vorgeschoben. Der Ultraschall kann zur Lokalisation des Transplantats herbeigezogen werden. Der Mandrin wird dann entfernt, und eine 20 ml Plastikspritze, welche mit 5 ml Kulturflüssigkeit gefüllt wurde, wird an die Nadel angeschlossen. Das Kulturmedium besteht aus RPMI 1640, welches mit 5% Humanalbumin, 50 IU/ml Heparin und 1% HEPES-Puffer supplementiert wurde. Die Nadel wird dann während 10 s 3–4mal durch eine Distanz von 0,5–1,5 cm auf- und abwärts bewegt, wobei die Spritze unter konstanter Aspiration gehalten wird und somit ein Vakuum entsteht. Danach wird die Nadel mitsamt der Spritze entfernt, und die Nadel wird mit dem in der Spritze enthaltenen Kulturmedium durchspült. Dadurch werden etwa 10-50 µl Gewebe aus dem Transplantat entfernt, welches nun histologisch untersucht werden kann. Da immer eine gewisse Menge Blut das Nierengewebe kontaminiert, soll zur Kontrolle das gleiche Volumen Kapillarblut aus der Fingerspitze in eine andere Spritze aspiriert werden, welche mit demselben Kulturmedium gefüllt wurde.

Die Zellen können entweder direkt analysiert oder über Nacht bei 4 °C kühl gelagert werden, ohne daß die Viabilität wesentlich beeinträchtigt wird. Beide Proben werden zentrifugiert und in einem kleineren Volumen resuspendiert. Danach wird die Zellzahl bestimmt. Mittels einer Zytozentrifuge werden die Zellen dann auf Glasdeckplatten zentrifugiert, getrocknet und anschließend mit May-Grünwald-Giemsa gefärbt. Verschiedene Spezialfärbungen sowie Immunoperoxidase können ebenfalls zur Diagnose verwendet werden.

Im Gegensatz zu histologischen Proben (Biopsien) besteht das Nadelaspirat fast ausschließlich aus Einzelzellen oder kleineren Zellverbänden. Manchmal können ganze Tubuli oder ganze Glomeruli gesehen werden. Die Tubuluszellen sind bei akuter Tubulusnekrose geschwollen und vakuolisiert. Ähnliche, jedoch schwerwiegendere Veränderungen werden bei Ciclosporintoxizität gesehen. Bei CsA-Toxizität weisen die Tubuluszellen erhöhte Basophilie im Zytoplasma auf und zeigen eine charakteristische isometrische Vakuolisierung.

Bei Abstoßungsreaktion werden im aufgearbeiteten Nadelaspirat verschiedene Entzündungszellen vorgefunden wie kleine Lymphozyten, große granuläre Lymphozyten (natürliche Killerzellen) und Makrophagen. Lymphoblasten und Makrophagen treten vor allem bei schwerer Abstoßungsreaktion auf. Durch serienmäßige Nadelaspiration (unter Umständen täglich) kann der Verlauf einer Abstoßungsreaktion unter Therapie verfolgt und die Anzahl der Entzündungszellen täglich ermittelt werden, was mit der Transplantatbiopsie nicht möglich ist.

Die Resultate der Feinnadelaspiration zeigen bei akuter Abstoßungsreaktion eine gute Korrelation mit der Transplantatbiopsie. Bei chronischer Abstoßung hingegen oder bei vaskulärer Schädigung gibt die Feinnadelaspiration nur ungenügende Information, die Biopsie hingegen ist diagnostisch sehr hilfreich. Feinnadelaspiration und Transplantatbiopsie müssen als komplementäre Methoden betrachtet werden und sollen zusammen eingesetzt werden. Sehr viele Zentren verwenden nur die Transplantatbiopsie, oft weil kein diagnostisches Zytologielabor mit genügend Erfahrung zur Verfügung steht.

7.4 Transplantatbiopsie

Die perkutane Nadelbiopsie ist die Standardmethode, welche klinisch die Diagnose einer Abstoßungsreaktion und anderer pathologischer Veränderungen im Transplantat sichert. Sie ist die einzige Methode, die die zelluläre von der vaskulären Abstoßung unterscheiden kann. Die Nadelbiopsie ist aber eine invasive Methode, welche mit gewissen Komplikationen verbunden sein kann. So besteht immer das Risiko der Gefäßverletzung, Blutung, Infektion und sogar des Transplantatverlusts. Deshalb soll die Transplantatbiopsie in Maßen und nicht routinemäßig eingesetzt werden. Die Transplantatbiopsie ist sehr wertvoll, um bei erhöhtem Kreatinin eine Abstoßungsreaktion auszuschließen. Bei verlängerter ischämischer Tubulusnekrose (> 2 Wochen) z.B. ist es sinnvoll, eine Transplantatbiopsie durchzuführen, um eine koexistierende Abstoßungsreaktion auszuschließen.

Die Transplantatbiopsie soll bei schwieriger Lokalisation mittels Ultraschallführung durchgeführt werden. Technisch ist die Transplantatbiopsie einfacher als die Biopsie der nativen Nieren, da das Transplantat oberflächlich liegt. Nach Palpation des Transplantats wird die Einstichstelle auf Höhe des Oberpols lokalisiert. Dann wird eine gründliche Hautdesinfektion durchgeführt. Die Einstichstelle wird anschließend mit 1–2% Lidocain anästhesiert, wonach eine kleine Hautinzision mit einem Skalpell gemacht wird. Die Menghini-Biopsienadel oder eine Biopsiepistole wird anschließend eingeführt, und es werden 1–2 Passagen durchgeführt, um genügend Gewebe zu entnehmen. Meist genügt es, das Gewebe nur lichtmikroskopisch zu analysieren, vor allem wenn es nur darum geht, eine akute Abstoßungsreaktion auszuschließen. Bei komplizierteren Fällen, wie etwa zur Unterscheidung der rezidivierenden Primärerkrankung von der chronischen Abstoßung, soll das Biopsiematerial aber auch mittels Immunfluoreszenz und Elektronenmikroskopie analysiert werden.

8 Behandlung der akuten Abstoßungsreaktion

Wird die Diagnose einer akuten Abstoßungsreaktion gestellt, so muß diese rasch und effizient behandelt werden, vorausgesetzt daß keine Kontraindikationen wie etwa eine unkontrollierte Infektion vorhanden sind (1a, 8, 10). Es stehen hauptsächlich drei Pharmaka zur Behandlung der akuten Abstoßungsreaktion zur Verfügung: hochdosierte Kortikosteroide (Pulstherapie), Antilymphozytenglobulin (ALG, ATG) und monoklonale Antikörper (OKT3). Diese sollen nun im einzelnen besprochen werden.

8.1 Kortikosteroidpulstherapie

Die hochdosierte Kortikosteroidpulstherapie ist die Standardmethode, um eine akute Abstoßungsreaktion zu beseitigen (1a). Methylprednisolon wird dabei in einer Dosis von 0,25–1 g intravenös an 3–5 konsekutiven Tagen gegeben. Kontrollierte Studien haben gezeigt, daß hochdosiertes orales Prednison (3 mg/kg während 5 Tagen) ebenso wirkungsvoll sein kann wie intravenöses Methylprednisolon (3). Mit beiden Behandlungsmethoden verbessert sich die Transplantatfunktion im allgemeinen innerhalb von 3–5 Tagen.

Hochdosierte Kortikosteroide wirken vor allem auf antigenstimulierte Lymphozyten, indem sie deren Proliferation und Zytokinausschüttung verhindern. Glukokortikoide blockieren auch die Interleukin-1-Produktion durch Makrophagen. Durch Wegfallen der Makrophagen-vermittelten Zytokinproduktion wird die T-Zellenstimulation unterdrückt und dadurch auch kein IL-2 und IFN-γ produziert (Abbildung 12, 15).

Kortikosteroide sind vor allem bei der akuten zellulären Abstoßungsreaktion wirksam (T-Zellenantwort), hingegen haben sie keine oder nur geringe Wirkung auf die Antikörpersynthese (B-Zellenantwort) und zeigen schlechte klinische Wirksamkeit bei humoraler (vaskulärer) und chronischer Abstoßungsreaktion.

Die Kortikosteroidpulstherapie wird im allgemeinen gut vertragen. Die hauptsächlichste Gefahr der hochdosierten Pulssteroidtherapie liegt in der Ausbildung einer zu starken Immunsuppression, welche das Risiko einer opportunistischen Infektion bedeutend erhöht. Ältere und diabetische Patienten reagieren besonders empfindlich auf die hochdosierte Kortikosteroidtherapie. Weitere Komplikationen sind Glukoseintoleranz mit Hyperglykämie, Hyperlipidämie, Hypertonie, aseptische Knochennekrose, Kataraktbildung, gastrointestinale Blutung und psychiatrische Probleme (steroidinduzierte Psychose). Viele Patienten bilden einen Cushing-Habitus aus und nehmen an Gewicht zu.

Die Pulstherapie mit Steroiden hat sich als initiale Abstoßungstherapie gut bewährt. So kann bei ansteigendem Kreatinin und vermuteter akuter Abstoßungsreaktion 7–14 Tage nach Transplantation eine Kortikosteroidpulstherapie (0,25– 1 g/Tag für 3–5 Tage) in den meisten Fällen mit Erfolg versucht werden. Die Azathiorpin- und Ciclosporinbehandlung kann in gleicher Dosis weitergeführt werden. Wenn ebenfalls Verdacht auf Ciclosporintoxizität besteht, kann die CsA-Dosis etwas gesenkt werden, vor allem mit CsA-Plasmawerten > 250 ng/ml (RIA). Methylprednisolonpulstherapie kann bei gewissen Patienten die CsA-Spiegel durch verminderten Abbau in der Leber erhöhen. Wenn die Transplantatfunktion sich nicht verbessert, muß eine Transplantatbiopsie durchgeführt werden, bevor eine zweite Methylprednisolonpulstherapie, ATG oder OKT3 verwendet wird. Eine dritte Pulstherapie ist nicht sinnvoll und wird kaum verschrieben, da wahrscheinlich eine Steroidresistenz vorliegt.

Ungefähr 60–80% der akuten Abstoßungsreaktionen sprechen auf hochdosierte Kortikosteroidtherapie an. Viele Abstoßungsreaktionen sind aber primär oder im Verlauf Steroid-resistent und müssen dann nach erfolgloser Pulstherapie mit Antilymphozytenglobulin oder OKT3 behandelt werden.

8.2 Behandlung mit Antilymphozytenglobulin (ALG)

Antilymphozytenserum (ALS) wird durch Immunisierung von Pferd oder Kaninchen mit menschlichen Lymphoblasten oder Thymozyten gewonnen. Durch Kultur gezüchtete Lymphoblasten haben den Vorteil, daß sie keine kontaminierenden Erythrozyten oder Thrombozyten enthalten. Aus ALS können Globuline (vorwiegend Immunoglobuline) und auch reine IgG-Fraktionen gewonnen werden. Antilymphozytenseren werden heute seltener direkt zur Abstoßungsbehandlung verwendet wegen der geringeren Spezifizität und der ausgeprägten Nebenwirkungen, und man bevorzugt die aufgearbeiteten Globulinpräparate (ALG oder ATG). Kaninchenseren scheinen etwas besser verträglich zu sein als Pferdeseren.

Verschiedene ATG-Präparate sind kommerziell in Europa erhältlich:

- Atgam (Firma Upjohn): Pferde-IgG/Thymozyten
- ATG-Fresensius: Kaninchen-Ig/Lymphoblasten
- Lymphoglobulin Mérieux: Pferde-IgG/Thymozyten

ATG wird entweder prophylaktisch während 7–14 Tagen nach Nierentransplantation (vor allem bei Leichennierenspende, sog. Induktionstherapie) oder zur Behandlung der etablierten akuten Abstoßungsreaktion verwendet. Ob prophylaktisches ATG bessere Langzeitresultate bringt als die konventionelle Behandlung ist kontrovers. In vielen Zentren wird bei Leichennierentransplantation ATG anstelle von CsA während der ersten Tage nach Transplantation verwendet, damit das durch Ischämie geschädigte Transplantat nicht durch das potentiell nephrotoxische CsA zusätzlich geschädigt wird. Nach Einsetzen einer zufriedenstellenden Transplantatfunktion wird dann die ATG-Behandlung nach 7–14 Tagen durch CsA ersetzt (4).

Bei akuter Abstoßungsreaktion soll ATG (Atgam und Mérieux) in einer Dosis von 10–15 mg/kg Körpergewicht, respektive 3–5 mg/kg (ATG Fresenius) während 7–14 Tagen verschrieben werden. ATG wird intravenös verabreicht, da die subkutane oder intramuskuläre Injektion eine schmerzvolle lokale Reaktion verursacht. Es empfielt sich die Gabe über einen zentralvenösen Katheter. ATG soll in 0,9% NaCl in einer Konzentration von 1–2 mg/ml über 4–6 h verabreicht werden. ATG kann zur Behandlung der akuten Abstoßungsreaktion sowohl bei Lebendverwandten- wie auch bei Leichennierentransplantation verwendet werden. ATG ist wirksamer als die Pulssteroidtherapie. Die Erfolgsrate beträgt 85–100%. ATG ist auch bei vielen steroidresistenten Abstoßungsreaktionen wirksam und verringert zusätzlich das Risiko von weiteren Abstoßungen.

ATG wirkt vorwiegend auf die zellvermittelte Immunantwort und ist wie Steroide bei vaskulärer Abstoßungsreaktion relativ unwirksam. ATG verursacht zu einem gewissen Grad eine Lymphozytendepletion. Der Prozentsatz an Lymphozyten bei wirkungsvoller ATG-Behandlung sollte unter 10% zu liegen kommen. Der Nachteil des ATG ist dessen variable Wirksamkeit, welche durch die Herstellung bedingt ist. Da viele verschiedene Formen von ALS und dessen Fraktionen erhältlich sind, sind Vergleiche der Wirksamkeit schwierig.

Unter den Nebenwirkungen sind neben Fieber und Schüttelfrost vor allem allergische oder gar anaphylaktische Reaktionen (Atemnot, Hypotonie, Brust- und Flankenschmerzen) zu nennen. Vor ATG-Behandlung kann zur Vermeidung von Anaphylaxie ein intrakutaner oder konjunktivaler Allergietest durchgeführt werden. Als weitere Nebenwirkung kann eine Thrombopenie durch kontaminierende Antikörper gegen Blutplättchen entstehen, vor allem wenn zur Immunisierung Thymozyten oder Ductus-thoracicus-Drainage-Lymphozyten verwendet werden, welche häufig mit Thrombozyten kontaminiert sind. Die leichten Nebenwirkungen (Fieber und Schüttelfrost) können durch Prämedikation mit Methylprednisolon (100–500 mg Stoß), Histaminblockern (Diphenylhydramin) und Paracetamol vermieden werden. Patienten, die mit ATG behandelt werden, haben auch eine größere Morbidität durch Zytomegalieinfektion, da ATG-Therapie den ZMV reaktivieren kann.

Die Ausbildung von Anti-Antikörpern gegen Pferd oder Kaninchen ist bei ATG-Behandlung ein seltenes Problem. ATG kann deshalb demselben Patienten mehrmals verabreicht und sowohl prophylaktisch initial nach der Transplantation als auch im späteren Verlauf zur Behandlung einer Abstoßung verwendet werden, da keine neutralisierenden Antikörper auftreten. Früher wurde ATG nicht gleichzeitig mit Ciclosporin verschrieben, da ein zu hohes Risiko für Infektionen und Tumoren befürchtet wurde. Heute ist man aber der Meinung, daß ATG auch zusammen mit CsA, Azathioprin und Prednison gegeben werden kann (sog. Quadrupeltherapie).

8.3 Behandlung der Abstoßung mit OKT3

Monoklonale Antikörper sind xenotypische Antikörper, die durch Hybridomtechnologie produziert werden. Gegenüber den Antiseren haben sie den Vorteil, weniger variabel und potenter in ihrer Wirkung zu sein. Neben OKT3 sind viele andere monoklonale Antikörper entwickelt und in klinischen Studien erprobt worden. In der klinischen Transplantationsmedizin hat sich jedoch vor allem OKT3 bewährt. OKT3 ist ein monoklonaler Antikörper, der gegen T-Zellen gerichtet ist, indem er sich an den CD3-Komplex bindet. Dieser Antikörper wurde 1980 erstmals klinisch erpobt und hat sich seither in vielen Studien zur Behandlung der akuten Abstoßungsreaktion bewährt (7, 9).

OKT3 kann wie ATG entweder prophylaktisch oder zur Behandlung der akuten Abstoßung verwendet werden (6, 7). Bei prophylaktischer Behandlung wird OKT3 während 7–14 Tagen nach Nierentransplantation in einer Dosis von 2,5–5 mg/Tag gegeben. Die erste Dosis kann intraoperativ unter Anästhesie verabreicht werden, damit die unangenehmen Nebenwirkungen nicht verspürt werden, die häufig nach der ersten Dosis auftreten (sog. „first use syndrome"). Bei prophylaktischer Behandlung kann OKT3 in Kombination mit Steroiden und Azathioprin und auch Ciclosporin gegeben werden, wobei CsA meist erst später eingesetzt wird, damit ein noch ischämisches Transplantat nicht durch das potentiell nephrotoxische CsA noch weiter geschädigt wird. OKT3 kombiniert mit CsA verursacht eine sehr starke Immunsuppression und begünstigt das Auftreten von opportunistischen Infektionen. Deshalb wird CsA bei guter Transplantatfunktion oft erst zwei Tage vor Ende der prophylaktischen OKT3-Behandlung eingesetzt, und zwar in einer geringeren Dosis als wenn CsA ohne OKT3 gestartet würde (4 mg/kg). Die Abstoßungsrate scheint bei prophylaktischer OKT3-Gabe geringer zu sein als mit konventioneller Behandlung (CsA, Azathioprin, Prednison). Im Vergleich mit ATG ist aber die Reduktion der Abstoßungsrate etwa gleich (1). OKT3 ist eine recht kostspielige immunsuppressive Substanz, die im allgemeinen nicht routinemäßig zur Prophylaxe der Abstoßung eingesetzt wird.

Zur Behandlung der Abstoßungsreaktion wird OKT3 während 7–14 Tagen intravenös in einer täglichen Dosis von 5 mg/Tag gegeben. OKT3 wird als langsame Bolusinjektion über 2 min. verabreicht. Meist wird OKT3 erst dann verschrieben, wenn hochdosierte Kortikosteroide erfolglos waren und wenn eine Transplantatbiopsie eindeutig eine Abstoßungsreaktion beweist. In seltenen Fällen kann bei akuter Abstoßung direkt mit OKT3 behandelt werden. Da OKT3 bei Volumenüberschuß zu einem kapillaren Lecken und Lungenödem („capillary leak") führen kann, darf das Gewicht des Patienten vor der Behandlung das Trockengewicht höchstens um 3% überschreiten. Früher wurde während der OKT3-Behandlung die Ciclosporintherapie abgesetzt, damit nicht eine zu starke Immunsuppression erzeugt wurde, welche mit dem Risiko der Infektion einhergehen könnte. Da aber durch gleichzeitige Gabe von CsA die Antikörpersynthese gegen den Mausantikörper OKT3 gehemmt wird, geben viele Zentren CsA gleichzeitig mit OKT3. Sicher ist es sinnvoll, die CsA-Dosis zu senken, damit eine zu starke Immunsuppression vermieden wird. Azathioprin wird ebenfalls meist auf eine Dosis von 25 mg/Tag reduziert, um nicht eine zu starke Immunsuppression mit dem Risiko von Infektionen zu verursachen.

OKT3 ist eine potente immunsuppressive Substanz und hat eine ausgezeichnete Wirksamkeit auf die Abstoßungsreaktion. Die Erfolgsrate von OKT3 beträgt in vielen Studien mehr als 90% (7, 9). OKT3 kann bei Diabetikern und älteren Patienten ebenfalls eingesetzt werden. Die Behandlung mit OKT3 schüzt aber einen Patienten nicht vor weiteren Abstoßungsreaktionen. Die Rezidivrate nach OKT3-Behandlung kann bis zu 50% betragen.

Die Wirkungsweise von OKT3 ist nicht vollständig bekannt. OKT3 blockiert die T-Zellenfunktion, indem es die T-Zellen opsonisiert, so daß diese durch das retikuloendotheliale System, vor allem in der Leber und der Milz, phagozytiert werden können. Kurz nach OKT3-Gabe verschwinden die meisten T-Zellen aus der Blutzirkulation. Nach einigen Tagen treten dann aber CD3-negative T-Zellen in der Blutzirkulation auf. Diese Zellen sind CD4- oder CD8-positiv, sie erkennen jedoch kein Antigen und sind auch nicht zytolytisch (9).

OKT3 ist mit bedeutenden Nebenwirkungen verbunden. Nach Gabe der 1. Dosis (in viel geringerem Maße nach der 2., um kaum mehr nach der 3. Dosis) tritt ein durch Zytokinfreisetzung ausgelöstes „first use syndrome" auf. Patienten verspüren nach der ersten Dosis grippeartige Symptomen wie Fieber (73%), Schüttelfrost (57%), Dyspnoe (21%), Brustschmerzen und Druck (14%), Bronchospasmus (11%), Nausea (11%) und Erbrechen (13%), Durchfall (20%) und Tremor (10%). Andere Symptome wie Tachykardie, Hyper- und Hypotonie sowie Gelenkschmerzen, Pruritis und Hautexanthem treten ebenfalls in seltenen Fällen auf. Diese Symptome bilden sich typischerweise 45–60 min. nach Gabe der ersten Dosis aus und werden durch Zytokinauschüttung verursacht, vor allem durch Tumornekrosefaktor, IL-6 und Interferon-γ. Diese Zytokine können nach Gabe von OKT3 im Serum von symptomatischen Patienten festgestellt werden. Wahrscheinlich werden sie durch Aktivierung von T-Zellen produziert. OKT3 verursacht initial nach Bindung an den CD3-Komplex eine Aktivierung der T-Zelle durch intrazelluläre Signalübertragung. Die Symptome des „first use syndrome" treten in viel geringerem Maße nach der 2. Dosis auf und werden nach der 3. Dosis kaum mehr verspürt. Die Symptome können durch Prämedikation mit Methylprednisolon (100–500 mg iv), Histaminblockern und Paracetamol vermieden oder abgeschwächt werden. Der Hersteller empfielt auch zusätzlich, 30 min nach Gabe von OKT3 100 mg Hydrokortison intravenös zur Vermeidung der Nebenwirkungen zu geben.

Eine weniger häufige, aber gefährliche Nebenwirkung von OKT3 besteht in der Ausbildung eines schweren Lungenödems, vor allem wenn ein Patient überwässert ist oder wenn er an leichter Herzinsuffizienz leidet. Deshalb muß das Gewicht vor Behandlung mit OKT3 auf ± 3% des Trockengewichts gebracht werden, wenn nötig mittels Hämofiltration.

Eine weitere Nebenwirkung ist die aseptische Meningitis, welche zu Beginn der OKT3-Behandlung auftritt (2). Sie wird wahrscheinlich wiederum durch Zytokinausschüttung verursacht. Die Symptome bestehen aus Fieber, schweren Kopfschmerzen, Nackensteife und Photophobie. Um schwere opportunistische ZNS-Infektionen auszuschließen, muß unter Umständen bei diesen Patienten eine Lumbalpunktion durchgeführt werden. Bei aseptischer Meningitis zeigt der Liquor eine erhöhte Proteinkonzentration und eine leichte Erhöhung der Leukozytenzahl, die Kultur ist aber steril. Der Verlauf dieser aseptischen Meningitiden ist immer gutartig.

Unter den weiteren selteneren Nebenwirkungen seien Anaphylaxie, Serumkrankheit, akute Monoarthritis und Ausbildung von Lymphomen genannt. Durch Verwendung von OKT3 besteht natürlich ebenfalls ein erhöhtes Infektionsrisiko, vor allem mit Zytomegalovirus, *P. carinii*, Herpes simplex, *Legionella* spp. und *Cryptococcus* spp. Zytomegalie- und Herpesinfektionen treten bei vielen Patienten 2–3 Wochen nach OKT3-Gabe auf.

Die Behandlung mit OKT3 führt bei einem großen Prozentsatz der Patienten zur Ausbildung von Anti-OKT3-Antikörpern. Ungefähr 50–60% der Patienten zeigen eine Immunantwort in der Form von Antikörpern, jedoch mit geringem Titer (< 1:100). Wenige bilden eine starke Immunantwort mit hohen Titern (1:1 000 bis 1:100 000) aus. Diese Antikörper sind meist antiidiotypische Antikörper, also gegen den Teil von OKT3 gerichtet, der den CD3-Komplex bindet. In geringerem Maße können sich aber auch antiisotypische Antikörper ausbilden. Man nimmt an, daß die Gabe von höheren Azathioprindosen oder von Ciclosporin das Ausmaß dieser Anti-OKT3-Antwort verringert (9).

Wegen der Ausbildung dieser neutralisierenden Antiköper kann eine 2. Behandlung mit OKT3 unter Umständen ohne Wirkung sein. Deshalb ist auch die prophylaktische Gabe von OKT3 umstritten, da man sich die Möglichkeit einer späteren Behandlung mit OKT3 verbaut. Vor einer 2. Behandlung mit OKT3 soll der Anti-OKT3-Antikörpertiter durch ELISA bestimmt werden. Bei Bestehen von hohen Titern (> 1:1 000) soll keine 2. OKT3 Behandlung vorgenommen werden. In diesem Falle kann die Abstoßung mit ATG behandelt werden.

8.4 Plasmapherese

Es ist verschiedentlich versucht worden, die akute Abstoßungsreaktion mittels Plasmapherese oder Leukapherese zu behandeln, vor allem wenn diese steroidresistent ist und wenn sie durch HLA-Antikörper verursacht wird (vaskuläre Abstoßungsreaktion). In verschiedenen kontrollierten Studien hat sich die Plasmapherese aber nicht als sehr wirksam erwiesen. Diese aufwendige Methode wird deshalb kaum mehr angewendet, zumal die Abstoßung mit den neueren potenten Immunsuppressiva wie OKT3 gut behandelt werden kann.

Literatur

1.   Cole EH, Cattran DC, Farewell VT, Aprile M, Bear RA, Pei YP, Fenton SS, Tober JAL, Cardella CJ (1994) A comparison of rabbit antithymocyte serum and OKT3 as prophylaxis against renal allograft rejection. Transplantation 57:60

1a. Delmonico FL, Tolkoff-Rubin N (1989) Treatment of acute rejection. In: Milford EL, Brenner BM, Stein JH (eds) Contemporary issues in nephrology, vol 19: chap 6. Renal transplantation. Churchill-Livingstone, New York, pp 129-146

2.   Emmons C, Smith J, Flanigan M (1986) Cerebrospinal fluid inflammation during OKT3 therapy. Lancet 2:510

3.   Gray D, Shepherd H, Daar A, Oliver DG, Morris PJ (1978) Oral versus intravenous high dose steroid treatment of renal allograft rejection. Lancet 1:117

4.   Grundmann R, Wienand P, Holland M, Meider G (1986) Immunosuppression nach Nierentransplantation mit Antilymphozytenglobulin und anschließender Ciclosporinbehandlung. Dtsch med Wochenschr 111:659

5.   Häyry P, von Willebrand E, Ahonen J, Eklund B, Lautenschlager I (1981) Monitoring of organ allograft rejection by transplant aspiration cytology. Ann Clin Res 13:264

6.   Kahana L et al. (1989) OKT3 prophylaxis versus conventional drug therapy: single center perspective, part of a multicenter trial. Am J Kidney Dis 14 (Suppl 2):6

7.   Ortho Multicenter Transplant Study Group (1985) A randomized clinical trial of OKT3 monoclonal antibody for acute rejection of cadaveric renal transplants. N Engl J Med 313:337

8.   Salomon D, Strom TB (1986) Diagnosis and treatment of rejection. In: Garovoy MR, Guttmann RD (eds) Renal transplantation, chap 6. Churchill-Livingstone, New York, pp 125-156

8a. Solez K et al. (1993) International standardization of criteria for the histologic diagnosis of renal allograft rejection: The Banff working classification of kidney transplant pathology. Kidney Int 44:411

9.   Todd PA, Brogden RN (1989) Muromonab CD3. A review of its pharmacology and therapeutic potential. Drugs 37:871

10. Toledo-Pereyra LH (1988) Diagnosis and management of rejection. In: Toledo-Pereyra LH (ed) Kidney transplantation, chap 16. Davis, Philadelphia, pp 265-295

11. Von Willebrand E (1980) Fine-needle aspiration cytology of human renal transplants. Clin Immunol Immunopathol 17:309

VII Ergebnisse der Nierentransplantation

1 Einführung

Der Erfolg der Nierentransplantation hängt von sehr vielen Faktoren ab, die sowohl vor als auch nach der Transplantation ihren Einfluß ausüben. Bei der Analyse der Nierentransplantation muß man sowohl die Patientenüberlebenszeit als auch die Transplantatüberlebenszeit betrachten. Die Patientenüberlebensrate liegt heute zwischen 90 und 95% nach einem Jahr. Diese Zahl hat sich seit den sechziger Jahren ständig verbessert. Die Patientenüberlebensrate wird sich in den nächsten Jahren kaum mehr erhöhen, da zunehmend Patienten mit höherem Risiko transplantiert werden (ältere Patienten, Diabetiker). Tabelle 34 gibt eine Übersicht über die verschiedenen Faktoren, die die Transplantatüberlebensdauer beeinflußen.

Bei den meisten Patienten verschlechtert sich die Nierenfunktion auch bei initial sehr gut funktionierendem Transplantat langsam aber konstant. Diese progrediente Verschlechterung der Transplantatfunktion hat viele Ursachen und wird mitunter durch chronische Abstoßung, Ciclosporinnephrotoxizität, Hypertonie, Rezidivglomerulonephritis, Transplantatarterienstenose oder ureterale Stenose verursacht, um nur einige zu nennen. Die Hyperfiltration mit der daraus entste-

Tabelle 34. Faktoren, die die Resultate der Nierentransplantation beeinflußen

Alter
Geschlecht
Rasse
Grundkrankheit
Anzahl der Bluttransfusionen vor der Transplantation
HLA-Übereinstimmung
Grad der Sensibilisierung
Ischämiezeit
Methode der Organpräservation
Art der immunsuppressiven Behandlung
Abstoßungsreaktionen
Initiale Transplantatfunktion
Assoziierte Erkrankungen (Diabetes; kardiovaskuläre Erkrankungen)
Technische Faktoren
Zentrum-Effekt

henden Glomerulosklerose spielt sicher ebenfalls eine wesentliche Rolle bei der chronischen Abnahme der GFR. Als Folge dieser verschiedenen Ursachen und zusätzlich wegen Todes aus anderen Ursachen, muß mit einem jährlichen Verlust von etwa 10% der Transplantate gerechnet werden.

Als Maß der Transplantatüberlebensdauer kann man die Halwertszeit des Transplantats ($t_{1/2}$) berechnen. Diese Halbwertszeit ist definiert als die Zeit, die verstreicht, bis 50% der nach einem Jahr noch funktionierenden Transplantate versagen, sei es wegen Abstoßung oder wegen anderer Ursachen. Die akute Abstoßung verringert diese Halwertszeit deutlich, vor allem wenn sie mehrfach auftritt. In einer Studie mit 653 Nierentransplantierten betrug diese Halbwertszeit 46 ± 11 Jahre, wenn keine akute Abstoßung auftrat, nur noch 25 ± 8 Jahre, wenn 1 Abstoßung auftrat, und sogar nur noch 5 ± 1 Jahre, wenn mehr als eine akute Abstoßungsreaktion auftrat (3a).

Verschiedene Organisationen haben sich zum Ziel gesetzt, die Ergebnisse der Organtransplantation zu erfassen und zu analysieren. In Europa sind vor allem die European Dialysis and Transplant Association (EDTA) sowie die durch Gerhard Opelz in Heidelberg geleitete Collaborative Transplant Study zu nennen. In den USA analysieren vor allem das United Network for Organ Sharing (UNOS) und das durch Paul Terasaki in Los Angeles geleitete UCLA Registry die Ergebnisse der Nierentransplantation. Dank dieser großangelegten Archive können sehr wertvolle Analysen durchgeführt werden, die es z.B. erlauben, die Bedeutung des HLA-Matching zu erfassen. In diesem Kapitel soll kurz auf die längerfristigen Resultate der Nierentransplantation eingegangen werden.

2 Resultate bei Leichennierenspende

Weltweit werden 80–85% Leichennieren und nur 15–20% Lebendverwandtennieren transplantiert. Dies hängt mit dem geringeren Vorhandensein von Lebendverwandtennieren und der vielfach zaghaften Bereitschaft zum Spenden zusammen. Die Resultate bei Verwandtenspende sind etwas besser als bei Leichennierenspende (6).

Die 1-Jahres-Transplantatüberlebensrate liegt bei 1. Leichennierentransplantation heutzutage bei 80–85% (Abbildung 39). Die Patientenüberlebensrate liegt ebenfalls sehr hoch und beträgt mehr als 90% nach einem Jahr und mehr als 80% nach fünf Jahren. Die Resultate nach 2. und nach 3. Leichennierentransplantation sind etwas schlechter und liegen um je 10% niedriger. Diese guten Resultate der Nierentransplantation sind vor allem seit der Einführung von Ciclosporin erzielt worden. Die Lebensqualität nach Transplantation ist im allgemeinen viel besser als bei Dialysebehandlung, und wahrscheinlich ist heutzutage auch die Patientenüberlebensdauer leicht besser nach Nierentransplantation, als mit Dialysebehandlung, vor allem bei jüngeren Patienten.

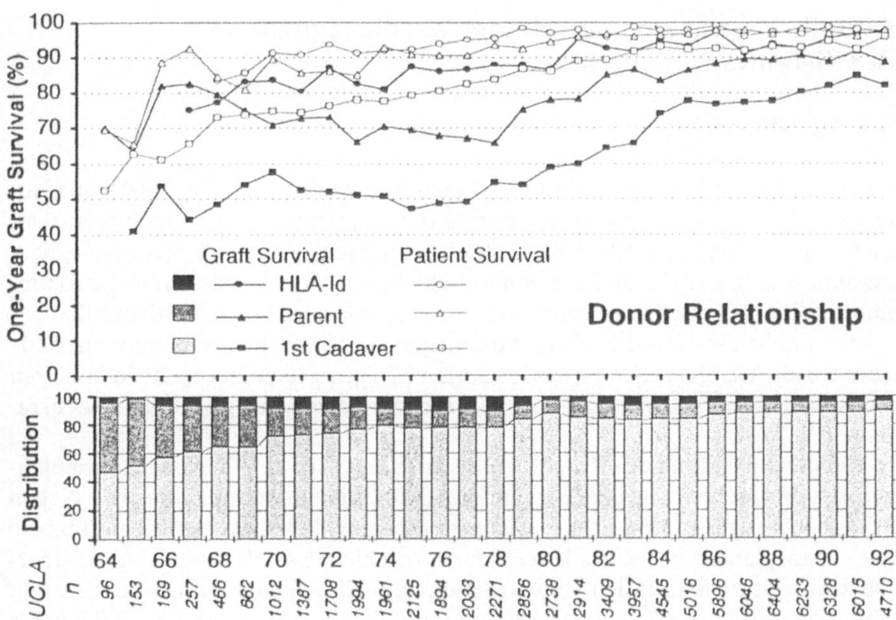

Abb. 39. 1-Jahres-Transplantat- und Patientenüberlebensrate zwischen 1964 und 1992. Die Rate hat sich vor allem bei Leichennierentransplantation ständig verbessert und liegt heute bei über 80%. Aus Terasaki et al. (6a)

3 Resultate bei Lebendverwandtenspende

Die Ergebnisse bei Lebendverwandtenspende sind mitunter wegen der guten HLA-Übereinstimmung und der besseren Vorbereitung der Patienten besser als bei Leichennierenspende. Dies kommt vor allem bei der Transplantation zwischen monozygoten Zwillingen zum Ausdruck. In einer Studie von 30 identischen Zwillingen betrug die Patientenüberlebensrate nach 30 Jahren 65%. Die Transplantatüberlebensrate war in dieser Studie 55% (7).

Bei Transplantatspenden innerhalb einer Familie haben vor allem HLA-identische Geschwister eine gute Langzeitüberlebensdauer. Die Transplantat- und Patientenüberlebensrate liegt hier in den meisten Studien über 90% nach 5 Jahren. Die Resultate bei HLA-Übereinstimmung in einem Haplotyp (50% Match) sind ebenfalls sehr gut und etwa so wie bei Leichennierenspende mit ähnlicher HLA-Übereinstimmung (6).

4 Einfluß verschiedener Faktoren auf die Ergebnisse der Nierentransplantation

4.1 HLA-Matching

Der Grad der HLA-Übereinstimmung beeinflußt die Transplantatüberlebensdauer sowohl bei Lebendverwandtentransplantation als auch bei Leichennierenspende (2, 5). Dies wurde schon früh in der Geschichte der Transplantationsmedizin erkannt und hat zur Gründung von verschiedenen Organverteilungsorganisationen geführt, wie etwa Eurotransplant in Europa und UNOS in Nordamerika.

Der Effekt des HLA-Matching kommt gut bei der Lebendverwandtenspende zum Ausdruck. HLA-identische Geschwister zeigen gegenüber nicht-identischen transplantierten Geschwistern eine bedeutend bessere Transplantatüberlebensrate.

Der günstige Effekt der HLA-Übereinstimmung wird aber auch bei Leichennierenspende gesehen, vor allem wenn HLA-DR-Übereinstimmung besteht. Neben HLA-DR-Antigenen sind HLA-B und in geringerem Maß HLA-A-Antigene für eine gute Transplantatüberlebensdauer verantwortlich. HLA-DR beeinflußt die Überlebensrate vor allem in den ersten 12 Monaten. HLA-A und HLA-B beeinflussen hingegen die längerfristige Überlebensdauer (2). Abbildung 40 zeigt, daß bessere Resultate erzielt werden, wenn Nieren mit guter HLA-Übereinstimmung zwischen Zentren ausgetauscht werden als wenn Nieren mit schlechter HLA-Übereinstimmung lokal ausgetauscht werden (5). Je besser die Übereinstimmung (kein „Mis-

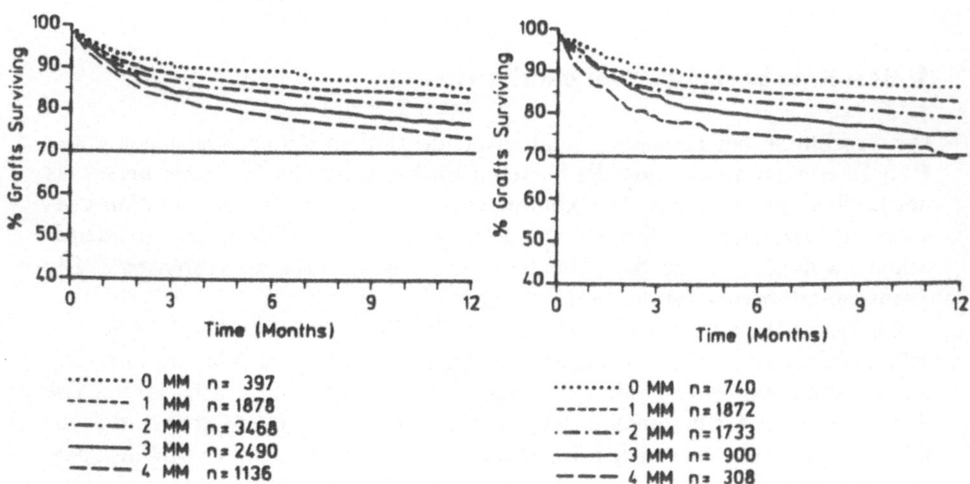

Abb. 40. Effekt des HLA-Matching und der Organverteilung auf die Transplantatüberlebensrate. Die *linke* Graphik zeigt die Resultate bei lokal transplantierten Nieren, die *rechte* bei ausgetauschten Nieren. Je besser die Übereinstimmung zwischen Spender und Empfänger, desto besser die Transplantatüberlebensrate. Durch Austausch steigt die Anzahl der Transplantate mit guter HLA-Übereinstimmung und damit die Überlebensrate. Aus Opelz et al. (5)

match", 0 MM), desto besser die Transplantatüberlebensrate. Durch Austausch steigt die Rate der Transplantate mit guter Übereinstimmung, weshalb die Erfolgsrate zunimmt. Die längere Kälteischämiezeit scheint dabei keinen Einfluß auf die Erfolsrate zu haben, solange diese unter 48 h liegt. Der günstige Effekt der guten HLA-Übereinstimmung wird auch seit Einführung des Ciclosporins immer noch festgestellt.

4.2 Alter des Spenders und Empfängers

Das Alter des Spenders beeinflußt die Transplantatüberlebensdauer bei Leichennierentransplantation signifikant. Die besten Resultate werden bei Erwachsenen Spendern erzielt (Alter zwischen 10 und 55 Jahren). In einer Studie lag die 1-Jahres-Transplantatüberlebensrate bei über 70%, wenn der Spender zwischen 5 und 55 Jahren alt war (10). Bei jüngeren Spendern (< 5 Jahre) war diese Rate signifikant niedriger (59%), ebenso bei älteren Spendern (> 55 Jahre), wo die Überlebensdauer 67% betrug (10). Ungefähr 15% aller Leichennieren stammen von Spendern, die jünger als 15 Jahre alt sind, jedoch nur 3% aller Transplantierten stammen aus dieser Altersgruppe. Das bedeutet, daß Erwachsene öfter Nieren von kindlichen Spender erhalten. Die niedrigere Erfolgsrate bei kindlichen Spendern wird vor allem durch die größeren technischen Schwierigkeiten erklärt. Es wird spekuliert, daß die kindliche Niere auch eine größere Immunogenizität aufweist.

In Bezug auf das Alter des Empfängers werden wiederum die besten Resultate bei Erwachsenen erzielt. Ältere Patienten (> 55 Jahre) und vor allem Kinder unter 5 Jahren haben eine weniger gute Transplantatüberlebensdauer. Bei Erwachsenen, die älter als 60 Jahre sind, liegt die 1-Jahres-Transplantatüberlebensrate zwischen 72 und 78%, bei Kindern unter 5 Jahren beträgt sie 64% (10).

4.3 Einfluß des Geschlechts

Das Geschlecht des Spenders und des Empfängers beeinflußen die Resultate der Nierentransplantation ebenfalls zu einem gewissen Grad (9). Ungefähr 60–70% der Transplantate gehen an Männer, und 30–40% an Frauen. Die Transplantatüberlebensdauer bei Männer ist heutzutage die gleiche wie bei Frauen (75–80% nach einem Jahr).

Weibliche Transplantate haben aber eine etwas schlechtere Überlebensdauer als männliche Transplantate (ungefähr 5% Differenz), sowohl wenn in weibliche, als auch wenn in männliche Empfänger transplantiert wird. Es wird vermutet, daß das weibliche Transplantat anfälliger für die nephrotoxische Wirkung des Ciclosporins ist. Andere Faktoren wie HLA-Matching, Anzahl der Transfusionen und Grad der Sensibilisierung spielen aber ebenfalls eine Rolle. Transplantate werden den Empfängern nicht nach Geschlechtsübereinstimmung zugeteilt, da der Einfluß des Geschlechts auf die Transplantatüberlebensdauer gering ist.

4.4 Einfluß der Rasse

Der Einfluß der Rasse auf die Transplantatüberlebensdauer ist kontrovers. Viele Studien dokumentieren, daß die Resultate bei schwarzen Empfängern schlechter sind als bei weissen (3, 7). Andere Studien hingegen haben keinen Unterschied gefunden. Schwarze Empfänger tendieren zu einer geringeren Transplantatüberlebensdauer, sowohl kurzfristig als auch längerfristig, und zwar sowohl bei Leichennieren- als auch bei Lebendverwandtennierenspende. Weiße Patienten haben ebenfalls eine bessere initiale Transplantatfunktion als schwarze. In einer Studie zeigten asiatische Empfänger die beste 1-Jahres-Transplantatüberlebensrate (84%), verglichen mit weissen (79%) und schwarzen Empfängeren (72%) (8).

Berücksichtigt man die Rasse des Spenders, so haben Transplantate von schwarzen Spendern eine schlechtere Transplantatüberlebensdauer in weißen oder schwarzen Empfängern, verglichen mit Transplantaten von weißen Spendern (4).

Verschiedene Faktoren, wie rassenbedingte Variationen des MHC, welche durch konventionelle HLA-Typisierung nicht aufgedeckt werden, Zentrum-Effekt, häufigere Inzidenz von maligner Hypertonie bei Schwarzen, diätetische Faktoren und andere können die Rassendifferenz erklären. Soziokulturelle Faktoren und die medikamentöse Compliance scheinen eine geringere Rolle zu spielen

4.5 Effekt von Bluttransfusionen

Im Jahre 1973 zeigten Gerhard Opelz et al. erstmals, daß Bluttransfusionen einen günstigen Effekt auf die Transplantatüberlebensrate haben (Abbildung 22). Der Transfusionseffekt wurde als bedeutender prognostischer Faktor erkannt und wurde in den 70er und 80er Jahren in den meisten Transplantationszentren genutzt, um eine bessere Transplantatüberlebensdauer zu erzielen. Neben dem positiven Effekt traten aber auch verschiedene Komplikationen auf wie die Ausbildung von zytotoxischen HLA-Antikörpern und Infektionen (HIV, Hepatitis C, ZMV). Zudem schien sich der Transfusionseffekt aus verschiedenen Gründen in den achziger Jahren zurückzubilden (Abbildung 41). Seit Ciclosporin eingeführt und die Transplantatüberlebensdauer allgemein besser wurde, sind Bluttransfusionen vor Nierentransplantation zunehmend vermieden worden. Durch die Einführung von Erythropoietin zur Behandlung der renalen Anämie ist auch die Notwendgkeit von Bluttransfusionen bei vielen Dialysepatienten obsolet geworden. Die hauptsächlichste Frage ist heute, ob Bluttransfusionen immer noch genügend wichtig sind, um Patienten dem Risiko der Sensibilisierung und Infektion auszusetzen.

Die Bluttransfusion behält immer noch einen gewissen Stellenwert (1). Die 1-Jahres-Transplantatüberlebensrate ist bei nicht-transfundierten Empfängern immer etwas geringer als bei transfundierten (Abbildung 41). Die Differenz ist aber gering geworden, und liegt heute unter 5%. Vor allem diejenigen Transplantate, die im HLA-DR-Bereich nicht übereinstimmen, zeigen eine bedeutend geringere Überlebensrate bei nicht-transfundierten Empfängern, verglichen mit transfundierten Patienten. Transfusionen scheinen auch das Risiko der Abstoßungsreakti-

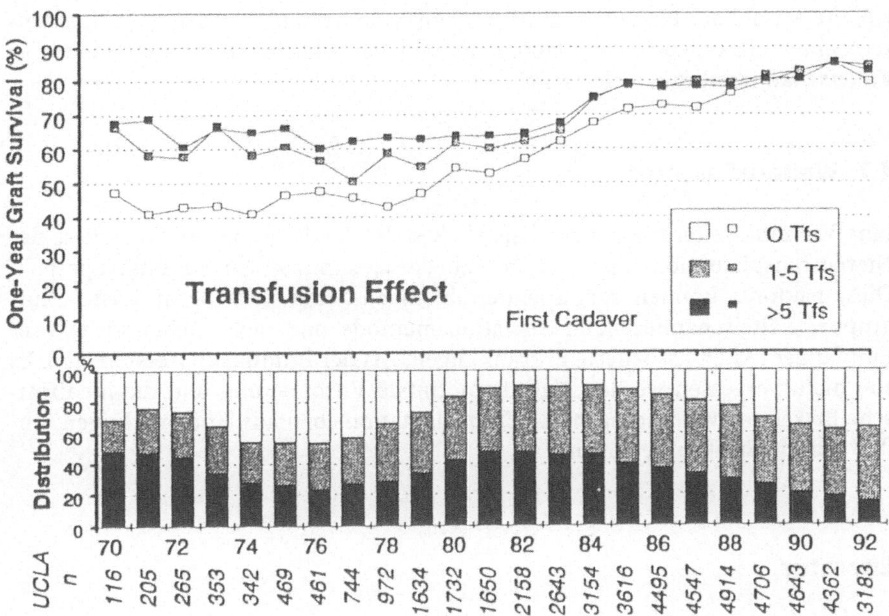

Abb. 41. Effekt der Bluttransfusionen auf die 1-Jahres-Transplantatüberlebensrate zwischen 1970 und 1992. Die Zahl der Patienten, die heutzutage vor der Transplantation transfundiert wird, geht zurück. Transfundierte haben heute eine nur um 5% bessere Transplantatüberlebensrate. Aus Terasaki et al. (6a)

on zu verringern. Dadurch ist die Transplantathalbwertszeit bei nicht-transfundierten Patienten geringer als bei transfundierten. Es wird sich in den kommenden Jahren zeigen, ob die längerfristige Überlebensdauer durch die allgemeine Tendenz, nicht mehr zu transfundieren, wirklich beeinträchtigt ist. Die Anzahl der nicht-transfundierten Patienten liegt heute bei 60–70%, ein Zeichen dafür, daß viele Zentren nicht mehr transfundieren.

Im Moment können keine festen Empfehlungen gegeben werden. Auch mit sorgfältiger Prüfung der Blutkonserven besteht dennoch das Risiko von Infektionen. Die Sensibilisierung kann durch Gabe von nur wenigen Transfusionen (< 3 Einheiten) vermieden werden; der Transfusionseffekt wird schon nach einer Transfusion gesehen und dauert über Jahre. Es soll auch vermieden werden, mehrfach schwanger gewesene weibliche Patientinnen zu transfundieren, da diese besonders gefährdet sind, HLA-Antikörper auszubilden. Gutes HLA-Matching, vor allem HLA-DR-Übereinstimmung ist eine gute Alternative, um einen Patienten nicht zu transfundieren.

4.6 Zentrum-Effekt

Das Transplantationszentrum, in welchem Nieren verpflanzt werden, beeinflußt die Überlebensdauer signifikant. Verschiedene Faktoren spielen dabei eine Rolle, z.B. die Anzahl der Patienten, die mit Ciclosporin behandelt werden, Vorhandensein eines HLA-Typisierungslabors, Anzahl der Bluttransfusionen, Dauer der Kälteischämiezeit und viele mehr.

4.7 Weitere Faktoren

Eine Vielzahl weiterer Faktoren beeinflußen den Verlauf und die Ergebnisse der Nierentransplantation. Sie sind in Tabelle 34 summarisch zusammengestellt. Diese Faktoren können vom Spender abhängen (Alter, Geschlecht, Rasse, Blutgruppe, Kälteischämiezeit, Präservationsmethode und viele mehr) sowie vom Empfänger (Alter, assoziierte Erkrankungen, Art der Immunsuppression etc.). Es soll nicht vergessen werden, daß die optimale Vorbereitung und die medizinische Betreuung vor und nach der Transplantation ebenfalls einen wichtigen Einfluß auf die Erfolgsrate haben.

Literatur

1. Cecka M, Toyotome A (1990) The transfusion effect. In: Terasaki PI (ed) Clinical transplants 1989, chap 32. UCLA Tissue Typing Laboratory, Los Angeles, pp 335-341
2. Gjertson DW (1990) Short- and long-term effects of HLA matching. In: Terasaki PI (ed) Clinical transplants 1989, chap 34. UCLA Tissue Typing Laboratory, Los Angeles, pp 353-360
3. Kasiske BL et al. (1991) The effect of race on access and outcome in transplantation. N Engl J Med 324:302
3a. Matas AJ, Gillingham KJ, Payne WD, Najarian JS (1994) The impact of an acute rejection episode on long-term renal allograft survival ($t_{1/2}$). Transplantation 57:857
4. Mittal VK et al. (1982) Influence of race on cadaver kidney transplantation. Dial Transplant 11:960
5. Opelz G for the Collaborative Transplant Study (1988) The benefit of exchanging donor kidneys among transplant centers. N Engl J Med 318:1289
6. Terasaki PI, Toyotome A, Mickey MR, Cicciarelli J, Iwaki Y, Cecka M, Tiwari J (1986) Patient, graft, and functional survival rates: an overview. In: Terasaki PI (ed) Clinical transplants 1985, chap 1. UCLA Tissue Typing Laboratory, Los Angeles, pp 1-26
6a. Terasaki PI, Yuge J, Cecka JM, Gjertson DW, Takemoto S, Cho Y (1994) Thirty-year trends in clinical transplantation. In: Terasaki PI, Cecka JM (eds) Clinical transplants 1993, chap 44. UCLA Tissue Typing Laboratory, Los Angeles, pp 553-562
7. Tilney NL (1986) Renal transplantation between identical twins: a review. World J Surg 10:381
8. Yuge J, Cecka JM (1990) The race effect. In: Terasaki PI (ed) Clinical transplants 1989, chap 40. UCLA Tissue Typing Laboratory, Los Angeles, pp 407-416
9. Zhou YC, Cecka JM (1990) Effect of sex on kidney transplants. In: Terasaki PI (ed) Clinical transplants 1989, chap 35. UCLA Tissue Typing Laboratory, Los Angeles, pp 361-367
10. Zhou YC, Cecka JM (1990) Effect of age on kidney transplants. In: Terasaki PI (ed) Clinical transplants 1989, chap 36. UCLA Tissue Typing Laboratory, Los Angeles, pp 369-378

C

Langzeitüberwachung und Spätkomplikationen

I Nachsorgebetreuung

1 Einführung

In diesem Kapitel soll auf die Nachsorgebetreuung des Nierentransplantierten kurz nach der Operation sowie einige Wochen nach der Transplantation eingegangen werden. Die Langzeitprobleme und die längerfristigen Komplikationen werden detailliert in den nachfolgenden Kapiteln besprochen.

2 Postoperative Betreuung

2.1 Unmittelbare postoperative Betreuung

Die Betreuung des Nierentransplantierten ist bedeutend einfacher, wenn das Transplantat initial gut funktioniert und der Patient nach der Operation eine Diurese aufweist. In den ersten 12–24 postoperativen Stunden kann ein Transplantat die Salz- und Wasserexkretion noch nicht normal regulieren, weshalb eine präzise Flüssigkeitsbilanz und Elektrolytkontrolle durchgeführt werden muß (2). Die adäquate Volumenzufuhr muß durch stündliches Bestimmen der Harnvolumina ermittelt werden. Harnverluste sollen mit gleichen Volumina von intravenöser Flüssigkeit ersetzt werden, wobei meist 5% Glukoselösung mit 2–5 g NaCl/l verwendet wird. Zusätzlich sollen 30 ml Flüssigkeit/h für den insensiblen Wasserverlust gerechnet werden. Die Verwendung von Kalium oder von kaliumhaltiger Ringerlaktatlösung ist initial zu vermeiden, da in der postoperativen Phase das Risiko einer Hyperkaliämie besteht, vor allem bei Gebrauch von Ciclosporin.

Bei gut funktionierendem Transplantat kann eine maßive Diurese auftreten (1–3 l Urin/h), vor allem wenn intraoperativ Mannitol oder Lasix verabreicht wurden und das extrazelluläre Volumen des Patienten vor der Operation erhöht war. In diesen Fällen muß unbedingt das Auftreten einer Dehydrierung vermieden werden, weil durch die entstehende Hypotonie das Risiko einer akuten tubulären Nekrose entsteht. Bei solch maßiver Diurese besteht auch die Gefahr, daß der Patient durch die intravenöse Substitutionstherapie mit Glukose überladen wird und eine Hyperglykämie entsteht, vor allem bei Diabetikern. Die Glukosurie ihrerseits verursacht eine osmotische Diurese. Anstelle von 5% Glukoselösung soll in solchen Fällen halbnormale oder normale (0,45–0,9%) Kochsalzlösung als Urinersatzlösung verwendet werden. Unter Umständen muß bei maßiver Diurese auch eine gewisse Menge Kalium (10–25 mmol/l) intravenös verabreicht werden, um das Auftreten eine Hypokaliämie zu vermeiden (2).

Das Messen des zentralvenösen Drucks (ZVD) ist äußerst nützlich, um postoperativ eine Hypovolämie oder andererseits eine Hyperhydrierung zu vermeiden. Der ZVD soll idealerweise zwischen 5 und 12 cm H_2O gehalten werden. In den ersten 24 h nach der Transplantation müssen Serumelektrolyte, Glukose und Kreatinin alle 8–12 h bestimmt werden, vor allem bei maßiver Diurese. Nützlich ist auch die Bestimmung der Urinelektrolyte und des Urinkreatinins.

Tabelle 35 gibt eine Übersicht über die postoperativen Verordnungen in den ersten Tagen nach Nierentransplantation. Diese Routineverordnung soll als Beispiel dienen, wie nach Nierentransplantation therapeutisch vorgegangen werden kann. Viele Variationen sind möglich, je nach lokalen Verhältnissen und Gebräuchlichkeiten. Im verwendeten Beispiel wird kein ATG verwendet, hingegen wird Ciclosporin bereits von Anfang an eingesetzt. In diesem Beispiel wird auch eine normale initiale Transplantatfunktion angenommen.

2.2 Primäre Transplantatdysfunktion

Wenn ein Transplantat initial nach Nierenverpflanzung bei steigenden Retentionswerten weniger als 30 ml/h Urin produziert, spricht man von primärer Transplantatdysfunktion („primary non-function") oder von verspäteter Transplantatfunktion („delayed graft function"). Dies ist ein häufiges klinisches Problem und tritt bei 30–50% der Patienten auf. Die Ursachen der primären Transplantatdysfunktion sind in Tabelle 36 zusammengestellt. Ein Transplantat, das eine primäre Dysfunktion aufweist, kann später durchaus funktionell werden (verspätete Transplantatfunktion). Wenn eine Transplantat initial gut funktioniert, aber im späteren Verlauf versagt, spricht man von sekundärer Dysfunktion. Dies kann z.B. durch eine akute zelluläre Abstoßungsreaktion verursacht werden.

Die häufigste Ursache der primären Dysfunktion ist die akute Tubulusnekrose (ATN). Die Diagnose einer ATN ist eine Ausschlußdiagnose, und es müssen zuerst prärenale und postrenale Ursachen als kausale Faktoren der primären Dysfunktion ausgeschlossen werden. Die Hypovolämie ist die häufigste prärenale Ursache einer Dysfunktion. Diese kann durch Infusion von 250–1000 ml 0,9% NaCl über 1–4 h korrigiert werden, vorausgesetzt daß kein offensichtlicher Volumenüberschuß besteht oder der zentralvenöse Druck höher als 12 cm H_2O ist. In seltenen Fällen kann eine Lungenembolie oder ein Perikarderguss eine relative Hypovolämie und Hypotonie verursachen. Das Auftreten einer Hypotonie und/oder Hypoxie muß unter allen Umständen vermieden werden, da durch zu tiefen Blutdruck in einer schon ischämisch geschädigten Leichenniere eine maßive ATN entstehen kann (2). Bei postoperativer Hypotonie kann manchmal Dopamin verwendet werden, welches in niedriger Dosierung (1–3 µg/kg/min) eine günstige Wirkung auf den Blutdruck hat und zudem eine renale Vasodilatation verursacht. Dadurch wird die Perfusion des Transplantats bei Hypotonie bedeutend verbessert.

Tabelle 35. Postoperative Betreuung des Nierentransplantierten

Während oder kurz nach der Operation:

Medikamente:	Ciclosporin 2–3 mg/kg iv über 6–12 h (in Glasflaschen) Methylprednisolon 40 mg iv (3 Dosen = 120 mg am 1. Tag) Azathioprin 2 mg/kg iv Antibiotika (Ampicillin/Oxacillin/Tobramycin) Diuretika (Lasix, Mannitol)
Intravenöse Flüssigkeitszufuhr:	5% Glukose mit 2–4 g/l NaCl, 100 ml/h Kein Kalium
Bei maßiver Diurese (> 250 ml/h):	0,45% NaCl anstelle von 5% Glukose Kalium 25 mmol/l je nach Serumwert

Bei Absinken der Diurese (< 30 ml/h): Bolus von 0,9% Kochsalzlösung (250 ml bis maximal 1 Liter). Wenn ohne Erfolg Lasix 250-500 mg iv.

Bei hohem Drainagevolumen: Kreatinin in der Drainageflüssigkeit bestimmen!

1. postoperativer Tag:

Medikamente:	Ciclosporin 2–3 mg/kg/Tag iv Methylprednisolon 40 mg/Tag iv Azathioprin 2 mg/kg/Tag iv
Intravenöse Flüssigkeitszufuhr:	Mindestens während 24 h, Menge je nach Urinvolumen

Beginn mit oraler Zufuhr von geringen Mengen Flüssigkeit (Wasser/Tee)

2. postoperativer Tag:

Medikamente:	Ciclosporin 2–4 mg/kg iv Prednison 30 mg/Tag po Azathioprin 2 mg/kg po
Flüssigkeitszufuhr:	auf 50–75 ml/h reduzieren

Enterale Flüssigkeitszufuhr, Nahrungsaufbau

3. postoperativer Tag:

Medikamente:	Ciclosporin 6–8 mg/kg po Prednison 30 mg/kg po Azathioprin 2 mg/kg po

Intravenöse Flüssigkeitszufuhr unterbrechen
Reguläre Kost
Blasenkatheter entfernen (Harnsediment und Urinkultur anordnen)

Ab 4. postoperativem Tag:

Drains entfernen, wenn Drainageflüssigkeit < 25 ml/Tag
Routine-Ultraschalluntersuchung, um Flüssigkeitsansammlungen und Obstruktion auszuschließen
Option: Transplantatbiopsie am 7. Tag
Fäden nach 2–3 Wochen entfernen

Tabelle 36. Ursachen einer primären Transplantatdysfunktion

1. Prärenale Faktoren:

Hypovolämie (Blutung!)
Hypotonie
Chirurgische Probleme: Lecken der vaskulären Anastomose
                                    Arterielle oder venöse Thrombose
                                    Hämatom, Lymphozele, Harnleck, Urinom

2. Postrenale Faktoren:

Blutgerinnsel in der Blase (Blockierung des Blasenkatheters oder der Ureteroneozystostomie)
Ureternekrose
Lecken der Ureteranastomose
Flüssigkeitsansammlung (Hämatom, Lymphozele, Urinom)

3. Renale Faktoren:

Akute Tubulusnekrose
Ciclosporin-Nephrotoxizität
Toxizität anderer Medikamente (Antibiotika; nichtsteroidale Antirheumatika; Kontrastmittel)
Hyperakute und akzelerierte Abstoßungsreaktion
Frühes Rezidiv einer Glomerulonephritis (fokal-segmentale GN; Goodpasture-Syndrom; rapid-progressive GN)

4. Ursachen beim Spender:

Lange warme und kalte Ischämiezeit
Älterer Spender
Oligurie beim Spender
Technische Probleme beim Spender

Vaskuläre Probleme werden am einfachsten mittels Doppler-Ultraschalluntersuchung oder mittels Szintigraphie diagnostiziert. In seltenen Fällen ist ein renales Arteriogramm notwendig, um die renale Perfusion zu ermitteln oder ein Lecken der Anastomose aufzudecken. Treten vaskuläre Komplikationen aufgrund von technischen Komplikationen auf, so müssen diese umgehend operativ angegangen werden.

Postrenale Ursachen der Transplantatdysfunktion können durch Blutgerinnsel in der Blase (Blasentamponade) oder durch Probleme der Ureter-Blasen-Anastomose verursacht werden. Als erste Maßnahme muß immer versucht werden, den Blasenkatheter sorgfältig zu spülen. Bei Blutgerinnseln in der Blase hilft dies meist. Ein Leck an der Anastomose kann manchmal durch Bestimmung des Kreatinins in der Drainageflüssigkeit erkannt werden (höherer Kreatininwert verglichen mit Serumkreatinin bei Harnleck). Die Ultraschalluntersuchung ist diagnostisch hilfreich. Die Diagnose kann durch Kontrastmittelinstillation in die Blase bewiesen werden.

Unter den renalen Ursachen der primären Transplantatdysfunktion ist vor allem die durch Ischämie verursachte ATN zu nennen. Die Häufigkeit der ATN wird durch die Ischämiezeit beeinflußt (Wärme- und Kälteischämiezeit), welcher vor allem die Leichennieren ausgesetzt sind. Das Risiko einer postoperativen ATN ist gering, wenn die kalte Ischämiezeit weniger als 24 h beträgt. Ist sie größer als 48 h, so steigt das Risiko jedoch bedeutend. Weitere Faktoren wie Alter und Kreislaufstabilität des hirntoten Spender sowie die Zusammensetzung der verwendeten Kältelagerungs- oder Perfusionslösung beeinflußen die initiale Transplantatfunktion ebenfalls. Initiale Verwendung von Ciclosporin kann die Dauer und Intensität einer ATN verlängern, weshalb einige Zentren eine sequentielle Behandlung mit Antilymphozytenglobulin vorziehen (prophylaktische Gabe von ALG initial, dann auf CsA wechseln).

Da heutzutage Nieren nur bei negativem Crossmatch und übereinstimmenden Blutgruppen transplantiert werden, sind hyperakute Abstoßungsreaktionen als Ursache der primären Dysfunktion weitgehend eliminiert worden. Akzelerierte Abstoßungsreaktionen sind ebenfalls selten, können aber z.B. bei anamnestisch positiven HLA-Antikörper gegen das verwendete Transplantat auftreten.

Die primäre Dysfunktion des Transplantats kann von kurzer Dauer sein (einige Tage), kann aber je nach Schweregrad der ATN Tage oder Wochen dauern. In diesen Fällen muß der Patient dialysiert werden, bis genügend Nierenfunktion auftritt. In gewissen Fällen kann ein Transplantat mit ATN normale oder sogar hohe Mengen an Urin produzieren, ohne daß das Kreatinin absinkt (sog. „high output ATN"). Diese Art der Dysfunktion ist weniger schwerwiegend, denn das Kreatinin sinkt meist schon nach wenigen Tagen. Wenn die Transplantatdysfunktion länger andauert (> 2 Wochen), muß eine Transplantatbiopsie durchgeführt werden, um das Auftreten einer akuten Abstoßungsreaktion auszuschließen, die z.B. zusammen mit einer ATN oder einer Ciclosporintoxizität auftreten kann. Wenn zusätzlich zu einer ATN eine Abstoßungsreaktion auftritt, muß diese mit Steroidpulsen, ALG oder sogar OKT3 behandelt werden (2).

2.3 Sekundäre Transplantatdysfunktion

Wenn ein Transplantat initial gut funktioniert (sinkendes Kreatinin), jedoch nach wenigen Tagen versagt, spricht man von sekundärer Dysfunktion. Es muß wiederum nach prärenalen und postrenalen Ursachen gesucht werden. Am häufigsten treten aber akute Abstoßungen, Infektion und nephrotoxische Dysfunktion auf.

Patienten können durch Diuretika sowie durch Flüssigkeitsmangel hypovoläm werden. Flüssigkeitsansammlungen (Lymphozele, Abszeß, Urinom) oder eine ureterale Stenose können zu Obstruktion führen. Neben Ciclosporin können auch andere Medikamente ein Nierenversagen verursachen, wie z.B. Antibiotika, Diuretika, nichtsteroidale Antirheumatika und H_2-Blocker. Trimethoprim/ Sulfamethoxazol oder Ciprofloxacin z.B. können in seltenen Fällen eine interstitielle Transplantatnephritis verursachen. Trimethoprim und Cimetidin interferieren mit der tubulären Sekretion des Kreatinins, was zu einer „falschen" Erhöhung des Kreatinins führt, welche nicht mit einer verminderten glomerulären Filtrationsrate einher geht.

Unter den Infektionen kann eine akute Pyelonephritis zu Transplantatversagen und Azotämie führen. Das Harnsediment und die Urin- und Blutkulturen erlauben, die Diagnose zu stellen. Eine Zytomegalovirusinfektion kann beim immunsupprimierten Patienten ein akutes Krankheitsbild mit Transplantatdysfunktion verursachen. In der Literatur ist eine durch Zytomegalovirus verursachte Transplantatglomerulopathie beschrieben worden, deren Auftreten jedoch von anderen Autoren bestritten wird (1, 3). Die renale Zytomegalovirusinfektion verursacht durch Stimulation von Interferon eine Induktion von MHC-Antigenen und Zelladhäsionsmolekülen, wodurch die Immunogenizität des Transplantats erhöht wird. Da bei Patienten mit ZMV-Infektion ohnehin die Immunsuppression vermindert werden muß, entsteht ein hohes Abstoßungsrisiko.

Ciclosporin kann in der frühen Phase nach Transplantation oft toxisch wirken, da im allgemeinen mit einer hohen Dosis behandelt wird, um prophylaktisch die Abstoßung zu verhindern. Zudem ist ein ischämisch geschädigtes Transplantat besonders anfällig für weitere Insulte. Klinische Zeichen der Ciclosporintoxizität schließen Hypertonie, Tremor, erhöhte CsA-Blutspiegel und Hyperkaliämie ein. Für die CsA-Toxizität spricht auch die Verbesserung der Transplantatfunktion nach Reduktion der Dosis.

In seltenen Fällen kann eine Rezidivglomerulonephritis schon sehr früh nach Nierentransplantation auftreten, wie z.B. bei der fokal-segmentalen GN (2).

2.4 Späte Transplantatunterfunktion

Eine späte Transplantatdysfunktion (> 3 Monate) kann durch Transplantatnierenarterienstenose (TNAS), ureterale Stenose, akute oder chronische Abstoßungsreaktion sowie Rezidiv- oder De-novo-Glomerulonephritis verursacht werden. Auch ohne diese Komplikationen nimmt in vielen Fällen die Funktion eines gut funktionierenden Transplantats mit der Zeit über Jahre ab. Die durch konstante Hyperfiltration (hohe „single nephron GFR") erzeugte glomeruläre Hypertonie schädigt längerfristig das Transplantat und es entsteht eine Glomerulosklerose. Der frühe Einsatz von ACE-Hemmern ist deshalb zu befürworten. Die Hyperfiltration ist nicht der einzige Mechanismus, der zu chronischer Transplantatschädigung führt. Unter den weiteren Faktoren sind sicher auch die systemische Hypertonie, die chronische Ciclosporintoxizität und die chronische Abstoßung zu nennen.

Wenn keine chirurgische oder immunologische Ursache der chronischen Transplantatdysfunktion erkannt wird, müssen vor allem der Blutdruck und die Ciclosporindosierung sorgfältig kontrolliert werden. ACE-Hemmer haben eine günstige Wirkung auf den Blutdruck und auf die glomeruläre Hyperfiltration. Da sie selektiv die efferenten glomerulären Arteriolen dilatieren, vermindern sie die glomeruläre Hypertonie. Sie bergen jedoch das Risiko von Hyperkaliämie und Kreatininanstieg in sich, weshalb Kalium- und Kreatininwerte nach Therapiebeginn gut kontrolliert werden müssen. Kalziumantagonisten (Diltiazem, Verapamil) interferieren mit dem Ciclosporinmetabolismus und können toxische CsA-Blutspiegel verursachen, wenn die Dosis nicht angepasst wird. Nifedipin zusammen mit Ciclosporin kann eine schwere Gingivahyperplasie erzeugen. Die antihypertensive Therapie muß aus diesen Gründen sorgfältig auf den individuellen Patienten abgestimmt werden.

3 Langzeitnachsorge

Die Aufenthaltsdauer im Krankenhaus beträgt bei unkomplizierter Transplantation 10–20 Tage. Anschließend soll der Transplantierte während 1–2 Wochen 2mal pro Woche ambulant kontrolliert werden. Danach können die ambulanten Nachsorgevisiten weniger häufig durchgeführt werden. Im ersten Monat soll der Patient mindestens 1mal pro Woche gesehen werden, danach 1mal im Monat für 6 Monate, danach 2mal im Jahr. Tabelle 37 gibt ein Untersuchungsschema und einen Plan für die Nachsorge des Transplantierten.

Der Transplantierte muß bei der Visite spezifisch auf gewisse Punkte befragt und anschließend sorgfältig untersucht werden. Labor und Zusatzuntersuchungen müssen je nach Indikation angefordert werden. Bei der Anamnese ist es wichtig, den Patienten auf Symptome der Abstoßungsreaktion, Transplantatunterfunktion und Infektion hin zu befragen. Es ist zu empfehlen, daß der Transplantierte ein Datenbuch führt, in welchem er Gewicht, Temperatur, Blutdruck, Harnvolumina und Medikamente notiert. Dies ermöglicht ein rasches Erkennen des Gewichtsverlaufs, der Blutdruckkontrolle sowie der Diurese. In den ersten paar Wochen nach der Operation soll der Patient das 24-h-Harnvolumen täglich messen sowie wenn möglich den Blutdruck. Bei Fieber muß immer abgeklärt werden, ob es sich um eine Abstoßung oder um einen infektiösen Prozeß handelt. Neuen Symptome wie Dyspnoe (*P.-carinii*-Pneumonie), Sehstörungen (Kataraktbildung wegen Steroiden; hoher Glukosespiegel), Hautläsionen (Herpes, Krebs) etc. muß immer auf den Grund gegangen werden, da sie wichtige Komplikationen anzeigen könnten.

Ebenfalls von großer Wichtigkeit ist es, die immunsuppressive Behandlung mit dem Patienten sorgfältig zu besprechen. Es müssen auch alle zusätzlichen Medikamente notiert, und deren Interaktionen und Nebenwirkungen aufgedeckt werden. So ist z.B. die Gabe von Allopurinol zur Behandlung der Gicht zu vermeiden, wenn gleichzeitig Azathioprin verwendet wird, da durch Blockierung der Xanthinoxidase eine toxische Wirkung der Azathioprinmetaboliten auf das Knochenmark entsteht (Leukopenie, Thrombozytopenie, aplastische Anämie). Eine Vielzahl von Medikamenten beeinflußt auch den Ciclosporinmetabolismus. Medikamente wie Erythromycin, Ketoconazol und Kalziumantagonisten (Verapamil, Diltiazem) z.B. erhöhen den Ciclosporinspiegel bis zu nephrotoxischen Werten, wenn nicht die Dosis angepaßt wird. Antiepileptika und Tuberkulostatika hingegen senken den Ciclosporinspiegel und können eine Abstoßung verursachen, wenn die Dosis nicht erhöht wird.

Die immunsuppressive Behandlung nach Transplantation kann unter sorgfältiger Überwachung reduziert werden, wobei nach einer Dosisreduktionen immer auf Abstoßungen hin kontrolliert werden muß (Kreatinin nach 3–5 Tagen bestimmen). Die Prednisondosis wird im allgemeinen nach 4–8 Wochen von ungefähr

Tabelle 37. Schema der Nachsorgeuntersuchungen

Anamnese:

Fieber
Harnvolumen
Blutdruckkontrolle
Immunsuppressive Therapie
Zusätzliche Medikamente
Zeichen der Transplantatdysfunktion (Ödembildung, Müdigkeit, reduziertes Harnvolumen, Hypertonie)
Zeichen der Abstoßung (Fieber, Unwohlsein, Transplantatschwellung und Schmerzen)

Status:

Blutdruck, Gewicht, Temperatur
Allgemein kardiopulmonaler und abdominaler Status
Ödembildung
Transplantatgegend: Wundheilung
                                             Schwellungen
                                             Drain und Fäden entfernt?
                                             Auftreten eines Stenosegeräusches

Labor:

Blutbild: Anämie? Leukozytenzahl (Azathioprin!)
Elektrolyte, Kalzium, Phosphat, Magnesium
Kreatinin, Harnstoff, Harnsäure
Lipide
Ciclosporinspiegel
Urinsediment (Proteinurie? Leukozyturie?), evtl. Kultur

Zusatzuntersuchungen:

Ultraschall (Obstruktion, Lymphozele, Restharn)
Dermatologische Konsultation (Kortikosteroid- und CsA-induzierte Läsionen, Hautkrebs)
Ophthalmologische Untersuchungen (steroidinduzierte Kataraktbildung)
Gynäkologische Konsultation (Krebs; Schwangerschaft; Kontrazeptiva)

30 mg/Tag langsam über 3–4 Monate auf 10 mg/Tag reduziert. Die Azathioprindosis wird nur geringfügig vermindert und meist bei 2 mg/kg/Tag gehalten. Wenn die Leukozytenzahl unter 4000/μl liegt oder wenn eine Thrombopenie auftritt, muß die Azathioprindosis jedoch entsprechend reduziert werden. Je nach Blutspiegel kann im Verlauf auch die Ciclosporindosis reduziert werden, da mit der Zeit die enterale Resorption verbessert wird. Die Erhaltungsdosis liegt meist bei 2–4 mg/kg/Tag in ein- oder zweimaliger Dosierung. Die Dosierung dieser drei Immunsuppressiva muß je nach Patient individuell angepasst werden. Es soll versucht werden, dem Patienten ein Minimum an immunsuppressiven Medikamenten zu verschreiben, da diese mit bedeutenden, dosisabhängigen Nebenwirkungen verbunden sind. Eine immunsuppressive Behandlung ohne Steroide oder eine Ciclosporin-Monotherapie kann versucht werden, je nach Verlauf und HLA-Risi-

kokonstellation. Andererseits soll aber vermieden werden, durch zu geringe Immunsuppression eine akute oder chronische Abstoßungsreaktion zu provozieren, welche die Transplantatüberlebensdauer verringern würde.

4 Immunologisches Monitoring

Die immunologische Überwachung des Patienten vor und nach der Transplantation ist ein wichtiger Bestandteil bei der Betreuung des Nierentransplantierten (4, 5). Leider stehen heute aber keine Methoden zur Verfügung, die mit Sicherheit eine Abstoßungsreaktion voraussehen lassen oder die es erlauben, das Ausmaß der Immunsuppression beim individuellen Patienten zu bestimmen, damit keine Abstoßungsreaktion auftritt. In Tabelle 38 sind kurz einige Methoden zusammengefasst, die es erlauben, das Immunsystem des Patienten zu überwachen. Ausser der Transplantatbiopsie und der Feinnadelaspiration ist keine der erwähnten Methoden spezifisch genug, um eine Abstoßung zu diagnostizieren oder vorauszusehen.

Monozygote transplantierte Zwillinge zeigen eine Toleranz für das Transplantat und brauchen deshalb keine Immunsuppression. Hauttransplantate zwischen identischen Zwillingen werden deshalb nicht abgestoßen. Monozygote Zwillinge stimmen sowohl im HLA-System als auch im Non-HLA-System überein. Diese Patienten brauchen keine immunologische Überwachung, da Abstoßungsreaktionen nicht vorkommen.

Anders ist die Situation jedoch bei HLA-identischen Geschwistern. Diese können unter Umständen im Non-HLA-System nicht übereinstimmen und z.B. Anti-

Tabelle 38. Immunologisches Monitoring des Nierentransplantierten

Transplantatbiopsie („gold standard")
Feinnadelaspirationsbiopsie

Antiendothelzellenantikörper
Monitoring von zytotoxischen Anti-HLA-Antikörpern
 gegen ein Lymphozytenpanel
Serummarker (Akutphasenproteine, Interleukine, TNF,
 IL-2-Rezeptor; Neopterin)

OKT4/OKT8
Crossmatch
Gemischte lymphozytäre Reaktion
Zelluläre Überempfindlichkeitsreaktion
Komplementvermittelte Zytotoxizität
Lymphozytenvermittelte Zytotoxizität
Antikörperabhängige, zellvermittelte Zytotoxizität

Urinenzyme und andere Urinmarker (Interleukine; Neopterin)
Urinzytologie

körper gegen Endothelzellen und Monozyten des Empfängers aufweisen, weshalb eine akute Abstoßungsreaktion vorkommen kann (in 10–30% der Fälle). Noch anders ist die Situation bei Transplantierten, die eine Leichenniere von einem Spender erhalten haben, die im HLA-A, -B und -DR-Bereich übereinstimmt (sog. 6-Antigen-Match). Diese Patienten können z.B. im HLA-C Bereich nicht übereinstimmen, weshalb das Risiko einer Abstoßungsreaktion besteht. Im allgemeinen haben HLA-identische Geschwister und 6-Antigen-Match-Empfänger jedoch eine sehr gute Prognose, und Abstoßungsreaktionen sind bei adäquater Immunsuppression selten.

Transplantierte Patienten sind im allgemeinen nicht für das Transplantat tolerant, d.h. ohne Immunsuppression würde eine Abstoßungsreaktion auftreten. Wieviele Immunsuppressiva bei einem gegebenen Patienten verschrieben werden müssen, um eine solche Abstoßung zu vermeiden, ist mit den heutigen Labormethoden nicht ermittelbar. Im allgemeinen gilt, daß bei besserer HLA- Übereinstimmung ein geringeres Abstoßungsrisiko besteht und deshalb weniger Immunsuppressiva notwendig sind. Diese Regel hat aber keine allgemeine Gültigkeit, weil auch sehr gut übereinstimmende Patienten unter Umständen große Mengen an Immunsuppressiva benötigen.

Die Zukunft wird zeigen, ob immunologische Tests entwickelt werden können, die es erlauben, den Bedarf an Immunsuppressiva auf den individuellen Patienten zuzuschneiden. Neuere Immunsuppressiva, welche eine selektive Elimination von reaktiven T-Zellen verursachen, mögen vielleicht in Zukunft wahre Transplantattoleranz erzeugen.

Literatur

1. Herrera GA, Alexander RW, Cooley CF, Luke RG, Kelly DR, Curtis JJ, Gockerman JP (1986) Cytomegalovirus glomerulopathy: a controversial lesion. Kidney Int 29:725
2. Loertscher R, Parfrey PS, Guttmann RD (1989) Post-operative management of the renal transplant recipient and long-term complications. In: Milford EL, Brenner BM, Stein JH (eds) Contemporary issues in nephrology, vol 19: Renal transplantation, chap 9. Churchill-Livingstone, New York, pp 197-230
3. Richardson WP et al. (1981) Glomerulopathy associated with cytomegalovirus viremia in renal allografts. N Engl J Med 305:57
4. Suthanthiran M, Garovoy MR (1983) Immunological monitoring of the renal transplant recipient. Urol Clin North Am 10:315
5. Toledo-Pereyra LH (1988) Immunological monitoring. In: Toledo-Pereyra LH (ed) Kidney transplantation, chap 14. Davis, Philadelphia, pp 226-246

II Chirurgische Komplikationen

1 Einführung

Die Resultate der Nierentransplantation haben sich in den letzten Jahren erheblich verbessert. Transplantatverlust und Mortalität haben sich durch Optimierung der immunsuppressiven Behandlung, vor allem seit Einführung von Ciclosporin, stetig vermindert. Eine signifikante Reduktion der Morbidität wurde aber auch durch verbesserte chirurgische Technik und durch frühes Erkennen und Behandeln von chirurgischen Problemen erzielt.

Es können 2 Kategorien von chirurgischen Komplikationen unterschieden werden (9, 11, 20, 23): 1. jene, die das Transplantat direkt angehen, und 2. jene, die in anderen Organsystemen auftreten und eine chirurgische Behandlung verlangen, wie z.B. die aseptische Hüftnekrose. Im folgenden Kapitel sollen nur die chirurgischen Probleme besprochen werden, die das Transplantat direkt betreffen.

Chirurgische Komplikationen können je nach Ursache folgendermaßen aufgeteilt werden:

1. vaskuläre Probleme,
2. Probleme mit dem lymphatischen Abfluß,
3. urologische Komplikationen,
4. im Zusammenhang mit einem abgestoßenen Transplantat auftretende Probleme,
5. Wundinfektionen.

2 Vaskuläre Komplikationen

Vaskuläre Komplikationen treten relativ selten auf, können aber ein mit hoher Morbidität und Mortalität verbundenes akutes Krankheitsbild hervorrufen (8, 9, 17). Die Risiken der Gefäßchirurgie sind bei Patienten mir chronischer Niereninsuffizienz besonders hoch, da diese Anämie, verminderte Resistenz gegen Infektionen, gesteigerte Blutungsneigung und metabolische Störungen aufweisen (9). Durch die immunsuppressive Therapie entsteht zusätzlich ein erhöhtes Infektionsrisiko und eine geschwächte Wundheilung. Je nach zeitlichem Auftreten werden vaskuläre Komplikationen in Früh- und Spätkomplikationen aufgeteilt (Tabelle 39).

Tabelle 39. Vaskuläre Komplikationen nach Nierentransplantation

Frühkomplikationen
  Hämorrhagie: Wunde, Transplantat, vaskuläre Anastomose
  Spontanruptur
  Thrombose: A. renalis, V. renalis

Spätkomplikationen
  Transplantatnierenarterienstenose (TNAS)
  Aneurysma der A. renalis
  Arteriovenöse Fistel
  Maßive Hämorrhagie

2.1 Vaskuläre Frühkomplikationen

2.1.1 Hämorrhagie

Frühzeitige Blutungen nach Nierentransplantation entstehen meist in der unmittelbaren peri- und postoperativen Periode aus unligierten oder unbemerkt durchtrennten Gefäßen im und um das Nierenbecken (8, 17). Selten entsteht eine akute Hämorrhagie durch Dehiszenz der Gefäßnaht. Der Patient klagt über starke Schmerzen in der Transplantatgegend, ausstrahlend in den Rücken und seitlich und manchmal in die Rektumgegend. Durch hohen Blutverlust entsteht rasch ein hypovolämer Schock, was ein unmittelbares Eingreifen verlangt. Frühes Erkennen und rasche operative Behandlung vermeiden, daß eine Transplantatnephrektomie notwendig wird.

Das Auftreten einer retroperitonealen Blutung nach Nierentransplantation ist eine seltene Komplikation. Der Patient klagt meist über akute Flankenschmerzen. Ein fallender Hämatokrit deutet wiederum auf eine Blutung hin, und die Ultraschalluntersuchung deckt in vielen Fällen ein Psoashämatom auf. Eine solche Hämorrhagie ist meist selbstlimitierend, manchmal muß wegen der Ausdehnung und der Gefahr einer Infektion jedoch eine Hämatomausräumung vorgenommen werden.

2.1.2 Spontanruptur

Rasches Anschwellen eines Nierentransplantats bei akuter Abstoßung sowie nach Punktion kann nicht selten zu einer Spontanruptur des Transplantats führen (5, 8). Dies kann zu lebensbedrohlicher Blutung führen und ist mit einer Mortalität von rund 10% verbunden. Die typischen Zeichen der Abstoßung gehen der Ruptur meist voran. Eine Ruptur tritt oft innerhalb der ersten zwei postoperativen Wochen auf. Meistens entsteht ein Riß entlang der konvexen Transplantatseite. Durch Abstoßung verursachte zelluläre Infiltration und interstitielles Ödem führen zu Spannung über der konvexen Seite des Transplantats, was eine kortikale Ischämie hervorruft. Die Ruptur kann unter Umständen auch am Ort einer zuvor durchgeführten Transplantatbiopsie auftreten. Seit Ciclosporin als primäre immunsuppressive Substanz verwendet wird, sind Transplanta-trupturen seltener geworden.

Schwellung des Transplantats, Oligurie und Hämaturie sowie plötzlich aufgetretene starke Schmerzen an der Stelle des Transplantats sind Zeichen der Ruptur. Die umgehende chirurgische Exploration ist indiziert, und in gewissen Fällen kann das Transplantat gerettet werden. Die Therapie der Ruptur besteht in Fibrinverklebung oder dem Anlegen von Teflon- oder Muskelstücken mittels breiter Matratzenstiche an der Stelle der Ruptur. Pulstherapie mit Kortikosteroiden kann in gewissen Fällen hilfreich sein, dürfte aber heutzutage eher selten wirkungsvoll sein, da inzwischen eine optimalere Immunsuppression Anwendung findet. Kann die Blutung nicht gestillt werden, muß das Transplantat umgehend entfernt werden.

2.1.3 Thrombose der A. renalis

Eine postoperativ auftretende akute Thrombosierung der A. renalis ist eine seltene Komplikation, die jedoch einen kompletten Infarkt des Transplantats hervorruft. Die akute Thrombose wird meist durch technische Schwierigkeiten oder atherosklerotische Veränderungen an Spender- oder Empfängergefäßen verursacht (9). Wenn die Harnproduktion in einem vorher gut funktionierenden Transplantat abrupt aufhört, muß immer an diese Diagnose gedacht werden. Mittels Arteriographie kann der Verdacht auf Thrombosierung bewiesen werden. Chirurgische Revaskularisierung wurde versucht, ist aber selten erfolgreich, so daß eine Reoperation im allgemeinen nicht indiziert ist. Meist muß im Verlauf dann eine Transplantatnephrektomie durchgeführt werden.

Die Thrombosierung einer Polarterie ist ein viel häufigeres Problem, und tritt häufig bei multiplen Nierenarterien auf. Durch die segmentale parenchymale oder ureterale Nekrose, welche der Thrombosierung folgt, kann ein Urinleck mit Fistelbildung entstehen. Der Urin kann aus dieser Stelle austreten und als perirenale Flüssigkeitsansammlung sonographisch nachgewiesen werden. Durch ein Urogramm läßt sich die Fistel genauer lokalisieren. Die Prognose für das Transplantat ist nach chirurgischer Intervention gut.

2.1.4 Thrombose der V. renalis

Eine Thrombose der V. renalis nach Nierentransplantation tritt häufiger auf als die Thrombosierung der A. renalis. Thrombotische Komplikationen treten insbesondere bei Säuglings- und Kleinkinder-Spenderorganen auf, weil die Anastomosierung technisch schwieriger ist. Eine Kompression der Vene bei akuter Abstoßung ist ein weiterer Mechanismus, der die Thrombose herbeiführen kann. Selten kann durch partielle Kompression oder auch Thrombose der V. iliaca der Blutfluß durch die V. renalis vermindert werden. Auf der betroffenen Seite kommt es zur starken Anschwellung des Beins. Die Diagnose läßt sich phlebographisch oder nichtinvasiv durch Doppler-Plethysmographie und Ultraschall stellen. Die systemische Heparinbehandlung kann das Transplantat unter Umständen retten. Sind V. iliaca und V. renalis thrombosiert, ist die Wahrscheinlichkeit der Rettung des Transplantats so gering, daß man eine Transplantatnephrektomie durchführen sollte. In seltenen Fällen hat eine Thrombektomie oder Thrombolyse mit Streptokinase zur Erhaltung des Transplantats geführt. Ob die Inzidenz der Nierenvenenthrombose unter Ciclosporinbehandlung erhöht ist, ist noch umstritten.

2.2 Vaskuläre Spätkomplikationen

2.2.1 Transplantatnierenarterienstenose (TNAS)

Die Transplantatnierenarterienstenose (TNAS) ist eine recht häufige Ursache der Hypertonie nach Nierentransplantation. Die Inzidenz der TNAS liegt zwischen 2 und 16% (8, 9). Wenn routinemäßig nach der Transplantation Arteriographien durchgeführt wurden, liegt die Inzidenz der Stenosen etwas höher (bei 25%). Nicht jede angiographisch nachgewiesene Stenose ist jedoch hämodynamisch signifikant. Das Lumen der A. renalis muß um mehr als 50% verengt sein, und/oder es muß ein Druckgradient bestehen, damit eine funktionell signifikante Stenose entsteht. Die TNAS ist von besonderer Bedeutung, weil sie zu Transplantatverlust führen kann, aber prinzipiell kurabel ist (18, 21).

Unter den vaskulären Komplikationen ist die TNAS eine der häufigsten und kann bei ungefähr 5–10% der Nierentransplantierten zu renovaskulärer Hypertonie und in gewissen Fällen zu Transplantatinsuffizienz führen. Die TNAS tritt sowohl nach Leichennierenspende als auch nach Verwandtenspende auf. Stenosen entstehen sowohl bei End-zu-End- als auch bei End-zu-Seit-Anastomosen und sind sowohl bei einzelner als auch bei mehrfach angelegter A. renalis beschrieben worden. Im allgemeinen bildet sich eine Stenose erst nach der 6. postoperativen Woche aus. In extremen Fällen kann sie aber schon nach 2 Wochen oder erst nach 6–7 Jahren entstehen (8,21). Verschiedene ätiologische Faktoren sind erkannt worden (Tabelle 40).

Die TNAS kann an verschiedenen Stellen lokalisiert sein. Eine proximal von der Anastomose gelegene Stenose ist auf atherosklerotische Verengung der aorto-iliakalen Gefäße beim Empfänger zurückzuführen. Die am Ort der Anastomose gelegene Stenose ist die häufigste Form der TNAS und wird oft durch fehlerhafte chirurgische Technik verursacht. Sie tritt meist bei End-zu-End-Anastomose zwi-

Tabelle 40. Ätiologische Faktoren der Transplantatnierenarterienstenose

1. Atherosklerose in den Empfängergefäßen
2. Fibrotische Veränderungen in der A. renalis distal von der Anastomose
3. Chirurgisch-technische Fehler (Benutzung von zusätzlichen Fäden, um perioperativ leckende Arterienanastomosen zu reparieren; Winkelbildung durch zu lange A. renalis)
4. Arterielle Schädigung durch Perfusion der Spenderniere; lange Perfusionsdauer
5. Chronische Abstoßung
6. Nicht-laminärer Blutfluß
7. Traumatische Verletzung der A. renalis während der Organentnahme oder während der Perfusion

schen der A. iliaca interna und der Spendernierenarterie auf, wobei die Inkongruenz des Arteriendurchmessers ein wichtiger Faktor ist. Deshalb wird heutzutage vermehrt die End-zu-Seit-Anastomose mit der A. iliaca externa praktiziert, vor allem wenn die Spenderniere en bloc mit einem Aortenpatch entnommen wird. Dies bewirkt, daß das natürliche Ostium der A. renalis erhalten bleibt. Distal von der Anastomose gelegene Stenosen werden meist durch Turbulenzen verursacht. In den peripheren Ästen der A. renalis gelegene Stenosen sind Folge der chronischen Abstoßung und imponieren meist als multiple Stenosen (8, 9, 21).

Ursache der Hypertonie bei der TNAS ist das Renin-Angiotensin-Aldosteronsystem. Angiotensin-Converting-Enzyme-(ACE-)Inhibitoren wie Captopril, Enalapril oder Lisinopril können deshalb bei TNAS eine erhebliche blutdrucksenkende Wirkung haben. Durch zu starke Reduzierung des renalen Blutflußes können diese Medikamente bei Bestehen einer TNAS Hypotonie und akutes Transplantatversagen hervorrufen. Captopril in niedriger Dosis (12,5–25 mg) kann als diagnostischer Test der TNAS verwendet werden. Bei signifikanter TNAS steigt das Serumkreatinin nach Captoprilgabe kurzfristig und reversibel an.

Folgende Befunde müssen den Verdacht auf das Vorliegen einer TNAS lenken:

- neu auftretende, therapeutisch schwer kontrollierbare Hypertonie,
- Auftreten eines auskultierbaren systolisch-diastolischen Stenosegeräuschs,
- steigendes Serumkreatinin und Harnstoff,
- Ansteigen harnpflichtiger Substanzen nach Captoprilgabe.

Ein Stenosegeräusch wird bei TNAS nicht immer gefunden; andererseits bedeutet ein Stenosegeräusch über dem Transplantat nicht immer, daß eine TNAS besteht. Bei Transplantatdysfunktion besteht manchmal Proteinurie, Hämaturie, Hypokaliämie und Oligo-Anurie. Der Plasmareninspiegel kann erheblich erhöht sein, und steigt nach Gabe von Captopril akut an. In seltenen Fällen entsteht bei TNAS als Folge der intrarenalen Hypoxämie eine Erhöhung des Hämatokrits (1). Die TNAS kann eine Abstoßungsreaktion simulieren. Andererseits kann eine Abstoßungsreaktion mit einer TNAS einhergehen oder diese bewirken, vor allem bei chronischer Abstoßung. Bei Verdacht auf TNAS wird deshalb oft routinemäßig eine Transplantatbiopsie vor der Arteriographie durchgeführt, um die akute Abstoßungsreaktion auszuschließen.

Die endgültige Diagnose wird durch ein Arteriogramm gestellt (Abbildung 42). Durch adäquate Volumenzufuhr vor der Arteriographie soll der Kontrastmitteltoxizität vorgbeugt werden. Mit Hilfe einer Drucksonde kann angiographisch auch der durch die TNAS verursachte Druckgradient bestimmt werden (Abbildung 43). Doppler, Duplex-Ultraschallscanning, Captoprilszintigraphie, digitale Subtraktionsangiographie (DSA) und magnetische Nuklearresonanz (MNR) sind weitere diagnostische Methoden, die zur Diagnose der TNAS herbeigezogen werden können. Das Arteriogramm definiert die genaue Lokalisation und den Grad der Stenose. Wenn neben einer Stenose der A. renalis multiple, diffuse distale Stenosen gefunden werden, muß an chronische Abstoßung gedacht werden, was durch eine Transplantatbiopsie bestätigt werden kann. Die Biopsie des Transplantats zeigt bei chronischer Abstoßung Endothelproliferation, perivaskuläre Fibrose und perivaskulär und interstitiell infiltrierende Leukozyten. Bei TNAS können histologisch

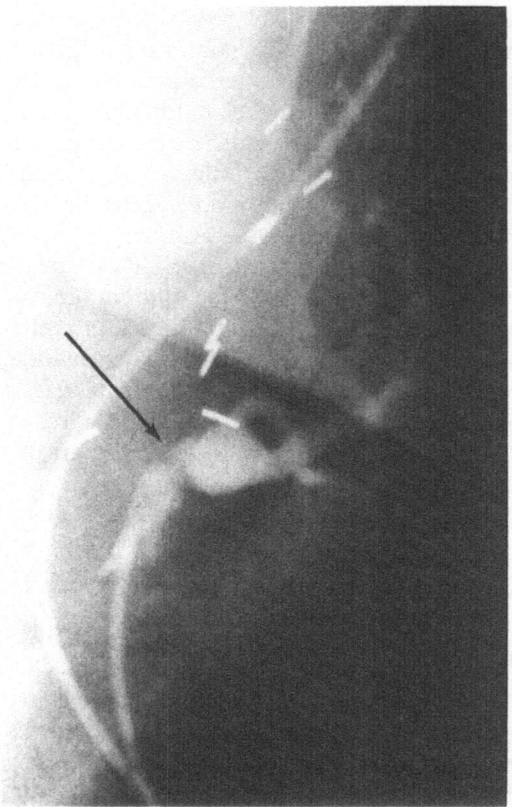

Abb. 42. Angiograpische Darstellung einer Transplantatnierenarterienstenose. *Pfeil* zeigt die Stenose. Zusätzlich kann distal eine aneurysmatische Erweiterung der A. renalis erkannt werden

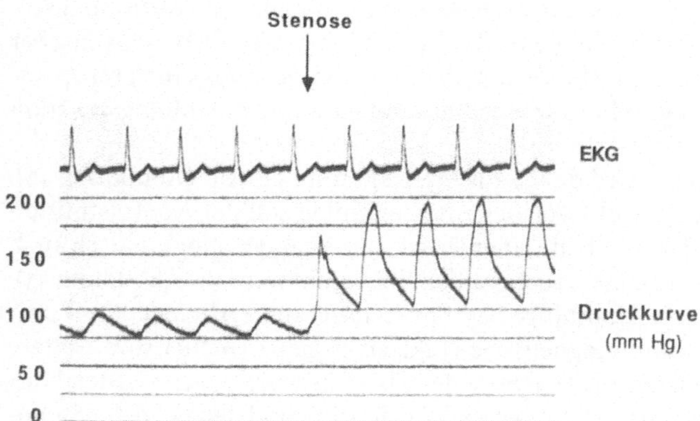

Abb. 43. Durch Messung des arteriellen Druckgradienten kann die Signifikanz einer Transplantatnierenarterienstenose ermittelt werden. Obere Kurve zeigt gleichzeitig EKG. Blutdruck des Patienten ist 200/100 mm Hg (Hypertonie!), Druck distal von der Stenose 100/75, was einem Gradienten von 100 mm Hg entspricht

Zeichen der glomerulären Ischämie und manchmal eine juxtaglomeruläre Hypertrophie festgestellt werden. Patienten mit chronischer Abstoßung haben in der Regel nur geringe Chancen, durch operative oder transluminale Eingriffe behandelt werden zu können.

Es existieren zur Zeit drei Therapieformen der TNAS: 1. perkutane transluminale Angioplastie, 2. chirurgische Therapie und 3. medikamentöse Behandlung. Mittels perkutaner transluminaler Angioplastie (PTA) kann in einer Sitzung mit der Angiographie ein Aufdilatieren der Stenose versucht werden (7). Die besten Resultate werden bei isolierten distalen Stenosen erzielt. Bei Stenosen an der Anastomose oder bei Kindern sind die Chancen für eine erfolgreiche Angioplastie gering. Vorteile der Methode sind die relativ einfache Anwendung des Verfahrens und das Vermeiden des chirurgischen Eingriffs. Zu den Komlikationen der PTA gehören akute Thrombosierung der A. renalis, akutes Nierenversagen, Perforation und Blutung aus der A. renalis sowie Rezidiv der TNAS (7, 18).

Oft muß die Korrektur der TNAS jedoch chirurgisch erfolgen. Die Freilegung der sklerosierten Gefäße kann sich schwierig gestalten (22). Die transperitoneale Darstellung der Gefäße ist technisch leichter und erlaubt einen besseren Zugang zu der Stenose. Resektion der stenotischen Partie und Reimplantation der A. renalis in die A. iliaca externa oder Reanastomosierung mit der A. iliaca interna kann versucht werden, ist jedoch technisch oft nicht durchführbar. Deshalb muß oft ein Segment der V. saphena oder ein Dacronstück zur Überbrückung der Stenose verwendet werden (Abbildung 44). Wenn die Stenosengegend klein ist, kann eine Patchangioplastie versucht werden (Abbildung 45). Die Komplikationen der Chirurgie schließen neben den üblichen chirurgischen Problemen Verlust des Transplantats und Rezidiv mit ein. Zusätzlich kann eine akute tubuläre Nekrose auftreten, welche jedoch meist vorübergehender Natur ist. Bei richtiger Indikationsstellung sind die Resultate meist zufriedenstellend.

Mit Angioplastie und/oder der chirurgischen Korrektur wird die Hypertonie und die Nierenfunktion in vielen Fällen verbessert. Die antihypertensive Therapie muß jedoch meistens, wenn auch mit verminderter Dosis, weitergeführt werden. Neuere Verfahren wie perkutane transluminale Atherektomie oder Laserangioplastie versprechen in Zukunft noch bessere Resultate.

2.2.2 Aneurysmen

Diese im späteren Verlauf autretenden Gefäßkomplikationen sind entweder ein Pseudoaneurysma an der Gefäßanastomose oder ein infiziertes (mykotisches) Aneurysma (10). Aneurysmen können bersten und maßive Blutung mit Schock verursachen. Sie können auch thrombosieren und zum Infarkt des Transplantats führen. Aneurysmen an der Anastomose treten sehr selten auf und sind meist Folge der chronischen Abstoßung. Die Diagnose wird wiederum durch Arteriographie gestellt. Die Behandlung besteht in Resektion und Reanastomose.

Die Infektion bei mykotischen Aneurysmen stammt meist aus der Spenderniere selbst. Ein sich schnell expandierender pulsatiler Tumor in der Fossa iliaca sollte den Verdacht auf ein mykotisches Aneurysma lenken, besonders wenn auch Fieber und Leukozytose bestehen. Die Diagnose kann durch Ultraschall bestätigt werden.

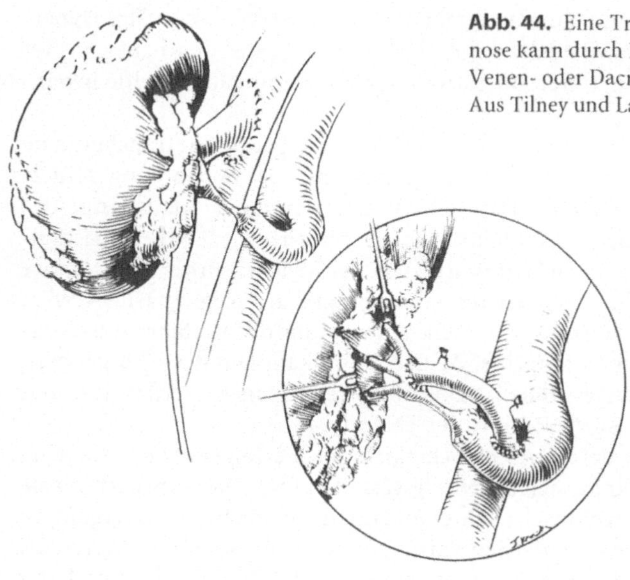

Abb. 44. Eine Transplantatnierenarterienstenose kann durch Bypassoperation mit einem Venen- oder Dacronstück korrigiert werden. Aus Tilney und Lazarus (22)

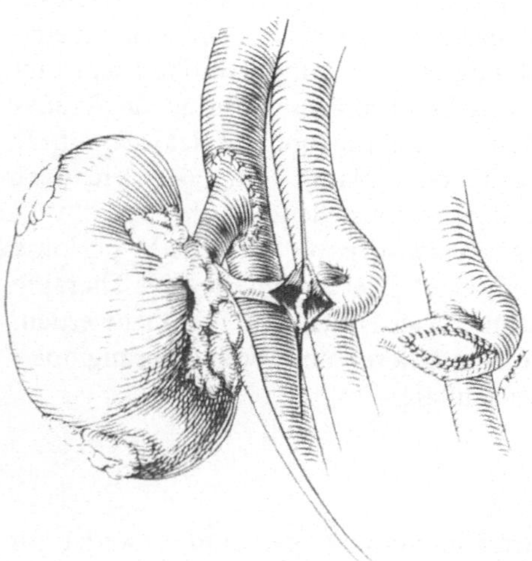

Abb. 45. Patchangioplastie einer Transplantatnierenarterienstenose. Aus Tilney und Lazarus (22)

Die Behandlung besteht in der Entfernung allen infizierten Gewebes, einschließlich des Transplantats, und gezielter antibiotischer Therapie.

2.2.3 Arteriovenöse Fistel

Eine arteriovenöse Fistel im Transplantat ist eine ungewöhnliche Komplikation, die besonders nach einer Nadelbiopsie auftreten kann (15). Solche Fisteln bilden sich meist spontan zurück, nur wenige bleiben bestehen und bedürfen weiterer Behandlung. Symptome sind ein schrilles, systolisch akzentuiertes, kontinuierliches Strömungsgeräusch sowie in seltenen Fällen Hypertonie und Herzinsuffizienz (hohes Herzzeitvolumen). Die Diagnose wird wiederum durch Ultraschalluntersuchung oder Angiographie gestellt. Die beste Behandlung besteht in angiographischer Embolisierung.

2.2.4 Späte Hämorrhagie

Massive Hämorrhagien mehrere Monate nach der Transplantation treten meistens als Folge von Infektionen auf (mykotisches Aneurysma, perinephrischer Abszeß, infiziertes Hämatom, infiziertes Harnleck). Leitsymptome sind intensive Schmerzen in der Transplantatgegend, Flanken- oder Rückenschmerzen, die manchmal auch in die Rektumgegend ausstrahlen, fallender Hämatokrit und Schocksymptomatik. Nur schnelle chirurgische Exploration und Blutstillung ist lebensrettend, die Mortalität ist jedoch sehr hoch. Die Transplantatnephrektomie ist fast immer unumgänglich, um die Blutung unter Kontrolle zu bekommen.

3 Perirenale Flüssigkeitsansammlungen

3.1 Lymphozele

Im retroperitonealen Raum, besonders aber im Bereich der iliakalen Gefäße, verlaufen eine große Anzahl Lymphgefäße. Nach der Transplantation kann aus den durchtrennten Lymphgefäßen Lymphflüssigkeit in die Transplantatgegend austreten, und es kann sich eine Lymphozele bilden (2, 3, 20). Diese wohlbekannte Komplikation nach Nierentransplantation verläuft häufig asymptomatisch und wird durch die routinemäßig durchgeführte Ultraschalluntersuchung entdeckt. Lymphozelen bilden sich im allgemeinen erst mehrere Wochen oder Monate nach der Transplantation aus. Sie sind häufiger bei End-zu-Seit- als bei End-zu-End-Anastomose. Die Lymphozele wird durch Verletzung der Empfängerlymphgefäße und nicht durch die Durchtrennung der Transplantatlymphgefäße verursacht. Lymphatische Gefäße im iliakalen Bereich müssen deshalb sorgsam ligiert, abgetrennt und kauterisiert werden, um das Auftreten einer Lymphozele zu vermeiden. Weitere Risikofaktoren, die das Auftreten einer Lymphozele begünstigen, sind hohe Steroiddosierung, Antikoagulation und Abstoßungsreaktion.

Zeichen und Symptome der Lymphozele sind ein über dem Transplantat liegender Tumor, Ödembildung der Labia oder des Skrotums, selten Lymphödem des ipsilateralen Beins sowie Oligurie, sich verschlechternde Nierenfunktion, Pollakisurie, Hypertonie, Fieber, Gewichtszunahme und iliofemorale Thrombose. Die Diagnose wird am besten durch Ultraschalluntersuchung gestellt. Durch intravenöse Urographie oder Zystographie kann ein Verlegen oder eine externe Kompression der Blase entdeckt oder eine ureterale Obstruktion bewiesen werden. Durch

Computertomographie kann eine Lymphozele von anderen extravesikalen Flüssigkeitsansammlungen unterscheiden werden.

Die Behandlung kann sich manchmal schwierig gestalten. Die Lymphozele kann unter Ultraschallführung leerpunktiert werden und anschließend mit sklerosierendem Material, wie z.B. Tetrazyklin, instilliert werden. Beim Rezidiv kann das Anlegen einer internen (peritonealen) oder externen Drainage versucht werden. Dies kann in geübten Händen auch laparoskopisch vorgenommen werden. Rezidive sind aber auch hier möglich. Asymptomatische Lymphozelen bedürfen keiner Therapie, müssen aber regelmäßig mittels Ultraschall bezüglich Größenzunahme kontrolliert werden.

3.2 Serom und Urinom

In seltenen Fällen können sich in der postoperativen Phase auch seröse perirenale Flüssigkeitsansammlungen ausbilden. Die frühzeitige Entdeckung und das Anlegen einer Drainage verhindern oft eine Infektion. Ein kleines Serom kann oft belassen werden. Ein größeres Serom hingegen kann Druck auf den Ureter und Obstruktion mit Ansteigen des Kreatinins verursachen. Durch Aspiration der Flüssigkeit kann diese Komplikation rasch behoben werden. Das Serom kann schwierig von einer Lymphozele zu unterscheiden sein, die Behandlung ist praktisch die gleiche.

Eine mit Harn gefüllte perirenale Flüssigkeitsansammlung wird als Urinom bezeichnet und ist eine urologische Komplikation, welche meist durch Ureterenekrose verursacht wird. Die Diagnose wird durch Aspiration und Bestimmung des Kreatinins und des Harnstoffs in der Flüssigkeit gestellt. Ein hoher Kreatininwert in der aspirierten Flüssigkeit im Vergleich zum Serumwert spricht für Urin, ein dem Serum identischer Werte für ein Serom oder eine Lymphozele.

4 Urologische Komplikationen

Urologische Komplikationen nach Nierentransplantation verursachen eine große Morbidität und führen zu Transplantatdysfunktion oder sogar zu Transplantatverlust. Bei urologischen Komplikationen besteht auch immer die Gefahr der Urosepsis, die prompt diagnostiziert und rasch behandelt werden muß. Durch die größere Erfahrung der Chirurgen und bessere Technik ist die Inzidenz der urologischen Komplikationen in den letzten Jahren gesunken. Obstruktive Uropathie und Harnfisteln stellen 95% der urologischen Komplikationen dar. Die klinischen Symptome dieser beiden Komplikationen können sehr subtil sein, vor allem wenn kein pathologisches Harnleck vorhanden ist (13, 16).

4.1 Obstruktion

In der frühen postoperativen Periode kann eine Obstruktion durch ein Blutgerinsel im Ureter oder in der Blase entstehen. Deshalb sollte als erste Maßnahme bei postoperativer Oligoanurie immer zuerst ein Blasenspülkatheter eingelegt und eine vorsichtige Irrigation vorgenommen werden.

Eine akute Obstruktion in der vesikoureteralen Gegend manifestiert sich meist schon wenige Tage nach der Operation und wird durch ödematöse Schwellung, Abstoßung, Torsion oder Infarkt des distalen Ureters verursacht (9). Ein unregelmäßiger Urinfluß läßt auf partielle Obstruktion schließen (Oligurie-Polyurie), eine Anurie hingegen weist auf komplette Obstruktion hin.

Eine ureterale Obstruktion kann aber auch erst Monate nach der Nierentransplantation auftreten und ist die Folge von schlechter Blutversorgung des distalen Ureters oder von chronischer Abstoßung. Durch chronische Ischämie und/oder Abstoßung wird der distale Ureter dabei fibrosiert. Je früher die Obstruktion auftritt, desto schlechter ist die Prognose. Die chronische ureterale Obstruktion kann sehr schwierig zu diagnostizieren sein. Koliken treten keine auf, hingegen entstehen Oligurie, verschlechterte Transplantatfunktion und „Wundschmerz". Oft ist ein schleichend ansteigendes Kreatinin der einzige Hinweis auf eine Obstruktion. Die Diagnose wird durch Ultraschall, retrograde Pyelographie oder durch Szintigraphie gestellt.

Wird die Obstruktion nicht rasch behoben, können Transplantathydronephrose und eine Urosepsis auftreten. Die Ureterstenose wurde in den frühen Jahren der Nierentransplantation primär operativ angegangen, oft notfallmäßig bei begleitender Urosepsis. Nach Einführung der perkutanen Nephrostomietechnik ging die Indikation zur akuten Korrektur erheblich zurück (6, 19). Mit dieser Technik kann ein Katheter durch das Nierenbecken in den Ureter geführt werden (Abbildung 46). Die Technik gleicht der angiographischen Seldinger-Technik, indem eine feine Nadel mittels Ultraschallführung in das Nierenbecken eingeführt wird. Durch Kontrastmitteleinspritzung kann das Nierenbecken sichtbar gemacht werden. Nun wird ein Führungsdraht über die Nadel ins Nierenbecken eingeführt und schließlich ein Nephrostomiekatheter unter radioskopischer Kontrolle über den Draht ins Nierenbecken vorgeschoben. Solch eine perkutane Drainage kann kurz- oder mittelfristig belassen werden (einige Tage bis Wochen), bevor die endgültige operative Korretur vorgenommen wird. So gewinnt man Zeit, um die Transplantatfunktion zu verbessern (Obstruktion behoben) und um eine Urosepsis zu behandeln, damit die definitive Korrektur des Ureters unter optimalen Bedingungen elektiv durchgeführt werden kann.

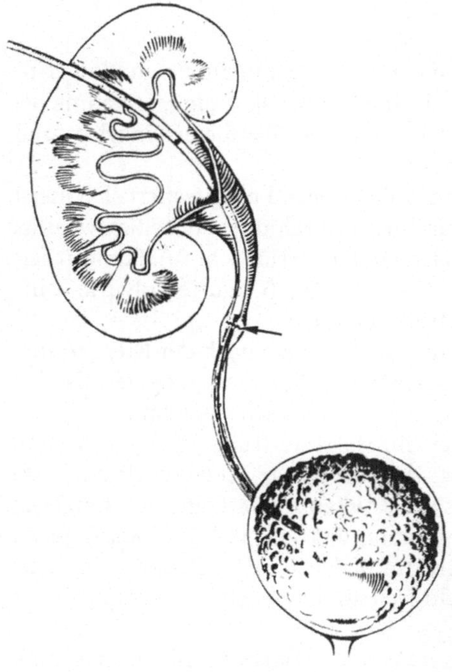

Abb. 46. Operative Korrektur einer Transplantatureterstenose mit anschließendem Einlegen einer perkutanen Nephrostomie. Aus Salaman et al. (19)

4.2 Fisteln

4.2.1 Ureterale Fisteln

Die Inzidenz der ureteralen Fisteln wird in der Literatur zwischen 3 und 5% aller Transplantate angegeben. Wenn eine Pyeloureterostomie oder eine Ureteroureterostomie als primäre Anastomose der Harnwege angelegt wird, besteht ein höheres Risiko für eine Fistelbildung als bei Ureteroneocystostomie. Durch schwierigere Organentnahmetechnik bedingt, ist das Risiko bei lebendverwandter Nierentransplantation ebenfalls höher als bei Leichennierentransplantation. Die häufigste und wichtigste Ursache einer schlecht funktionierenden Ureteranastomose mit Leckage ist ungenügende Blutzufuhr zum distalen Ureter. Die limitierte Blutversorgung des distalen Ureters wird durch postoperative Ödembildung oder Abstoßungsreaktion noch verstärkt.

Wie bei Obstruktion oder Abstoßung präsentiert sich eine ureterale Fistel durch abnehmende Transplantatfunktion, Wundschmerz, Wundschwellung und Fieber. Anurie oder Ausbilden einer kutanen Fistel sind eher seltene Symptome. Meist tritt die ureterale Fistel innerhalb der ersten 6 Wochen nach Transplantation auf. Die Diagnose wird durch Ultraschall, intravenöse Urographie und Cystographie oder retrograde Pyelographie gestellt. Die Behandlung ist vor allem chirurgisch. Die konservative Therapie wurde aber ebenfalls versucht. Ureterale Katheterisierung („stenting") oder Anlegen einer ableitenden Nephrostomie als initiale Maßnahmen erleichtern die nachfolgende Behandlung. Dies kann in manchen Fällen eine Fistel stillegen oder den immunsupprimierten Patienten für die weitere chirurgische Behandlung stabilisieren (6, 22).

4.2.2 Vesikale Fisteln

Extravasation von Harn aus der Blase nach Nierentransplantation stammt meist aus der Ureteranastomosegegend und muß auf mangelhafte Technik zurückgeführt werden. Diese Komplikation tritt meist in der unmittelbaren postoperativen Phase auf. Die Diagnose kann sich schwierig gestalten. Fließt der Harn in die Drainage, kann eine Fistel durch Bestimmung des Kreatinins in der Drainageflüssigkeit erkannt werden. Ein Cystogramm kann die Kommunikation mit dem Drain ebenfalls beweisen. Die vesikale Extravasation kann aber auch abseits vom Drain erfolgen (Urinombildung) und äussert sich in vermindertem Harnfluß, Abdominalschmerzen und Fieber. Die Behandlung kann manchmal durch einfache Katheterisierung erfolgen, oft aber ist ein operatives Vorgehen erforderlich.

4.2.3 Kalyzeale Fisteln

Eine kalizeokutane Fistel kann sich nach Ligatur einer Polarterie bilden, denn durch Thrombose entsteht anschließend eine Nekrose des davon abhängigen Nierengewebes. Dies ist eine schwerwiegende Komplikation. Die Inzidenz der kalyzealen Fistel ist niedrig und tritt vor allem bei multiplen Nierenarterien auf. Durch Verwendung von Aortenpatchs kann das natürliche Ostium der Polarterien erhalten bleiben, was ein geringeres Risiko für Thrombosierung und damit Fistelbildung mit sich bringt. Eine kalyzeokutane Fistel kann sich auch bei immunsupprimierten Patienten ausbilden, bei denen über längere Zeit ein Nephrostomiekatheter eingelegt war. Sie ist auch nach stumpfen Traumata beschrieben worden. Zeichen einer solchen Fistel sind Wundschwellen oder Wundschmerz und Fieber. Die Behandlung besteht in partieller Nephrektomie und Schließung des involvierten Kalyx mit oder ohne Drainage mittels Nephrostomiekatheter.

4.3 Weitere urologische Komplikationen

Fisteln und Obstruktion sind die häufigsten urologischen Komplikationen. Weitere, etwas seltenere Probleme sind in Tabelle 41 dargestellt, und sollen kurz besprochen werden.

Urethrale Strikturen waren früher häufig, die Inzidenz hat jedoch durch Gebrauch von elastischen Kathetern und durch kürzere Katheterverweildauer abgenommen.

Skrotale Komplikationen sind häufig und können schwerwiegend sein. Diese schließen Hydrozele, Epididymitis, testikuläre Atrophie oder Nekrose und chronischen Hodenschmerz ein. Früher wurde der Samenstrang (Funiculus spermaticus) bei der Nierentransplantation durchtrennt, weil dadurch eine bessere Darstellung

Tabelle 41. Urologische Komplikationen nach Nierentransplantation

1. Obstuktion:
   - ureteral: früh, spät; meist distal
   - vesikoureterale Anastomose
   - vesikal: Blutgerinsel; Lymphozele, Urinom

2. Fisteln:
   - kalyzeal
   - ureteral
   - vesikal

3. Weitere Komplikationen:
   - urethrale Striktur
   - skrotale Probleme: Hydrozele, testikuläre Atrophie
   - Nephrolithiasis
   - Reflux
   - Impotenz

der Gefäße möglich war. Die Folge war aber ein gehäuftes Auftreten von Hydrozelen und Hodenatrophie. Heutzutage wird dieses Vorgehen nicht mehr praktiziert, damit diese Komplikationen vermieden werden und die Potenz und Fruchtbarkeit des männlichen Transplantierten erhalten bleiben können. Hydrozelen werden auch ohne Samenstrangdurchtrennung beobachtet.

Das Auftreten einer Nephrolithiasis nach Nierentransplantation ist nicht so selten und kann Transplantatobstruktion und/oder Urosepsis verursachen. Risikofaktoren sind Hyperkalziurie und Hyperurikosurie sowie Hypozitraturie.

Ein vesikoureteraler Reflux tritt nach Nierentransplantation häufig auf. Es ist unklar, ob eine Beziehung zwischen Reflux und Transplantatversagen besteht. In einer Studie wurde ein Zusammenhang zwischen Reflux und mesangiokapillärer Glomerulonephritis im Transplantat beschrieben (14). Es scheint jedoch kein Zusammenhang zwischen Transplantatreflux und Harnwegsinfektion zu bestehen.

5 Das abgestoßene Transplantat

Früher wurde ein abgestoßenes Nierentransplantat routinemäßig entfernt, heutzutage wird jedoch ein solches meist am Ort der Implantation belassen. Bei Anzeichen von Infektion, bei Auftreten von Hämaturie oder bei Anschwellen und Schmerzen nach Absetzen der immunsuppressiven Behandlung muß ein Transplantat jedoch meist entfernt werden (4). Oft kann auch ein unkontrolliert hoher Blutdruck durch Transplantatnephrektomie verbessert werden. Ein abgestoßenes Transplantat, das keine Symptome hervorruft, kann belassen werden und verhindert nicht, daß ein zweites kontralaterales Transplantat implantiert werden kann. Ein schwach funktionierendes Transplantat kann unter Umständen noch genügend Funktion vorweisen, um im Falle einer akuten Tubulusnekrose oder einer akuten Abstoßungsreaktion des neuen Transplantats eine Dialysebehandlung zu erübrigen.

6 Wundinfektion

Früher waren Wundinfekte nach Nierentransplantation eine bedeutende Quelle von Morbidität und Mortalität; deren Inzidenz hat aber in den letzten Jahren merklich abgenommen (12). Die Gründe dafür sind vor allem in der großzügigen Verwendung der perioperativen Antibiotikaprophylaxe zu sehen sowie in der ausgewogeneren Verwendung der immunsuppressiven Medikamente. Auch die perioperative Irrigation mit Antibiotika kann viele Frühinfekte verhindern. Einwandfreie operative Technik, sorgfältige Hämostase und das Vermeiden von Lymphozelen und Urinleckagen sind besonders wichtige Faktoren, die das Auftreten von Wundinfekten verhindern.

Die Diagnose einer tief liegenden Wundinfektion oder eines perinephrischen Abszeßes kann sich schwierig gestalten. Der entzündungshemmende Effekt der Kortikosteroide unterdrückt die klinischen Zeichen einer Infektion. Deshalb sollen routinemäßige in den ersten Tagen nach Transplantation Ultraschalluntersuchungen des Operationsbereichs und des Transplantats durchgeführt werden, besonders bei ungeklärtem Fieber. Durch Nadelaspiration von Flüssigkeitsansammlungen und anschließende Kultur kann die Diagnose eines Wundinfekts meist einfach gestellt werden. Eine frühzeitige Drainage verhindert oft das Auftreten einer Sepsis und bewahrt die vaskuläre Anastomose vor der Infektion.

Literatur

1. Bacon BR, Rothman SA, Ricanati ES, Rashad FA (1980) Renal artery stenosis with erythrocytosis after renal transplantation. Arch Int Med 140:1206
2. Braun WE et al. (1974) Lymphoceles associated with renal transplantation. Am J Med 57:714
3. Burleson RL, Marbarger PD (1982) Prevention of lymphocele formation following renal allotransplantation. J Urol 127:18
4. Chiverton SG, Murie JA, Allen RD, Morris PJ (1987) Renal transplant nephrectomy. Surg Gynecol Obstet 164:324
5. Dostal G, Medrano J, Eigler FW (1976) Die spontane Nierentransplantatruptur. Langenbecks Arch Chir 341:87
6. Ehrlichman RJ, Bettman M, Kirkman RL, Tilney NL (1986) The use of percutaneous nephrostomy in patients with ureteric obstruction undergoing renal transplantation. Surg Gynecol Obstet 162:121
7. Greenstein SM et al. (1987) Percutaneous transluminal angioplasty. Transplantation 43:29
8. Jordan ML, Cook GT, Cardella CJ (1982) Ten years of experience with vascular complications in renal transplantation. J Urol 128:689
9. Kirkman RL, Tilney NL (1989) Surgical complications in the transplant recipient. In: Milford EL, Brenner BM, Stein JH (eds) Renal Transplantation. Contemporary issues in nephrology, vol 19. Churchill Livingstone, New York, pp 231-245

10. Kyriakides GK, Simmons RL, Najarian JS (1976) Mycotic aneurysms in transplant patients. Arch Surg 111:472
11. Lee HM, Madge GE, Mendez-Picon G, Chattarjee SN (1978) Surgical complications in renal transplant recipients. Surg Clin North Am 58:285
12. Lobo PI, Rudolf LE, Krieger JN (1982) Wound infections in renal transplant recipients - a complication of urinary tract infections during allograft malfunction. Surgery 92:491
13. Loughlin KR, Tilney NL, Richie JP (1984) Urologic complications in 718 renal transplant patients. Surgery 95:297
14. Mathew TH, Kincaid-Smith P, Vikraman P (1977) Risks of vesicoureteric reflux in the transplanted kidney. N Engl J Med 297:414
15. Morton MJ, Charboneau JW (1989) Arteriovenous fistula after biopsy of renal transplant: detection and monitoring with color flow duplex ultrasonography. Mayo Clin Proc 64:531
16. Mundy AR, Podesta ML, Bewick M, Rudge CJ, Ellis FG (1981) The urological complications of 1000 renal transplants. Br J Urol 53:397
17. Rijksen JFWB, Koolen MI, Walaszewski JE, Terpstra JL, Vink M (1982) Vascular complications in 400 consecutive renal allotransplants. J Cardiovasc Surg 23:91
18. Roberts JP, Ascher NL, Fryd DS, Hunter DW, Dunn DL, Payne WD, Sutherland DER, Castaneda-Zuniga D, Najarian JS (1989) Transplant renal artery stenosis. Transplantation 48:580
19. Salaman JR, Calne RY, Pena J, Sells RA, White HJO, Yoffa D (1969) Surgical aspects of clinical renal transplantation. Br J Surg 56:413
20. Smith RB, Ehrlich RM (1976) The surgical complications of renal transplantation. Urol Clin North Am 3:621
21. Tilney NL, Rocha A, Strom TB, Kirkman RL (1984) Renal artery stenosis in transplant patients. Ann Surg 199:454
22. Tilney NL, Lazarus JM (1982) Surgical care of the patient with renal failure. Saunders, Philadelphia
23. Toledo-Pereyra LH, Lederer ED, Suki WN (1988) Transplantation complications. In: Toledo-Pereyra LH (ed) Kidney transplantation, chap 18. Davis, Philadelphia, pp 322-353

III Infektionskrankheiten nach Nierentransplantation

1 Einführung

Trotz der guten Erfolge mit Nierentransplantation darf nicht vergessen werden, daß durch die Immunsuppression ein bedeutendes Risiko für Infektionskrankheiten entsteht. Mehr als 2/3 aller Transplantierten leiden während des ersten Jahres an einer Infektionskrankheit. Infektionen nach Nierentransplantation erzeugen eine große Morbidität und stellen eine der wichtigsten Todesursachen dieser Patienten dar.

Verschiedene Faktoren beeinflußen die Inzidenz und den Schweregrad von Infektionen bei immunsupprimierten Patienten. Einerseits spielt der Allgemeinzustand des Patienten vor der Transplantation eine wichtige Rolle, andererseits die Intensität und die Art der Immunsuppression. Metabolische Faktoren (Diabetes), Leukopenie sowie latente Infektion mit Herpesviren sind ebenfalls wichtige Faktoren beim Transplantatempfänger, die zu Infektionen prädisponieren. Mehr als 90% der opportunistischen Infektionen nach Nierentransplantation gehen mit immunmodulierenden viralen Infekten einher (ZMV, EBV, Hepatitisviren). Ein weiterer Faktor betrifft das Ausmaß der Ansteckung des immunsupprimierten Patienten mit opportunistischen Keimen, was ja vor allem im Krankenhaus zur Entwicklung von nosokomialen Infektionen führt (16).

Je nach Zeitpunkt nach Nierentransplantation wird ein unterschiedliches Spektrum von Infektionskrankheiten angetroffen. Zum Beispiel wird eine Pneumonie in den ersten Wochen nach Transplantation meistens durch konventionelle Bakterien verursacht. Opportunistische Erreger wie *Pneumocystis carinii* treten erst im späteren postoperativen Verlauf auf. Abbildung 47 gibt einen Überblick über die zeitliche Häufigkeit der Infektionskrankheiten nach Nierentransplantation, aufgeteilt in die frühe postoperative Phase (1. Monat), 1.–6. Monat und die späte Phase (ab 6. Monat nach Transplantation)(17).

Infektionen im 1. Monat nach Transplantation können durch vorbestehende chronische Infektionen beim Empfänger verursacht werden, weshalb bei allen potentiellen Empfängern besonders sorgfältig nach diesen Infektionen gefahndet werden muß. In seltenen Fällen kann ein infiziertes Transplantat selber Ursache einer Infektion sein. Häufig wird eine Infektion im 1. Monat nach der Transplantation jedoch durch die üblichen, mit dem chirurgischen Eingriff verbundene Infektionen verursacht (5). So sind vor allem Wundinfektionen, Harnwegsinfekte, Pneumonien und Infektionen von zentralvenösen Kathetern häufig. Viele dieser Infektionen können durch optimale Vorbereitung des Patienten, prophylaktischen

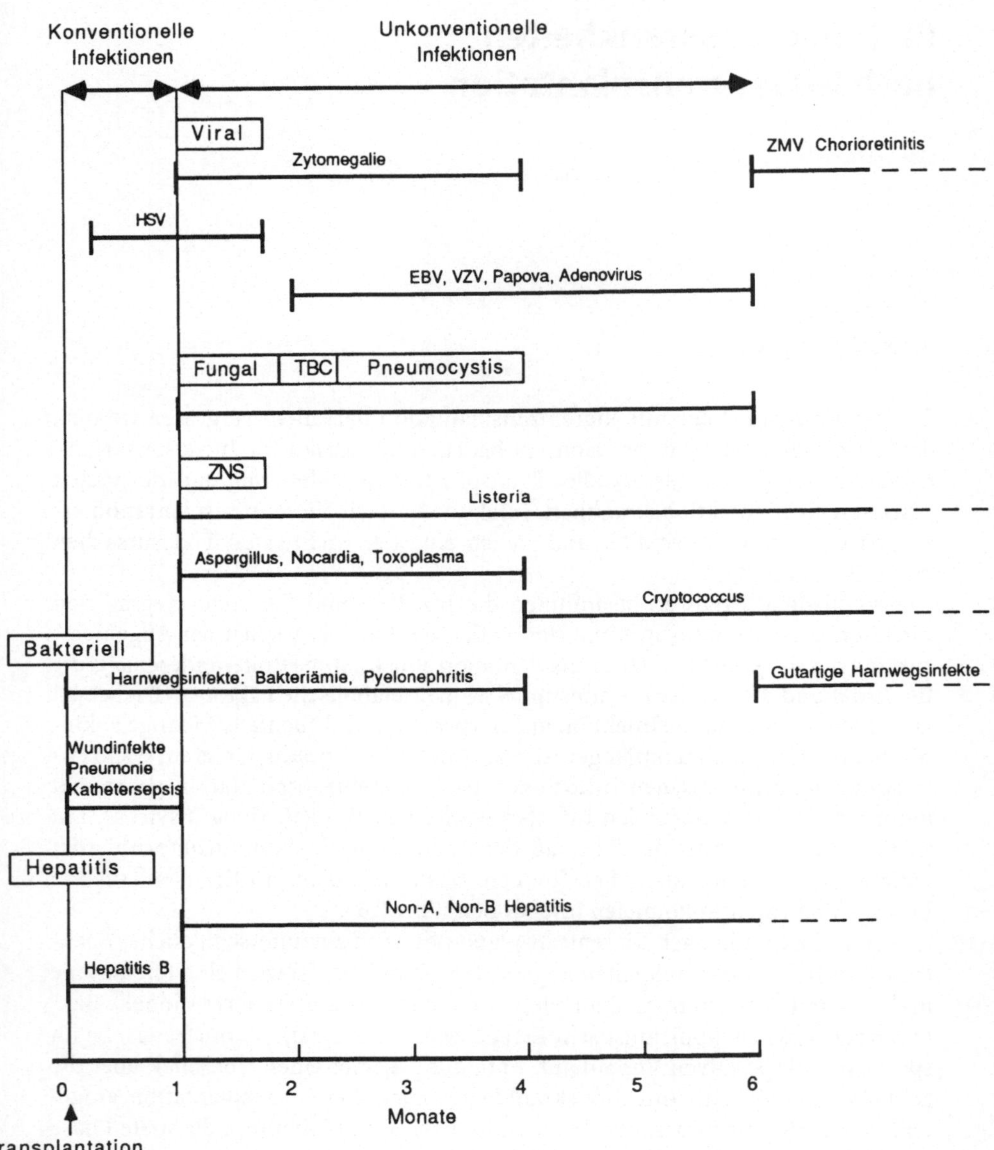

Abb. 47. Schematische Darstellung der zeitlichen Erscheinung von Infektionskrankheiten nach Nierentransplantation. Nach Rubin et al. (17)

Einsatz von Antibiotika in der perioperativen Phase sowie perfekte chirurgische Technik vermieden werden. Opportunistische Infektionen (Aspergillus, Legionellen, Pseudomonas, Nocardia) sind im 1. Monat selten, obwohl in dieser Phase hochdosierte Immunsuppressiva verwendet werden. Dies deutet darauf hin, daß eine langdauernde Immunsuppression notwendig ist, um diese opportunistischen Infektionen zu erzeugen.

In der Zeitspanne zwischen dem 1. und 6. Monat nach Nierentransplantation treten die üblichen bakteriellen Infektionen in den Hintergrund, hingegen treten vermehrt virale und opportunistische Infektionen auf. Durch die andauernde Immunsuppression ist die natürliche Resistenz beim Empfänger genügend vermindert worden, so daß solche Infektionen zum Ausbruch kommen können. Virusinfektionen (Hepatitis C, ZMV) hemmen ihrerseits das Immunsystem. Patienten, die mit diesen Viren infiziert sind, laufen Gefahr, mit opportunistischen Erregern wie *P. carinii*, *Listeria monocytogenes* und Pilzen superinfiziert zu werden (4, 5, 16).

In der späten postoperativen Phase (nach mehr als 6 Monaten) bedingen wiederum Viren eine große Morbidität. Chronische Infektion mit Hepatitis B und C kann zur Ausbildung einer Leberzirrhose und einem Leberzellkarzinom führen. Das Epstein-Barr-Virus prädisponiert zur Ausbildung von Lymphomen, vor allem wenn hohe Dosen von Ciclosporin und OKT3 verwendet werden (7). Chronische ZMV-Infektion kann zu progressiver Chorioretinitis führen. Patienten, die mit diesen immunmodulierenden Viren infiziert sind und zusätzlich wegen chronischer Abstoßung hohe Dosen an Immunsuppressiva erhalten, sind besonders gefährdet, lebensbedrohliche Infektionen durch opportunistische Erreger wie *Pneumocystis carinii*, *Cryptococcus neoformans*, *Listeria monocytogenes* sowie *Nocardia asteroides* auszubilden. Patienten, die nicht mit diesen Viren chronisch infiziert sind und eine normale Transplantatfunktion mit minimaler Immunsuppression vorweisen, haben meist kein höheres Risiko für Infektionen als die Normalbevölkerung (16).

2 Klinische Beurteilung des febrilen Nierentransplantierten

Die meisten schweren Infektionen äußern sich in Fieber, und nur in seltenen Fällen ist Fieber bei schwerer Infektion beim immunsupprimierten Patienten nicht vorhanden (13). Fieber kann wiederum viele Ursachen haben. Die wichtigste Differentialdiagnose muß mit einer Abstoßungsreaktion gemacht werden, die ebenfalls mit Fieber einhergehen kann. Es darf aber nicht vergessen werden, daß eine Abstoßungsreaktion gleichzeitig mit einer Infektion einhergehen kann, z.B. mit ZMV (5, 12). Seltener kann eine venöse Thrombose Fieber verursachen (Thrombophlebitis).

Wenn ein Transplantierter mit Fieber hospitalisiert wird, soll immer nach einem möglichen Erreger gefahndet werden, und es müssen Blut- und Urinkulturen angeordnet werden. Die empirische Antibiotikatherapie muß je nach klinischem Schweregrad und vermutetem Erreger mehr oder weniger breit angesetzt werden. Serologische Tests wie ZMV-, EBV-, Varizella-Zoster-, Hepatitis-B-, Hepatitis-C- und HIV-Titerbestimmungen sind nützlich, um eine spezifische Diagnose zu stellen.

Die Infektion mit Zytomegalovirus ist die hauptsächlichste Ursache von Fieber beim Transplantierten. Die Diagnose wird durch Serokonversion und/oder durch eine positive Blut- oder Urinkultur gestellt. Da ein großer Teil der Normalbevölkerung mit ZMV infiziert ist, hat eine positive Urinkultur nicht immer diagnostischen Wert. Eine positive „Buffy-coat"-Kultur (ZMV-Kultur der Blutleukozyten) bedeutet aber meist, daß eine aktive ZMV-Infektion vorliegt. Es kann Wochen dauern, bis eine positive Kultur oder eine Serokonversion auftreten. Die Verwendung von monoklonalen Antikörpern und von DNS-Proben hilft, die Diagnose früher zu stellen (12, 21). Die Bestimmung des ZMV „Early Antigen" und „Immediate Early Antigen" kann mittels Kurzkultur und Immunperoxidasefärbung innerhalb kurzer Zeit den Nachweis einer ZMV-Infektion bringen.

3 Virusinfektionen

Unter den Viren, die bei immunsupprimierten Nierentransplantierten von Bedeutung sind, müssen vor allem die Herpesviren, die Hepatitisviren und die Papovaviren genannt werden. Die klinischen Krankheitsbilder, die durch diese Viren entstehen, werden durch die chronische Immunsuppressionstherapie beeinflußt und nehmen verschiedene Formen an. Herpes- und Papovaviren infizieren häufig die Normalbevölkerung und haben das Potential, latent im Wirt zu verbleiben. Durch die Immunsuppression werden diese Viren reaktiviert und können ein akutes oder chronisches Krankheitsbild verursachen (4, 5, 16).

Viren wie ZMV hemmen auch selbst das Immunsystem und begünstigen dadurch opportunistische Infektionen wie etwa die *Pneumocystis-carinii*-Pneumonie. Viren können auch eine Art von Transplantatdysfunktion hervorrufen, die der Abstoßungsreaktion ähnlich, dieser aber doch nicht gleichzusetzen ist (9, 15, 19). Viren sind auch direkt und indirekt an der Pathogenese von Krebserkrankungen bei Transplantierten beteiligt.

3.1 Herpesviren

Herpesviren sind doppelsträngige DNS-Viren und werden in vier Gruppen eingeteilt: Zytomegalovirus (ZMV), Herpes-simplex-Virus (HSV), Varizella-Zoster-Virus (VZV) und Epstein-Barr-Virus (EBV). Alle vier verursachen häufig eine Infektion bei Nierentransplantierten und weisen gemeinsame Charakteristiken auf, die für die Pathogenese der Herpesviruserkrankung von Bedeutung sind (16):

1. Herpesviren kommen *latent* vor: nach einer Primärinfektion werden diese Viren durch konventionelle Methoden nicht entdeckt, überleben aber in gewissen Zellen (Neuralgewebe für HSV und VZV; Lymphozyten für EBV; Leukozyten und Nierentubuluszellen für ZMV) und können deshalb reaktiviert werden. Die Art und Intensität der Immunsuppressionstherapie sowie die Transplantatab-

stoßung selbst fördern die Reaktivierung dieser Viren. Wenn ein Patient Antikörper (IgG) gegen diese Viren besitzt, muß er als latenter Träger angesehen werden, und es muß damit gerechnet werden, daß diese Viren potentiell reaktiviert werden können.
2. Alle Herpesviren sind intrazellulär lokalisiert, und die Infektion breitet sich von Zelle zu Zelle aus. Deshalb ist zur Virusbekämpfung die zellvermittelte Immunität wichtiger als die humorale Immunität. Da bei Nierentransplantierten durch die Immunsuppressionstherapie vor allem die zellvermittelte Immunität beeinträchtigt ist, sind Herpesinfektionen häufig und auch schwerwiegend.
3. Alle Herpesviren haben onkogene Eigenschaften und können Zellen in Gewebekultur transformieren. So ist das EBV mit lymphoproliferativen Tumoren, das HSV mit Zervixkrebs und das ZMV mit dem Kaposi-Sarkom assoziiert.

3.1.1 Zytomegalovirusinfektion

Die Zytomegalovirusinfektion ist die häufigste und wichtigste Virusinfektion nach Nierentransplantation (3, 21). Zytomegaloviren verursachen in der Normalbevölkerung keine oder nur leichte Symptome in Form einer mononukleoseähnlichen Erkrankung. Beim immunsupprimierten Patienten hingegen werden häufig lebensbedrohliche Krankheitsverläufe beobachtet. Das Risiko einer schweren ZMV-Infektion wächst mit dem Grad der Immunsuppression.

ZMV-Infektionen sind weltweit verbreitet, die Durchseuchungsrate erreicht bis zum 50. Lebensjahr in Industrieländern 50–80%, in Entwicklungsländern nahezu 100%. Das Virus wird mit dem Urin, in Sekreten des oberen Atmungstrakts sowie in Sperma und der Zervixschleimhaut ausgeschieden. Bei jedem engen menschlichen Kontakt kann eine Ansteckung stattfinden. Ausser bei der prä- und perinatalen Infektion rechnet man in der Normalbevölkerung mit einem asymptomatischen Verlauf in bis zu 99% der Fälle mit Primärinfektion (12).

Die ZMV-Infektion kann nach der Transplantation sowohl durch Reaktivierung einer latenten ZMV-Infektion als auch durch Übertragung durch das Transplantat oder durch Bluttransfusionen zum Ausbruch kommen. Etwa 2/3 aller seronegativen Empfänger, die ein Transplantat oder eine Bluttransfusion von einem ZMV-positiven Spender erhalten, entwickeln eine akute ZMV-Krankheit. Es können auch chronische Verläufe auftreten (rezidivierende Fieberschübe, serologisch anti-ZMV-IgM- und IgG-positiv). Eine Reaktivierung des ZMV kann sich in bis zu 20% der Transplantierten ausbilden. In vielen Fällen wird ein Patient mit latenter ZMV-Infektion durch die Transplantation mit einem zweiten, unterschiedlichen ZMV-Serotyp superinfiziert.

Die akute ZMV-Krankheit beim immunsupprimierten Patienten tritt meist zwischen dem 1. und 4. Monat nach Nierentransplantation auf. Der Patient entwickelt mononukleoseähnliche Symptome, vor allem akute intermittierende Fieberschübe (39–41 °C) mit Schüttelfrost, welche täglich vor allem am Nachmittag und nachts auftreten. Der Patient verspürt ebenfalls Myalgien und Arthralgien. Manchmal werden atypische Lymphozyten im Blut vorgefunden. Später tritt vor allem eine charakteristische Leukopenie und Thrombopenie auf. Oft werden auch abnorme Leberfunktionstests (Begleithepatitis) gefunden.

Der wichtigste Faktor, der den Ausbruch und den Verlauf der akuten ZMV-Infektion bestimmt, ist die Art und Intensität der immunsuppressiven Behandlung. Kortikosteroide und Ciclosporin haben nur einen geringen Effekt auf die ZMV-Reaktivierung. Vorallem sind das zur Behandlung der Abstoßungsreaktion verwendete Antilymphozytenglobulin und OKT3 für die Reaktivation der ZMV-Infektion verantwortlich (5, 17, 21). Zytotoxische Medikamente wie Azathioprin wirken intermediär, indem sie durchaus eine ZMV-Reaktivierung fördern können. Wenn einmal eine Zytomegalie reaktiviert ist, fördert Ciclosporin die Replikation und Propagation des ZMV-Virus jedoch bedeutend. Seit Ciclosporin eingeführt worden ist und allgemein weniger Kortikosteroide verwendet werden, hat auch keine Verminderung des ZMV-Syndroms stattgefunden.

Eine schwere ZMV-Infektion kann zu verschiedenen akuten Komplikationen führen, vor allem zu Pneumonie, Hepatitis, Enteritis, Retinitis und Enzephalitis. Die Pneumonitis ist durch bilaterale interstitielle Infiltrate charakterisiert, welche in den unteren Lungenlappen liegen (Abbildung 48). In seltenen Fällen kann auch nur ein solitäres Infiltrat oder eine fokale Konsolidation gesehen werden. Der Patient entwickelt trockenen Husten, Dyspnoe und Tachypnoe. In vielen Fällen verläuft die Pneumonie trotz Intubation und antiviraler Therapie tödlich. Die ZMV-Enteritis befällt vor allem das Duodenum sowie Magen, Oesophagus,

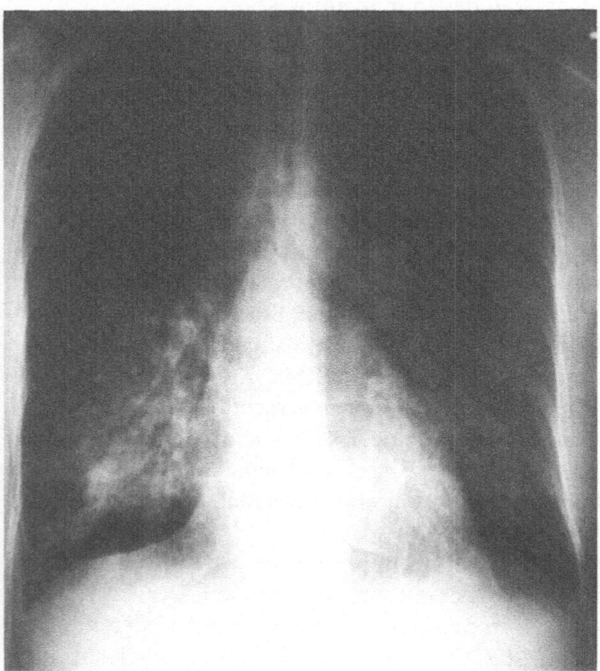

Abb. 48. 36-jährige Patientin, welche zwei Monate nach Nierentransplantation eine akute ZMV-Infektion mit Ausbildung einer ZMV-Pneumonie erlitt. Bilaterale Infiltrate werden erkannt. Der Ausgang war bei dieser Patientin trotz Ganciclovirbehandlung tödlich

Caecum und Kolon und kann zu Maßenblutung und Perforation führen. Die Retinitis kann schon im frühen Stadium durch ophthalmoskopische Untersuchung diagnostiziert werden. Die ZMV-Infektion des Auges kann beim Immunsupprimierten zur Ausbildung einer chronischen Chorioretinitis führen, welche schwere Sehstörungen oder sogar Erblindung zur Folge hat. Sie ist selten beim immunsupprimierten Transplantierten, wird jedoch relativ häufig bei AIDS-Patienten gesehen. Die chronische Chorioretinitis kann auch ohne die akute ZMV-Krankheit auftreten, meist ab 6 Monaten nach der Transplantation.

Es besteht eine gewisse Kontroverse ob das Zytomegalovirus das Transplantat direkt schädigt. Klinisch wird in vielen Fällen während einer akuten ZMV-Infektion eine Transplantatdysfunktion festgestellt (ansteigendes Kreatinin, verminderte Harnproduktion). Es ist auch eine ZMV-Glomerulopathie beschrieben worden (15, 16), deren Existenz aber andere Autoren angezweifelt haben (9). Man nimmt an, daß diese Läsionen eine besondere Form der vaskulären Abstoßung darstellen (21). Mittels spezifischer Techniken wie In-situ-Hybridisation kann jedoch genetisches Material von ZMV im Transplantat festgestellt werden. In gewissen Fällen werden auch typische histologische Veränderungen vorgefunden (zytomegalotische Zellen mit Riesenkernen). Man spekuliert, daß ZMV die Synthese von Interferon-α und Interferon-γ stimuliert, was zu einer Induktion der MHC Antigene 1. und 2. Klasse führt. Dies kann die Antigenizität des Transplantats erhöhen und zu einer Immunantwort im Empfänger führen, welche wahrscheinlich eine besondere Manifestaton der Abstoßung bewirkt und nicht per se Ausdruck der Virusinfektion ist (20, 21).

Die Diagnose der ZMV-Infektion wird einerseits durch die typischen klinischen Symptome gestellt, andererseits durch Kultur des ZMV aus Urin und Blut (Kultur des aus Leukozyten bestehenden „buffy coat"). ZMV kann auch aus Biopsiematerial oder aus bronchioalveolärer Lavageflüssigkeit kultiviert werden. Mittels Immunperoxidasefärbung oder Immunfluoreszenz können ZMV-Immediate-Early-Antigen und ZMV-Early-Antigen frühzeitig aus Kulturmaterial nachgewiesen werden. Durch Immunperoxidasefärbung mittels monoklonaler Antikörper kann das ZMV auch in Biopsiematerial entdeckt werden. Serielle serologische Untersuchungen, vor allem die Bestimmung der IgM- und IgG-Titer, geben ebenfalls diagnostische Hinweise auf eine aktive ZMV-Infektion. Neuere Methoden, die auf der Entdeckung von genetischem ZMV-Material basieren, wie etwa die Polymerase Chain Reaction (PCR), werden heutzutage in immer größerem Maß zur Diagnose herbeigezogen.

Da das Zyomegalovirus selbst immunsuppressive Wirkung hat, prädisponiert es den Transplantierten zu lebensbedrohlichen opportunistischen Sekundärinfektionen, vor allem durch *P. carinii*, *L. monocytogenes*, und Aspergillus sp.

Die Behandlung der ZMV-Infektion gestaltet sich nicht immer einfach, da kein wirklich spezifisches, antiviral wirkendes Medikament zur Verfügung steht. Ganciclovir (9-[1,3-Dihydroxy-2-Propoxymethyl]-Guanin, auch DHPG genannt) hat aber eine gute Wirksamkeit bei schwerer ZMV-Infektion bewiesen. Der Wirkungsmechanismus beruht darauf, daß DHPG-Triphosphat anstelle von dGTP in die virale DNS eingebaut und dadurch die virale DNS- Elongation unterbrochen wird. Ganciclovir wird bei ZMV-induzierter Pneumonie, Enteritis, Hepatitis, Enzepha-

litis und Chorioretinitis verwendet (8, 11). Wichtige Nebenwirkungen schließen Leukopenie, Thrombozytopenie, Anämie, Eosinophilie, Rash, Fieber, Leberfunktionsstörungen und Anorexie ein. Die übliche Dosis beträgt 5 mg/kg intravenös alle 12 h für 10–21 Tage, wobei die Dosis bei Transplantatunterfunktion und bei Zeichen der Knochenmarktoxizität reduziert werden muß. Ganciclovir ist dialysierbar und soll deshalb bei dialysepflichtiger Transplantatinsuffizienz nach der Hämodialysebehandlung gegeben werden. Die Therapie der ZMV-Infektion kann mit ZMV-Hyperimmunoglobulin oder mit Immunoglobulinen unterstützt werden. Das ZMV kann gegenüber Ganciclovir resistent sein (vor allem bei AIDS Patienten), weshalb mit Foscarnet behandelt werden könnte. Es gibt jedoch noch wenig Erfahrung mit diesem antiviralen Medikament bei Nierentransplantierten, mitunter weil in dieser Patientenpopulation Resistenzen noch kaum beschrieben worden sind.

Ein wichtiger Aspekt bei der Betreuung des Nierentransplantierten besteht in der Prophylaxe von ZMV-Infektionen. Die Gruppe der Transplantatempfänger mit dem größten Risiko für aktive ZMV- Infektion besteht aus ZMV-negativen Empfängern, die ein Transplantat von einem ZMV-positiven Empfänger erhalten. Durch „Matching" von seronegativen Spendern und Empfängern kann die Inzidenz der Primärinfektion in dieser Patientenpopulation vermindert werden. Da das ZMV jedoch häufig in der Normalbevölkerung vorkommt, entstehen lange Wartezeiten für ZMV-negative Empfänger, weshalb in den meisten Zentren kein „Matching" für ZMV vorgenommen wird (5). Bei Transplantierten muß auch vermieden werden, ZMV-positives Blut zu transfundieren. Muß ein Transplantierter transfundiert werden, so soll entweder nur ZMV-negatives Blut verwendet werden, oder es soll nur Blut mittels Leukozytenfilter verabreicht werden.

Es ist verschiedentlich versucht worden, einen Impfstoff gegen ZMV zu entwickeln (2, 14). Der Towne-Impfstoff hat sich aber in der Praxis nicht bewährt. Zur Prophylaxe stehen heute ZMV-Hyperimmunoglobulin (6, 10, 18, 19), Immunoglobuline sowie Acyclovir zur Verfügung (1). Wöchentliche Therapie mit hyperimmunem ZMV-Immunoglobulin (100–500 mg/kg) sofort nach Transplantation und

Tabelle 42. Prophylaxe und Behandlung der akuten ZMV-Infektion

A. Prophylaxe

Acyclovir per os 3200 mg täglich für 3–6 Monate
ZMV-Hyperimmunoglobulin iv 100-500 mg/kg alle 1–3 Wochen für 8–16 Wochen
Kombination von Acyclovir und ZMV-Hyperimmunoglobulin
Polyimmune Gammaglobuline iv 250–500 mg/kg alle 1–3 Wochen für 8–16 Wochen
Ganciclovir iv 5 mg/kg alle 12 h für 14 Tage

B. Behandlung

Ganciclovir: 5 mg/kg alle 12 h intravenös
Kreatininclearance 10-25 ml/min:	3 mg/kg alle 24 h
Kreatininclearance unter 10 ml/min:	1,5 mg/kg alle 24 h
Bei Dialysebehandlung:	1,5 mg/kg alle 24 h (nach Dialyse)

während 8–12 Wochen reduziert die Inzidenz der akuten ZMV-Infektion nach Nierentransplantation signifikant. Auch polyimmune Gammaglobuline können mit Erfolg eingesetzt werden. Wahrscheinlich ebenso wirkungsvoll ist die prophylaktische Gabe von Acyclovir (800–3200 mg/Tag oral, in 4–6 Dosen für 3–6 Monate) (1). Die Dosis muß der Transplantatfunktion angepaßt werden. Acyclovir wird im allgemeinen gut vertragen und senkt die Inzidenz von ZMV-Reaktivierung und von ZMV-Pneumonie signifikant. Durch Gebrauch von Acyclovir wird auch die Inzidenz von Herpes-simplex-Infektionen nach Transplantation gesenkt. Ganciclovir kann während einer Abstoßungsbehandlung mit ATG oder OKT3 bei ZMV-positiven Patienten prophylaktisch verabreicht werden und senkt die Inzidenz der ZMV-Erkrankung ebenfalls deutlich.

3.1.2 Herpes simplex

Die Infektion mit Herpes simplex stellt wie die Zytomegalie ebenfalls ein häufiges Problem nach Nierentransplantation dar und entsteht vor allem durch Reaktivation des latenten Virus (4, 5, 16). Das klinische Krankheitsbild äußert sich vor allem in oropharyngealen und labialen Ulzerationen, welche durch Herpes simplex Typ 1 verursacht werden. Diese Läsionen treten 2–6 Wochen nach Transplantation auf und bestehen oft während Wochen. Die Läsionen sind kontagiös, da das Virus ausgeschieden wird. Propagation in den Oesophagus kann manchmal zu Oesophagitis führen (Ulzeration, Blutung).

Weniger häufig treten anogenitale Läsionen auf, welche durch Herpes simplex Typ 2 verursacht werden. Diese herpetischen Läsionen sind oft nicht vesikulärer Art, sondern bilden breite, zusammenfließende Ulzerationen aus, welche mit Bakterien superinfiziert werden können.

Die orale Behandlung mit Acyclovir kann die Dauer der Symptome und der Ulzerationen wirkungsvoll verringern (200 mg 5x pro Tag). In seltenen Fällen kann das Herpes-simplex-Virus disseminieren, was zu tödlichen Kranheitsbildern führen kann (Hepatitis, Meningoenzephalitis). Intravenöse Acyclovirtherapie ist in diesen Fällen indiziert (5 mg/kg alle 8 h intravenös; Dosis der Nierenfunktion anpassen). Herpes-simplex-Viren sprechen ebenfalls auf Ganciclovirtherapie an.

3.1.3 Varizella-Zoster-Virus

Nierentransplantierte können durch Reaktivierung des Varizellenvirus häufig dermatomale Zosterinfektionen ausbilden. Diese treten meist erst 2–3 Monate nach der Transplantation auf und sind selten 3 Jahre nach der Transplantation. Diese Zosterläsionen verlaufen recht gutartig, tendieren aber zum Rezidiv und zu chronischen Schmerzen über dem entsprechenden Dermatom. Die sekundäre Disseminierung des Zostervirus ist sehr selten (5, 16).

Die primäre Varizelleninfektion kann bei immunsupprimierten Nierentransplantierten unter Umständen schwerwiegend verlaufen und muß als Notfall betrachtet werden. Neben hämorrhagischen Hautläsionen können schwere Pneumonie, Hepatitis, Enzephalitis und disseminierte intravasale Koagulation entstehen und stellen ein bedrohliches Krankheitsbild dar. Die Behandlung muß mit hochdosiertem Acyclovir iv durchgeführt werden.

Seronegative Patienten müssen sich besonders vor Ansteckung mit dem Varizella-Zoster-Virus schützen. Es empfielt sich, alle Transplantierten hinsichtlich Serpositivität zu untersuchen. Bei Gefahr der Ansteckung von seronegativen Patienten soll eine Prophylaxe mit Acyclovir oder mit Varizella-Zoster-Immunoglobulin durchgeführt werden.

3.1.4 Epstein-Barr-Virus

Das EBV kommt wiederum sehr häufig als latenter Virus vor, führt jedoch bei Nierentransplantierten selten zu Komplikationen. Eine serologische Reaktivierung tritt in bis zu 30% der Transplantierten auf, verläuft jedoch meist asymptomatisch. Selten kann sich bei Reaktivierung ein mononukleoseähnliches Syndrom ausbilden, welches jedoch viel gutartiger verläuft als die ZMV-Infektion.

Das EBV wurde als pathogenetischer Faktor bei lymphoproliferativen Erkrankungen erkannt. Bei starker Immunsuppression, vor allem bei Verwendung von hohen Ciclosporindosen und OKT3 kann eine polyklonale Aktivation von B-Zellen stattfinden, welche durch Senkung der CsA-Dosis oder durch Behandlung mit Acyclovir rückgängig gemacht werden kann (7). In seltenen Fällen kann sich jedoch ein B-Zellen-Lymphom entwickeln, welches sich nach Senkung der CsA-Dosis nicht zurückbildet und oft therapieresistent ist.

3.2 Human-Immundeficiency-Virus- (HIV-) Infektion

Wie in vielen anderen Gebieten der Medizin, hat AIDS auch eine Bedeutung für Patienten mit Nierentransplantaten. Das HIV kann direkt zu Niereninsuffizienz führen, weshalb AIDS-Patienten manchmal dialysiert werden müssen. Primäre HIV-Infektion durch Bluttransfusion oder durch Übertragung mit dem Transplantat sind auch bei niereninsuffizienten Patienten aus anderen Gründen ebenfalls dokumentiert worden. Im allgemeinen haben diese Patienten eine sehr schlechte Prognose, da durch die immunsuppressive Therapie das Risiko von opportunistischen Infektionen sehr groß wird.

Patienten mit HIV-positiver Serologie oder mit AIDS-Symptomen müssen von der Transplantation ausgeschlossen werden, da der Verlauf ungünstig ist. Durch die immunsuppressive Behandlung wird die Krankheit in den meisten Fällen akzeleriert, und es besteht ein großes Risiko für opportunistische Infektionen. Da Homosexuelle und Drogensüchtige trotz negativer HIV-Serologie ein gewisses Risiko haben, das AIDS-Virus zu bergen, dürfen diese erst nach einer gewissen Beobachtungsphase (> 1 Jahr) zur Transplantation berücksichtigt werden (5, 16).

Es ist wichtig, daß alle Spender und alle Blutkonserven auf HIV- Antikörper untersucht werden, um die Übertragung von AIDS zu vermeiden. Ebenfalls müssen gewisse Risikogruppen wie Homo- oder Bisexuelle, Drogensüchtige und Hämophile als Spender ausgeschlossen werden, da in gewissen Fällen trotz negativer HIV-Serologie das Risiko von AIDS-Übertragung besteht. Alle Transplantatempfänger sollen ebenfalls im Rahmen der präoperativen Untersuchung auf HIV-Infektion getestet werden.

3.3 Papillomavirusinfektion

Das Papillomavirus verursacht Warzen, welche beim immunsupprimierten Patienten sehr zahlreich auftreten können und schwer zu beseitigen sind. Die Inzidenz und der Schweregrad dieser Warzen ist direkt mit der Intensität der immunsuppressiven Behandlung korrelliert. Man nimmt an, daß das Papillomavirus wiederum durch vorher erworbene latente Infektion reaktiviert wird. Die maligne Transformation, vor allem an durch Sonnenlicht exponierten Stellen ist wohlbekannt, weshalb diese Läsionen immer entfernt werden müssen.

4 Hepatitis

Die Infektion mit Hepatitis B und Hepatitis C kann beim Transplantierten zu chronischer Hepatitis mit progressiver Leberschädigung führen. Zeichen einer chronischen Hepatitis können bei 5–15% der Nierentransplantierten gefunden werden. Obwohl toxische Ätiologien in der Differentialdiagnose berücksichtigt werden müssen (vor allem Azathioprin und Ciclosporin), spielen diese letzteren bei weniger als 5% der Patienten mit chronischer Hepatitis eine Rolle.

Wird eine Hepatitis-B-Infektion in den ersten sechs Monaten nach Transplantation erworben, ist die Prognose ungünstig und führt bei gewissen Patienten zu einer hohen Sterblichkeitsrate durch chronische Leberschädigung. Fulminante Verläufe sind ebenfalls beschrieben worden. Da die Hepatitis-B-Impfung bei Dialysepatienten und bei Transplantierten weniger wirksam ist als bei der Normalbevölkerung, muß die Übertragung von Hepatitis B durch sorgfältige serologische Untersuchung des Spenders und der Bluttransfusionen vermieden werden. Dank serologischem Screening sind akute Hepatititis-B-Infektionen jetzt sehr selten geworden.

Problematischer sind Patienten, die vor der Transplantation eine chronische Hepatitis-B-Antigenämie vorweisen (HBsAg-positiv), denn sie laufen das Risiko, längerfristig eine chronische Hepatitis und eine Leberinsuffizienz zu entwickeln. Signifikante Probleme treten meist erst 2 Jahre nach der Transplantation auf. Oft bildet sich eine Zirrhose aus, und in vielen Fällen sterben diese Patienten an einer Sepsis. Manchmal kann auch ein hepatozelluläres Karzinom entstehen. Die Sterberate durch Leberschädigung bei HBsAg-positiven Transplantierten wurde auf 5% pro Jahr geschätzt, weshalb einige Zentren die Transplantation bei chronisch HBsAg-positiven Patienten zu vermeiden suchen. Andere Zentren führen bei HBsAg-positiven Patienten vor der Transplantation eine Leberbiopsie durch und transplantieren nur dann, wenn keine chronisch aktive Hepatitis vorgefunden wird (5). Ob seit Einführung von Ciclosporin die Morbidität durch Hepatitis B verbessert worden ist, bleibt zu zeigen. Bei Patienten mit chronischer Hepatitis-B-Infektion muß versucht werden, das Niveau der Immunsuppression möglichst niedrig zu halten, damit die chronische Infektion in Schranken gehalten werden kann. Versuche mit Interferon-α werden in Zukunft zeigen, ob die Hepatitis B bei Dialysierten und auch bei Transplantierten eradiziert werden kann.

Die Hepatitis C ist die häufigste Ursache von chronischen Leberkrankheiten bei Nierentransplantierten. Bluttransfusionen und Transplantate sind die häuptsächlichste Quelle dieser Infektion. Hepatitis C kann durch serologische Tests und mittels PCR im Blut diagnostiziert werden. Die Infektion ist oft progredient und kann bei Immunsupprimierten zu chronischer Hepatitis und Leberinsuffizienz führen. Es muß wiederum versucht werden, das Niveau der Immunsuppression so niedrig wie möglich zu halten, um die Infektion unter Kontrolle zu halten. Das Hepatitis-C-Virus wirkt selbst immunsuppressiv und führt zu erhöhter Morbidität und Mortalität durch opportunistische Infektionen.

5 Harnweginfektionen

Harnweginfektionen stellen die häufigste Ursache von bakteriellen Infektionen beim Nierentransplantierten dar. Die Erreger sind ähnlich wie die Erreger bei der Normalbevölkerung: Enterobacteriaceae (*E. coli*), Enterokokken und *P. aeruginosa*. Die Infektion kann durch unsachgemäße Handhabung des Transplantats vor der Operation, durch die Transplantation selbst sowie durch Katheterisierung entstehen. Die Harnweginfektion kann ihren Ursprung auch in den nativen Nieren haben. Dies ist heute selten der Fall, da versucht wird, solche chronischen Infektherde vor der Transplantation zu sanieren, wenn nötig mittels Nephrektomie. Die meisten Transplantate weisen Reflux auf, was aber das Auftreten einer Pyelonephritis nicht zu fördern scheint.

Harnweginfekte in den ersten 3 Monaten nach Transplantation haben einen schwereren Verlauf, als wenn sie nach den ersten 3 Monaten auftreten. Wahrscheinlich spielt dabei die hohe immunsuppressive Behandlung eine Rolle. Wenn die Infektion in den ersten 3 Monaten auftritt, besteht häufig Bakteriämie, Pyelonephritis und das Risiko des Streuens. Diese Patienten müssen während mindestens 6 Wochen mit Antibiotika behandelt werden, um ein Rezidiv zu vermeiden. Tritt die Harnweginfektion erst nach 4 Monaten auf, so ist sie leichter zu behandeln, vor allem wenn der Patient nicht bakteriämisch ist. In diesen Fällen genügt meist eine 2wöchige Antibiotikabehandlung.

Es wird empfolen, den Patienten nach der Transplantation prophylaktisch mit Sulfonamiden (Baktrim) oder Ciprofloxacin zu behandeln, da dies zu einer signifikanten Reduktion der Inzidenz von Harnweginfektionen führt. Baktrim stellt auch eine gute Prophylaxe gegen *P.-carinii*-Pneumonie dar und verhindert auch Infektionen durch *Nocardia asteroides* und *Listeria monocytogenes* (16). Durch die 1mal tägliche Gabe von 400 mg Sulfomethoxazol und 80 mg Trimethoprim können sowohl Harnweginfektionen als auch Pneumocystispneumonien wirkungsvoll vermieden werden.

6 Infektionen der Atemwege

Die Ausbildung eines Lungeninfiltrats beim Transplantierten stellt eine diagnostische Herausforderung dar, da ätiologisch viele verschiedene Ursachen berücksichtigt werden müssen (Tabelle 43)

Die klinische Präsentation der bakteriellen Pneumonien ist ähnlich wie bei nicht immunsupprimierten Patienten. Wie bei der Normalbevölkerung sind die durch Gram-positive Erreger verursachten Pneumonien die häufigsten.

Bei Lungeninfiltraten muß immer auch an die Diagnose einer Legionellose gedacht werden. Legionellen sprechen gut auf Erythromycin an, jedoch nicht auf Aminoglykoside oder Cephalosporine (4). *P.-carinii*-Pneumonien sind relativ selten, und treten erst 3–4 Monate nach der Transplantation auf (Abbildung 49). Sie sind fast immer mit einer gleichzeitigen ZMV-Infektion assoziiert. Die klinische Präsentation ist meist subakut, die Patienten klagen über Fieber, trockenen Husten und zeigen radiologisch bilaterale interstitielle Infiltrate. Meist ist die Hypoxie ausgeprägter als es der röntgenologische Befund vermuten läßt. *P. carinii* kann leicht im Sputum oder in bronchioalveolärer Lavageflüssigkeit entweder direkt oder mittels monoklonaler Antikörper nachgewiesen werden. Die Behandlung erfolgt mit Trimethoprim/Sulfomethoxazol oder mit Pentamidin. Wie besprochen kann ZMV 1-4 Monate nach Transplantation eine akute Pneumonie verursachen, die oft tödlich verläuft. Es kann versucht werden, diese mit Ganciclovir zu behandeln, was nicht immer erfolgreich ist. Oft treten bei ZMV-Pneumonie sekundäre, durch Bakterien, Pilze oder Protozoen verursachte Superinfektionen auf.

Der febrile Transplantierte mit einem Lungeninfiltrat muß rasch und effizient auf die oben erwähnten Infektionen hin abgeklärt werden. Wenn kein Sputum zur

Tabelle 43. Ätiologien des Lungeninfiltrats bei Nierentransplantierten. Nach Check et al. (4)

1. Bakterielle Ursachen:	Pneumokokken, Staphylokokken, Gramnegative Erreger (Klebsiellen, *H. influenzae*, Legionellen, *E. coli*, Enterobacter, *P. aeruginosa*), Nocardia, polymikrobische Infektion Mycobakterien
2. Virale Erreger:	ZMV, Herpes, Varizella, Adenovirus
3. Mykotische Erreger:	*C. albicans*, Aspergillus, Cryptokokkose, Histoplasmose, *Coccidioides immitis*, Blastomykose, Mucormycose
4. Parasitische Erreger:	*P. carinii*, Toxoplasma, Strongyloidose
5. Mykoplasmen:	*M. pneumoniae*
6. Nichtinfektiöse Ursachen:	Lungenödem, Lungenembolie, Medikamente, Tumoren

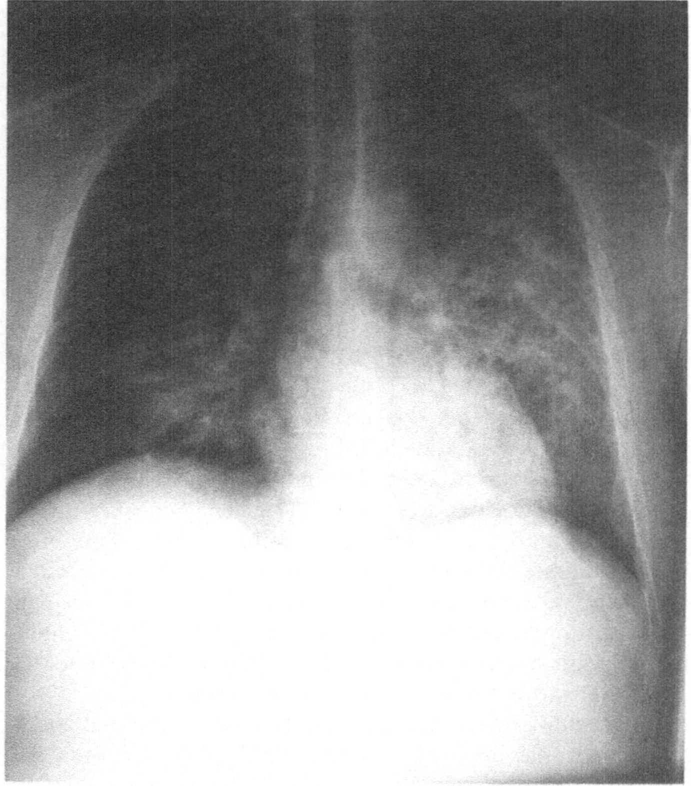

Abb. 49. 42-jähriger Patient mit *Pneumocystis-carinii*-Pneumonie. Der Patient war ebenfall₅ ZMV-positiv. Die *P.-carinii*-Pneumonie konnte erfolgreich mit Baktrim behandelt werden

Analyse vorhanden ist, soll eine Bronchoskopie mit bronchioalveolärer Lavage vorgenommen werden, um die Diagnose zu stellen. Wird initial kein Erreger gefunden, so soll empirisch mit Antibiotika auf breiter Basis behandelt werden, bis die Kulturresultate vorhanden sind. Initial kann z.B. ein antipseudomonales Penicillin oder ein Cephalosporin sowie ein Aminoglykosid, Eryhromycin und Trimethoprim/Sulfomethoxazol verschrieben werden. Dies deckt die geläufigsten opportunistischen Infektionen (außer Fungi) ab. Wenn die Kulturresultate eintreffen, kann anschließend auf spezifischere Antibiotikatherapie umgeschaltet werden.

7 ZNS-Infektionen

Zentralnervöse Infektionen können beim immunsupprimierten Nierentransplantierten verschiedene Krankheitbilder erzeugen, welche mit großer Mortalität einhergehen, wenn sie nicht rechtzeitig diagnostiziert werden (16, 17).

Eine akute Meningitis wird fast ausschließlich durch *Listeria monocytogenes* verursacht. *L. monocytogenes* ist ein Gram-positives Stäbchen, welches durch kontaminierte Milchprodukte, Salat und Gemüse durch den Gastrointestinaltrakt in die Blutbahn gelangt. *L. monocytogenes* weist einen ungewöhnlichen Tropismus für das ZNS auf. Die klinischen Syndrome schließen Bakteriämie, Meningitis, Meningoenzephalitis und Zerebritis ein. Dieser Erreger spricht gut auf meningeale Dosen von Ampicillin an. Gentamicin wirkt synergistisch und kann zusätzlich zu Ampicillin für 2–3 Wochen verschrieben werden. Ebenfalls gut wirksam ist Baktrim, welches auch gut ins ZNS penetriert.

Eine subakute oder chronische Meningitis wird meist durch *Cryptococcus neoformans* verursacht, seltener durch *Mycobaterium tuberculosis*, oder *Coccidioides immitis*. *C. neoformans* ist ein häufiger Erreger von ZNS-Infektionen und tritt meist erst in einer späteren Phase nach Transplantation auf. Klinisch klagt der Patient oft über schleichende Kopfschmerzen und Fieber. Ein Drittel der Patienten weist auch Husten auf, und einige zeigen Hautläsionen, welche bei Biopsie Cryptokokken aufweisen. Der Liquor zeigt bei Cryptokokkose Lymphozytose, niedrigen Glukose- und erhöhten Proteinwert. Durch India-Ink-Färbung des Liquors kann in 50–60% der Fälle *C. neoformans* direkt entdeckt werden. Die Diagnose wird durch Bestimmen des Cryptokokkenantigens im Liquor gesichert. Die Behandlung kann mit Fluconazol durchgeführt werden, welches weniger toxisch ist als Amphotericin B. Bei kritisch erkrankten Transplantierten sowie bei Therapieversagen muß mit Amphotericin mit oder ohne Flucytosin behandelt werden.

Fokale Hirninfektionen werden durch Aspergillus, *Toxoplasma gondii*, *Nocardia asteroides*, und selten durch *L. monocytogenes* verursacht. Die Aspergillose geht meist mit Lungeninfektion einher und kann als metastatische Infektion angesehen werden. Sie verläuft meist tödlich. Deshalb muß die Lungenaspergillose aggressiv mit Amphotericin B behandelt werden, um die ZNS-Infektion zu vermeiden.

Die klinischen Symptome der ZNS-Infektionen bei immunsupprimierten Nierentransplantierten können sehr subtil sein, da die meningealen Zeichen durch die immunsuppressive Behandlung aufgehoben werden können. So fehlt z.B. die Nackensteife bei der Mehrzahl der Patienten mit *L.-monocytogenes*-Meningitis. Die häufigsten Zeichen sind Fieber und Kopfschmerzen und müssen beim febrilen Transplatierten immer ernst genommen werden. Jeder Nierentransplantierte mit unerklärten Kopfschmerzen und Fieber soll sorgfältig neurologisch untersucht werden. Wenn keine fokalen neurologischen Defizite festgestellt werden können oder kein Papillenödem vorhanden ist, soll immer eine Lumbalpunktion durchgeführt werden. Bei fokalen Läsionen und/oder Papillenödem soll zuerst ein Computertomogramm gemacht werden.

Literatur

1. Balfour HH, Chace BA, Stapleton JT, Simmons RL, Fryd DS (1989) A randomized, placebo-controlled trial of oral acyclovir for the prevention of cytomegalovirus disease in recipients of renal allografts. N Engl J Med 320:1381

2. Balfour HH, Welo PK, Sachs GW (1985) Cytomegalovirus vaccine trial in 400 renal transplant candidates. Transplant Proc 17:81

3. Betts RF (1982) Cytomegalovirus infection in transplant patients. Prog Med Virol 28:44

4. Check FE, Ravitz BH, Alexander LC (1987) Kidney transplantation: Infectious complications. In: Toledo-Pereyra LH (ed) Immunlogy Series, vol 32: Complications of organ transplantation. Dekker, New York, pp 101-124

5. Cohen J, Hopkin J, Kurtz J (1988) Infectious complications after renal transplantation. In: Morris PJ (ed) Renal transplantation, 3rd edn, chap 23. Saunders, Philadelphia, pp 533-573

6. Grundmann R, Wienand P, Runde A, Baldamus CA, Arns W, Burkhardt U (1987) CMV-Hyperimmunoglobulinprophylaxe nach Nierentransplantation. Dtsch Med Wschr 112:827

7. Hanto DW, Gajl-Peczalska KJ, Frizzera G, Arthur DC, Balfour HH, McClain K, Simmons RL, Najarian JS (1983) Epstein-Barr virus (EBV) induced polyclonal and monoclonal B-cell lymphoproliferative diseases occurring after renal transplantation. Clinical, pathologic, and virologic findings and implications for therapy. Ann Surg 198:356

8. Harbison MA, De Girolami PC, Jenkins RL, Hammer SM (1988) Ganciclovir therapy of severe cytomegalovirus infections in solid-organ transplant recipients. Transplantation 46:82

9. Herrera GA, Alexander RW, Cooley CF, Luke RG, Kelly DR, Curtis JJ, Gockerman JP (1985) Cytomegalovirus glomerulopathy: a controversial lesion. Kidney Int. 29:725

10. Kasiske BL, Heim-Duthoy KL, Tortorice KL, Ney AL, Odland MD, Rao KV (1989) Polyvalent immune globulin and cytomegalovirus infection after renal transplantation. Arch Int Med 149:2733

11. Koretz SH, Buhles WC, Brewin A et al. (1986) (Collaborative DHPG treatment study group): Treatment of serious cytomegalovirus infections with 9-(1,3-dihydroxy-2-propoxymethyl)guanine in patients with AIDS and other immunodeficiencies. N Engl J Med 314:801

12. Neumann-Haefelin D (1986) Cytomegalovirus-Infektion. Dtsch Med Wschr 111:1251

13. Peterson PK, Anderson RC (1986) Infection in renal transplant recipients. Current approaches to diagnosis, therapy, and prevention. Am J Med 81(suppl. 1A):2

14. Plotkin SA, Smiley ML, Friedman HM, Starr SE, Fleisher GR, Wlodaver C, Dafoe DC, Friedman AD, Grossman RA, Barker CF (1984) Towne-vaccine-induced prevention of cytomegalovirus disease after renal transplants. Lancet 1:528

15. Richardson WP, Colvin RB, Cheeseman SH, Tolkoff-Rubin NE, Herrin JT, Cosimi AB, Collins AB, Hirsch MS, McClusky RT, Russell PS, Rubin RH (1981) Glomerulopathy associated with cytomegalovirus viremia in renal allografts. N Engl J Med 305:57

16. Rubin RH (1993) Infectious disease complications of renal transplantation. Kidney Int 44:221

17. Rubin RH, Wolfson JS, Cosimi AB, Tolkoff-Rubin NE (1981) Infection in the renal transplant recipient. Am J Med 70:405

18. Snydman DR, Werner BG, Heinze-Lacey B et al. (1987) Use of cytomegalovirus immune globulin to prevent cytomegalovirus disease in renal transplant recipients. N Engl J Med 317:1049

19. Steinmuller DR, Novick AC, Streem SB, Graneto D, Swift C (1990) Intravenous immunoglobulin infusions for the prophylaxis of secondary cytomegalovirus infection. Transplantation 49:68

20. Von Willebrand E, Pettersson E, Ahonen J, Häyry P (1986) CMV infection, class II antigen expression, and human kidney allograft rejection. Transplantation 42:364

21. Ziegenhagen DJ (1990) Zytomegalievirusinfektion nach Nierentransplantation. Der aktuelle Erkenntnisstand. Med Klin 85:32

IV Tumoren

1 Einführung

Es ist wohlbekannt, daß Organtransplantation mit einem erhöhten Krebsrisiko einhergeht. Krebskrankheiten treten bei immunsupprimierten Transplantierten mit größerer Inzidenz auf, verglichen mit der Normalbevölkerung (2, 6, 11, 20). Die Inzidenz variiert beträchtlich je nach geographischer Gegend und beträgt in Europa 2%, in Amerika 6% und in Australien 24%. Diese Variation wird vor allem durch die höhere Inzidenz von Hautkrebs in Gegenden mit viel Sonnenschein erklärt. Krebs kann beim Transplantierten entweder vorbestehen, kann *de novo* auftreten oder durch den Spender übertragen werden (15, 16).

Das erste Indiz, daß durch Unterdrückung des Immunsystems Krebs entstehen kann, stammt aus frühen Beobachtungen bei Transplantierten, welche Organe von krebskranken Spendern erhielten. Es wurde festgestellt, daß makroskopisch normale, von krebskranken Spendern stammende Organe Krebs auf den Transplantatempfänger übertragen konnten. Auf immunsupprimierte Patienten transferierte Krebszellen wachsen ungehindert, hingegen würden diese Krebszellen in nicht immunsupprimierten Patienten abgestoßen (20). Deshalb werden heute zur Transplantation im allgemeinen keine krebskranken Spender verwendet, außer wenn der Spender einen Tumor mit nur geringgradiger Malignität vorweist, wie etwa Hautkrebs, oder wenn er an einem intrazerebralen Tumor leidet, welcher kaum metastasiert.

Penn et al. in den USA (Cincinnati Transplant Tumor Registry, CTTR) und Sheil et al. in Australien haben große Register von Krebskranken angelegt, die über die Art und Inzidenz von Krebskrankheiten nach Transplantation Auskunft geben (16, 20). Dadurch wurde es möglich, die Häufigkeit und das Risiko dieser verschiedenen Krebsarten zu erkennen und präventive Strategien zu entwickeln. Es wurde z.B. klar, daß nach Transplantation vor allem auf Hautkrebs und Krebs in der Genitalgegend geachtet werden muß. Jede suspekte Läsion muß entfernt und histologisch untersucht werden. Weibliche Nierentransplantierte sollen regelmäßig gynäkologisch untersucht werden (Zervixabstrich), damit ein Karzinom möglichst im Frühstadium entdeckt werden kann.

2 Krebs bei Dialysepatienten

Krebs tritt auch bei Dialysepatienten häufiger auf als in der Normalbevökerung (5,8). Bei gewissen Patienten kann Krebs direkt die Ursache der Niereninsuffizienz sein (Myelomniere, Nierenzellkarzinom). Bei anderen bedingt die Ursache der Niereninsuffizienz ein höheres Krebsrisiko, z.B. Phenacetinabusus, welcher zu Krebs der ableitenden Harnwege und der Blase prädisponiert. Bei chronischen Dialysepatienten bilden sich oft zystische Veränderungen in den nativen Nieren aus, in welchen sich später Krebs entwickeln kann.

Es ist kontrovers, ob die chronische Urämie direkt das Krebsrisiko erhöht. Die Urämie bewirkt eine gewisse Immunsuppression, weshalb theoretisch die Immunüberwachung behindert wird und Krebszellen leichter wachsen können. Non-Hogkin-Lymphome, Prostata- und Uteruskarzinome treten bei Dialysepatienten etwas häufiger auf als bei der Normalbevölkerung (5, 6, 21), die meisten anderen Krebsarten haben aber die gleiche Inzidenz. Durch die kontinuierliche medizinische Betreuung werden Krebskrankheiten bei Dialysepatienten früher und effizienter entdeckt als bei der Normalbevölkerung, weshalb bei diesen Patienten in vielen Fällen eine fälschlich hohe Inzidenz von Krebs vermutet wird (10, 16).

3 Ätiologie

Das Zusammenspiel mehrerer Faktoren ist für das gehäufte Auftreten von Malignomen bei immunsupprimierten Nierentransplantierten verantwortlich. Neben der Urämie, welche sowohl die humorale als auch die zelluläre Immunantwort vermindert, sind auch eine gewisse genetische Prädisposition und vor allem die verminderte Immunüberwachung zu nennen. Entartete Zellen können wegen der Immunsuppression nicht mehr eliminiert werden.

Man vermutet, daß die chronische Antigenstimulation der Lymphozyten durch das Transplantat das Auftreten von Lymphomen begünstigt, denn es wird eine geringere Inzidenz von Lymphomen und Malignomen bei Patienten mit immunsuppressiver Behandlung aus anderen Gründen gefunden als bei Patienten, welche im Rahmen einer Transplantation immunsupprimiert werden müssen.

Immunsuppressive Medikamente zeigen eine direkte neoplastische Wirkung, sei es durch chromosomale Veränderung (Azathioprin) oder durch Aktivierung von Viren mit onkogenem Potential. Das Epstein-Barr-Virus z.B. ist mit dem Auftreten von lymphoproliferativen Erkrankungen assoziiert. Zervixkarzinome sind mit Papillomaviren und mit Herpes simplex assoziiert, Hepatome mit dem Hepatitis-B-Virus und das Kaposi-Sarkom mit dem ZMV. Hautkrebse (Plattenepithelkarzinome) zeigen als Risikofaktoren Warzenviren (Papillomaviren).

4 Krebs bei Nierentransplantierten

4.1 Akzidentielle Übertragung von Krebs durch den Spender

In den frühen Jahren der Nierentransplantation wurde unwissentlich in gewissen Fällen Krebs durch den Spender auf den Empfänger übertragen. Da heute krebskranke Patienten vorwiegend von der Organspende ausgeschlossen werden, ist das Risiko der Übertragung geringer geworden. Krebs kann dann übertragen werden, wenn er nicht erkannt wird, z.B. bei einem an einer Hirnblutung verstorbenen Leichennierenspender, bei welchem anläßlich der Post-mortem-Untersuchung ein unvermuteter Krebs gefunden wird, welcher in das Hirn metastasierte und die Hirnblutung verursachte (16). Ein transplantierter Krebs kann in bis zu 40% der Fälle zu Krebs beim Empfänger führen (15). In solchen Fällen muß das Transplantat umgehend entfernt und die Immunsuppression gestoppt werden. Die weitere Behandlung besteht in Chemotherapie und/oder Bestrahlung.

Es muß vermieden werden, Transplantate von Spendern mit Krebs zu verwenden, außer wenn der Spender an wenig malignem Hautkrebs leidet oder bei primären Hirntumoren, welche äußerst selten metastasieren. Wann immer möglich soll eine Biopsie von suspekten Läsionen im Hirn oder anderen Organen des Spenders zur histologischen Untersuchung gesendet werden. Die zu transplantierenden Nieren müssen ebenfalls sorgfältig auf das Vorhandensein von Krebs untersucht werden. Wenn eine verdächtige Läsion gefunden wird, soll eine Biopsie und ein Gefrierschnitt gemacht werden. Wird die Diagnose eines Malignoms gestellt, so darf nicht transplantiert werden. Wird die Diagnose erst nach 1–2 Tagen gestellt, muß das Transplantat bei Krebsdiagnose umgehend entfernt werden. Wird beim Spender bei der Autopsie später Krebs gefunden, muß man das Transplantat im allgemeinen ebenfalls entfernen, da ein hohes Risiko besteht, daß der Empfänger ebenfalls Krebs entwickelt.

4.2 *De novo* entstehender Krebs beim Transplantatempfänger

Im Vergleich zur Normalbevölkerung ist die Inzidenz der häufigsten Krebsarten nach Nierentransplantation nicht wesentlich erhöht. So sind Prostata- und Brustkrebs nach Nierentransplantation ebenso häufig wie bei der Normalbevölkerung. Haut- und Lippenkrebs zeigen jedoch eine höhere Inzidenz bei Transplantierten, verglichen mit der Normalbevölkerung, wobei die Inzidenz in starkem Maß vom Grad der Sonnenscheinexposition abhängt. Die Inzidenz ist 4–7mal so groß in Gebieten mit wenig Sonnenschein, jedoch bis zu 20mal so groß in Ländern mit viel Sonnenschein (2, 20). Gewisse seltenere Krebsarten wie die Non-Hodgkin-Lymphome und das Kaposi-Sarkom zeigen eine besondere Häufung bei immunsupprimierten Nierentransplantierten. Die Inzidenz des Non-Hodgkin-Lymphoms ist 30–50mal so häufig bei Transplantierten, und diejenige des sonst sehr selten vorkommenden Kaposi-Sarkoms ist 400–500mal so häufig wie bei der Normalbevölkerung. Tabelle 44 gibt eine Übersicht über die prozentuale Verteilung von 7248 Krebskrankheiten, die bei 6798 Patienten auftraten. Die Daten stammen aus dem durch Israel Penn geleiteten Cincinnati Transplant Tumor Registry (CTTR) (16, 18).

Häufig befallen diese Tumorkrankheiten relativ junge Patienten. Die Inzidenz nimmt im Verlauf nach Nierentransplantation zu und hängt von der Dauer der Immunsuppression ab (15, 20). Der Prozentsatz von Patienten, die eine Krebskrankheit erlitten, lag in einer Studie bei 3% nach einem Jahr, 14% nach fünf Jahren, 33% nach zehn Jahren und bei 50% nach fünfzehn Jahren (Abbildung 50) (20). Viele Malignome zeigen eine bestimmte zeitliche Häufigkeit, d.h. sie treten bei Transplantierten früher auf als bei nicht Immunsupprimierten. Gewisse onkogene Faktoren brauchen 15–20 Jahre, um eine Krebskrankheit bei nicht immunsupprimier-

Tabelle 44. Prozentuale Verteilung (insgesamt 7248 Fälle) von de novo auftretenden Malignomen nach Organtransplantation (CTTR). Nach Penn (18)

Haut- und Lippenkrebs	37,3%
Lymphome	16,1%
Lungenkrebs	5,5%
Kaposi-Sarkom	4,1%
Zervixkarzinom	3,6%
Rektum- und Kolonkarzinom	3,6%
Brustkrebs (bei Frauen)	3,1%
Nierenkarzinom (native Nieren)	2,9%
Hals- und Kopfkarzinom (Schilddrüse, Auge und Nebenschilddrüse ausgeschlossen)	2,7%
Karzinom der Vulva, Perineum, Penis, Skrotum	2,6%
Blasentumoren	2,2%
Metastatische Karzinome	2,2%
Leukämien	1,9%
Andere Malignome	12,2%

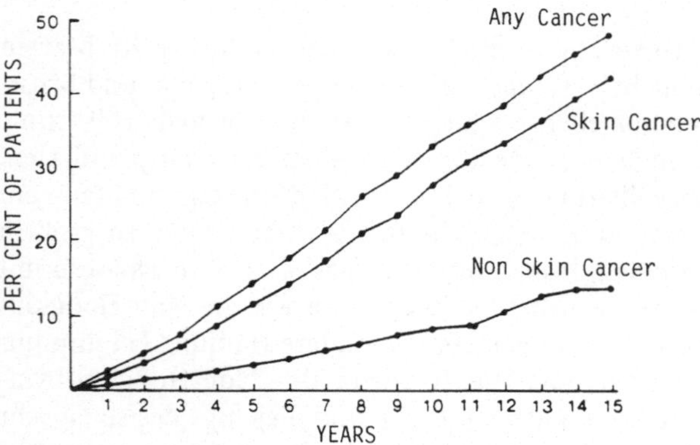

Abb. 50. Häufigkeit von Krebs nach Nierentransplantation als Funktion der Anzahl Jahre nach Transplantation, aufgeteilt in Hautkrebs und Krebsarten anderen Ursprungs. Aus Sheil et al. (20)

ten Patienten zu erzeugen. Dieselben onkogenen Faktoren erzeugen aber gewisse Tumoren schon kurze Zeit nach der Transplantation. Das Kaposi-Sarkom tritt als frühester Tumor im Mittel schon nach 22 Monaten auf, Lymphome nach 37 Monaten und Karzinome der Vulva und des Perineums nach 98 Monaten. Häufig ist der Verlauf des Krebsleidens aggressiver als bei einem nicht immunsupprimierten Patienten.

Patienten, die mit Ciclosporin behandelt werden, zeigen keine höhere Krebshäufigkeit als Patienten, die unter konventioneller Kortikosteroid/Azathioprinbehandlung stehen. Es scheint jedoch, daß gewisse Krebsarten bei Ciclosporinbehandlung früher auftreten als unter konventioneller Immunsuppression und daß mit CsA mehr Non-Hodgkin-Lymphome und Kaposi-Sarkome, jedoch weniger Haut-, Uterus- und Perineumkrebse gesehen werden (14, 17).

4.2.1 Haut- und Lippenkrebs

Hautkrebs ist die häufigste Krebsart nach Nierentransplantation (3, 7, 20). Je länger die Dauer der Immunsuppression, desto höher die Anzahl der Patienten, die Hautkrebs entwickeln (9, 20). Hautkrebs, vor allem Plattenepithelkarzinome, können schon früh nach der Transplantation und bei relativ jungen Nierentransplantierten auftreten. Das Plattenepithelkarzinom (Spinaliom) ist bei Nierentransplantation häufiger als das Basalzellkarzinom (Basaliom), bei der Normalbevölkerung ist es umgekehrt. Oft imponieren die Läsionen als multifokale Geschwüre, vor allem an sonnenexponierten Körperpartien. Auch Melanome treten bei Transplantierten mit erhöhter Inzidenz auf. Die meisten Hautkrebse – vor allem das Spinaliom – weisen eine geringe Malignität auf, metastasieren selten und werden durch einfache Exzision behandelt. Einige Spinaliome können jedoch einen recht aggressiven Verlauf nehmen.

Unter den Faktoren, die für Hautkrebs prädisponieren müssen neben einer gewissen genetischen Veranlagung (heller Hauttyp, blaue Augen) die Sonnenexposition, Infektion mit Papillomaviren (Warzen) und vorbestehende Hyperkeratose genannt werden. HLA-B-Mismatch und HLA-DR-Homozygosität erhöht ebenfalls das Risiko für das Auftreten von Spinaliomen (1). Antimetaboliten wie Azathioprin behindern die Reparatur der durch UV-Strahlung entstandenen Schäden an der DNS und können so direkt das Entstehen der Hautkrebse erklären. Ob hingegen der Ersatz von Azathioprin durch Ciclosporin die Ausbildung der Spinaliome verringert ist noch kontrovers. Alle Nierentransplantierten sollen regelmäßig auf Hautkrebs hin untersucht werden, und jede verdächtige Läsion muß entfernt und histologisch untersucht werden.

Die Behandlung des Hautkrebses schließt chirurgische Entfernung, Kryotherapie und Bestrahlung ein. Die Anwendung von topischem 5-Fluorouracil ist ebenfalls nützlich, vor allem bei multiplen und großflächigen Läsionen. Retinoide verhindern das Auftreten von Plattenepithelzellkarzinomen bei nicht immunsupprimierten Patienten und können auch bei Transplantierten mit Erfolg eingesetzt werden (22), entweder peroral oder perkutan direkt auf die präkanzerösen Läsionen.

Da Exponierung an Sonnenlicht der wichtigste prädisponierende Faktor für Hautkrebs ist, müssen Patienten angewiesen werden, sich gegen Sonnenlicht zu schützen. Längeres Sonnenbaden muß vermieden werden. Im Sommer soll die Haut möglichst gut bedeckt werden (Tragen von Hemden mit langen Ärmeln und Kopfbedeckung). Sonnenschutzcreme mit hohem Schutzfaktor soll großzügig an exponierten Stellen aufgetragen werden.

4.2.2 Lymphome

Lymphome, vor allem Non-Hodgkin-Lymphome (NHL), treten bei immunsupprimierten Transplantierten 30–50mal häufiger auf als bei der Normalbevölkerung (11, 20). Sie sind häufiger bei Herz- und Herz-Lungentransplantierten als bei Nierentransplantierten, und sie sind auch häufiger bei pädiatrischen Patienten als bei Erwachsenen (18). Ciclosporin- und OKT3-Behandlung begünstigen das Auftreten dieser lymphoproliferativen Erkrankungen (24). Lymphome stellen 13% aller Krebsarten nach Nierentransplantation dar. 96% der Lymphome sind Non-Hodgkin-Lymphome, wobei 89% aus B-Zellen entstammen und 11% aus T-Zellen. Sehr häufig bestehen bei NHL extranodale Läsionen, wobei oft das ZNS befallen wird. Bei ZNS-Befall werden Läsionen vor allem im Hirn angetroffen, selten im Rückenmark. Wenn ein Nierentransplantierter neurologische Symptome entwickelt, muß immer an die Diagnose eines ZNS-Lymphoms gedacht werden. Die Differentialdiagnose muß natürlich hypertensive Enzephalopathie, Meningitis (Listeriose), Abszeß und Hirnblutung einschließen (15). Neben dem ZNS befallen NHL bei Nierentransplantierten ebenfalls den gastrointestinalen Trakt und äußern sich in Blutung oder akuter Perforation mit Peritonitis. Auffällig ist auch der Befall des Transplantats.

Ein gewisser Prozentsatz der B-Zellenlymphome sind polyklonal, meist mit EBV assoziiert und bilden sich spontan zurück, wenn die Immunsuppression reduziert wird (23). Manchmal können sich diese Tumoren auch durch Behandlung mit Acyclovir zurückbilden. Diese gutartige Form der polyklonalen Lymphoproliferation kann sich aber manchmal in ein malignes monoklonales Lymphom umwandeln, welches nicht auf eine Reduktion der Immunsuppression anspricht und eine schlechte Prognose aufweist.

Die Behandlung bei malignem Lymphom besteht darin, daß die Immunsuppression gestoppt und chemotherapeutisch vorgegangen wird. Die Prognose ist meist nicht gut, oft verliert der Patient das Transplantat, und häufig ist das Lymphom therapieresistent.

4.2.3 Kaposi-Sarkom

Die Inzidenz des Kaposi-Sarkoms ist nach Nierentransplantation recht groß und tritt in dieser Patientenpopulation häufiger als Brustkrebs oder Kolonkrebs auf (4, 12). Das aus Endothelzellen stammende Kaposi-Sarkom ist bei männlichen häufiger als bei weiblichen Patienten und wird meist bei Patienten jüdischen, arabischen, oder mediterranen Ursprungs gesehen. Die meisten Patienten haben die „gutartige" Form des Kaposi-Sarkoms, welches die Haut, Konjunktiva oder die oropharyngeale Schleimhaut befällt. Etwa ein Drittel der Patienten zeigen die „bösartige" Form, welche die internen Organe wie Magen-Darmtrakt und Lunge befällt.

Es muß dann an ein Kaposi-Sarkom gedacht werden, wenn ein Nierentransplantierter rot-bläuliche, makulo-papulöse Läsionen in der Haut oder im Oropharynx ausbildet oder wenn ein anscheinend infiziertes Granulom nicht heilen will. Wird die Diagnose histologisch gestellt, muß der Patient unter der Verwendung von Computertomographie und Endoskopie gründlich auf viszerale Läsionen hin untersucht werden. Die Behandlung besteht in radikalem Entfernen der Läsionen, Bestrahlung und Chemotherapie. Bei etwa der Hälfte der Patienten gelingt es, eine Remission zu erreichen. Oft kann eine Remission nur erzielt werden, wenn die immunsuppressive Behandlung gestoppt wird.

4.2.4 Zervixkarzinom

Das Zervixkarzinom ist ebenfalls eine häufige Krebskrankheit nach Transplantation, vor allem das In-situ-Karzinom. Weibliche Patienten müssen deshalb regelmäßig gynäkologisch untersucht werden, damit der Zervixkrebs frühzeitig erkannt und behandelt werden kann.

4.2.5 Vulva- und Perineumkrebs

Nierentransplantierte haben ebenfalls ein höheres Risiko, Krebs in der Genitalgegend auszubilden. Häufig treten diese Tumoren bei jüngeren Patienten auf, verglichen mit der Normalbevölkerung. In vielen Fällen wird anamnestisch das Vorhandensein von Herpes genitalis und/oder Condyloma accuminata festgestellt. Man vermutet, daß diese Viren onkogenes Potential aufweisen und das Auftreten dieser Genitalkrebse begünstigen.

4.3 Empfehlungen für den krebskranken Dialysepatienten

Im allgemeinen sollen krebskranke Niereninsuffiziente oder Dialysepatienten nicht transplantiert werden, da durch die immunsuppressive Behandlung der Verlauf der Krebskrankheit ungünstig verlaufen kann (13). Bei kurativer Behandlung eines Krebses soll mindestens 2 Jahre gewartet werden, bevor eine Transplantation vorgenommen wird. Eine längere Wartezeit wird bei Patienten mit Kolonkrebs, Brustkrebs und Melanom empfohlen, da ein Rezidiv auch nach mehr als 2 Jahren möglich ist.

Israel Penn hat in einer Studie 823 krebskranke Patienten untersucht, welche im Verlauf transplantiert wurden (19). Bei diesen Patienten entwickelten 185 (22%) ein Rezidiv. Niedrige Rezidivraten (0–10%) wurden bei zufällig entdeckten Nierenzellkarzinomen sowie bei Lymphomen, Hoden-, Zervix- und Schilddrüsenneoplasien gefunden. Intermediäre Rezidivraten (11–25%) fanden sich bei Uteruskarzinomen, Wilms-Tumoren und bei Kolon-, Prostata- und Brustkrebsen. Hohe Rezidivraten (mehr als 25%) fanden sich bei Karzinomen der Blase, bei Sarkomen, malignem

Melanom, Spinaliomen und Myelomen. Insgesamt traten 53% der 185 Rezidive bei Patienten auf, welche 0–24 Monate vor der Transplantation behandelt wurden, 34% bei Patienten welche zwischen 25–60 Monaten vor der Transplantation behandelt wurden und 13% bei über 60 Monaten vor Transplantation behandelten Patienten. Deshalb ist eine Wartezeit von mindestens 2 Jahren bei den meisten Neoplasien gerechtfertigt, außer bei In-Situ-Karzinomen. Längere Wartezeiten müssen für das maligne Melanom, Brustkrebs und für kolorektale Karzinome erwogen werden (19).

5 Zusammenfassung

Das Risiko der Krebsentwicklung nach Nierentransplantation ist klein, es ist jedoch größer als bei der Normalbevölkerung. Bei immunsupprimierten Nierentransplantierten bilden sich vor allem Hautkrebs, Non-Hodgkin-Lymphome des ZNS und Kaposi-Sarkome mit besonderer Häufigkeit aus. Krebs bei Transplantierten kann manchmal mit anderen Läsionen verwechselt werden, weshalb im Zweifelsfall immer biopsiert werden muß. Je länger ein Patient immunsuppressiv behandelt wurde, desto größer ist das Risiko für Krebs.

Es ist wichtig, die Tumoren rechtzeitig zu erkennen, damit eine adäquate Behandlung und eine Reduktion der Immunsuppression vorgenommen werden kann. Bei weiblichen Patientinnen soll regelmäßig eine gynäkologische Untersuchung durchgeführt werden. Patienten müssen sich vor Sonnenlicht schützen, damit die Ausbildung von Hautkrebs vermindert werden kann.

Literatur

1. Bavinck JNB, Vermeer BJ, van der Woude FJ et al. (1991) Relation between skin cancer and HLA antigens in renal transplant recipients. N Engl J Med 325:843
2. Blohmé I, Brynger H (1985) Malignant disease in renal transplant patients. Transplantation 39:23
3. Hartevelt MM, Bavinck JNB, Kootte AMM, Vermeer BJ, Vandenbroucke JP (1990) Incidence of skin cancer after renal transplantation in the Netherlands. Transplantation 49:506
4. Harwood AR, Osoba D, Hofstader SL, Goldstein MB, Cardella CJ, Holecek ML, Kunynetz R, Giammarco RA (1979) Kaposi's sarcoma in recipients of renal transplants. Am J Med 67:759
5. Kinlen LJ, Eastwood JB, Kerr DNS, Moorhead JF, Oliver DO, Robinson BHB, De Wardener HE, Wing AJ (1980) Cancer in patients receiving dialysis. Br Med J 1:1401
6. Kinlen LJ, Sheil AGR, Peto J, Doll R (1979) Collaborative United Kingdom - Australasian study of cancer in patients treated with immunosuppressive drugs. Br Med J 2:1461
7. Liddington M, Richardson AJ, Higgins RM, Endre ZH, Venning VA, Murie JA, Morris PJ (1989) Skin cancer in renal transplant recipients. Br J Surg 76:1002
8. Lindner A, Farewell VT, Sherrard DJ (1981) High incidence of neoplasia in uremic patients receiving long-term dialysis. Nephron 27:292
9. Mankin J, Hudson S, Barber WH, Deierhoi MH, Diethelm AG (1989) A parametric analysis of the hazard of cancer after transplantation. Transplant Proc 21:3201

10. Penn I (1978) Malignancies associated with immunosuppressive or cytotoxic therapy. Surgery 83:492
11. Penn I (1982) The occurrence of cancer in immune deficiencies. Curr Probl Cancer 6(10):1-64
12. Penn I (1983) Kaposi's sarcoma in immunosuppressed patients. J Clin Lab Immunol 12:1-10
13. Penn I (1986) Kidney transplantation following treatment of tumors. Transplant Proc 18 (No 4, Suppl 3):16
14. Penn I (1987) Cancers following Cyclosporine therapy. Transplantation 43:32
15. Penn I (1987) Cancer and Transplantation. In: Complications of Organ Transplantation. L.H. Toledo-Pereyra (ed) Immunology Series vol 32, chap. 13. Dekker, pp 237-251.
16. Penn I (1988) Secondary neoplasms as a consequence of transplantation and cancer therapy. Cancer Detect Prevent 12:39
17. Penn I (1991) The changing pattern of posttransplant malignancies. Transplant Proc 23:1101
18. Penn I (1993) Incidence and treatment of neoplasia after transplantation. J Heart Lung Transplant 12 (6 Pt 2):S328
19. Penn I (1993) The effect of immunosuppression on pre-existing cancers. Transplantation 55:742
20. Sheil AGR (1986) Cancer after transplantation. World J Surg 10:389
21. Sheil AGR, Flavel S, Disney APS, Mathew TH (1985) Cancer development in patients progressing to dialysis and renal transplantation. Transplant Proc 17(2):1685
22. Shuttleworth D, Marks R, Griffin PJA, Salaman JR (1988) Treatment of cutaneous neoplasia with etretinate in renal transplant recipients. Q J Med 257:717
23. Starzl TE, Nalesnik MA, Porter KA et al. (1984) Reversibility of lymphomas and lymphoproliferative lesions developing under cyclosporine-steroid therapy. Lancet 1:583
24. Swinnen LJ, Costanzo-Nordin MR, Fisher SG et al. (1990) Increased incidence of lymphoproliferative disorder after immunosuppression with the monoclonal antibody OKT3 in cardiac transplant recipients. N Engl J Med 323:1723

V Kardiovaskuläre Probleme und Hypertonie nach Nierentransplantation

1 Einführung

Da sich in den letzten 30 Jahren die Transplantat- und Patientenüberlebensdauer nach Nierenverpflanzung ständig verbessert hat, muß heutzutage immer mehr auf die längerfristigen Komplikationen Rücksicht genommen werden. Unter diesen Komplikationen sind vor allem die kardiovaskulären Krankheiten zu nennen, die neben Krebs und Infektionen eine der wichtigsten Todesursachen nach Nierentransplantation darstellen (9, 10).

Der urämische Niereninsuffiziente und der Dialysepatient weisen häufig bedeutende Risikofaktoren auf, welche zu Herz- und Kreislaufproblemen prädisponieren. Unter diesen sind Hypertonie, Glukoseintoleranz und Diabetes sowie Lipidanomalien zu nennen (Tabelle 45). Nach der Transplantation bestehen viele dieser Probleme weiter, und neue Risikofaktoren treten hinzu. Die immunsuppressive Behandlung z.B. begünstigt das Auftreten von Hypertonie und Hyperlipidämie. Kortikosteroide akzelerieren den arteriosklerotischen Prozeß und führen zu Glukoseintoleranz. Die Abstoßungsreaktionen wie auch die Immunsuppressiva (Prednison, Ciclosporin) verursachen oft Hypertonie. Andererseits wird durch die Korrektur der Urämie nach der Transplantation ein mutmaßlicher Gefäßrisikofaktor eliminiert. Es ist nicht bekannt, ob durch die Transplantation verglichen mit Dialysebehandlung das Risiko für tödliche und nicht tödliche Herz- und Kreislaufkomplikationen erhöht oder gesenkt wird (3). Es muß jedoch beim Transplantierten angestrebt werden, alle kardiovaskulären Risikofaktoren möglichst optimal zu eliminieren.

Tabelle 45. Risikofaktoren für Koronarkrankheit nach Nierentransplantation. Nach Kasiske (8)

Variable	Relatives Risiko
Vorgeschichte von Koronarkrankheit	5,41
Diabetes	3,39
Männliches Geschlecht	2,02
Abstoßungsreaktionen	1,35
Raucher	1,10

2 Kardiovaskuläre Morbidität und Mortalität

Die längerfristige Patientenmortalität nach Nierentransplantation beim Erwachsenen wird weitgehend durch Koronargefäßkrankheiten beeinflußt. In einer Übersichtsarbeit wird die Mortalität durch Koronarkrankheit mit 14–50%, durch Krebs mit 9–28%, durch Sepsis mit 7–28% und durch Leberinsuffizienz mit 8–28% angegeben (9). Patienten mit ischämischen Herzkrankheiten sind im Mittel 10 Jahre älter als Transplantierte ohne vaskuläre Schädigungen, vorwiegend männlichen Geschlechts, öfter Diabetiker und haben meist eine Hypertonie (3). Zusätzlich weisen Patienten mit Koronarkrankheit höhere Cholesterinwerte auf und sind öfter Raucher. Tabelle 45 stellt die verschiedenen Risikofaktoren für ischämische Herzkrankheiten zusammen und gibt das relative Risiko an (8).

Eine vorbestehende ischämische Herzkrankheit ist der wichtigste Parameter, der das Auftreten eines Herzinfarkts voraussagt. Ähnlich ist es mit zerebrovaskulären Insulten, wo das Vorbestehen von vaskulärer Krankheit der beste prädiktive Parameter für das Auftreten von zerebrovaskulären Ereignissen ist. Zusätzliche Faktoren wie steroidinduzierte Arteriosklerose, Abstoßungsreaktion und Hypertonie führen zu einem 3–5mal größeren Risiko für Koronarkrankheiten, verglichen mit gleichaltrigen und gleichgeschlechtlichen Kontrollpersonen (8). Vor allem Diabetiker haben ein großes Risiko, an Koronarkrankheiten zu leiden und Herzinfarkte durchzumachen (4), weshalb diese Patienten besonders sorgfältig auf das Vorhandensein dieser Krankheiten vor der Transplantation untersucht werden müssen (Belastungs-EKG, Echokardiographie, Thalliumtest, Koronarangiograhie). In vielen Fällen muß bei diesen Patienten vor der Transplantation eine koronare Bypassoperation durchgeführt werden.

3 Herzinsuffizienz

Chronisch Niereninsuffiziente und Dialysepatienten leiden häufig an Herzinsuffizienz. Die Ursache der Herzinsuffizienz kann multifaktoriell sein, ist aber oft Folge einer koronaren oder hypertensiven Herzerkrankung. Urämie, Volumenüberschuß und Anämie stellen zusätzlich begünstigende Faktoren dar. Hypokalzämie und Hyperparathyreoidismus haben ebenfalls eine negative Wirkung auf die Kontraktilität des Myokards. Durch die Dialysebehandlung wird die Urämie und der Volumenüberschuß korrigiert, was die Herzfunktion in den meisten Fällen verbessert, außer wenn eine schwere Koronarkrankheit oder eine valvuläre Kardiopathie besteht. Die Transplantation selbst hat einen günstigen Effekt auf die Herzinsuffizienz, wahrscheinlich wiederum durch Korrektur der Urämie, der Anämie und des Volumenstatus (10). Eine schwere Herzinsuffizienz stellt jedoch eine Kontraindikation zur Nierentransplantation dar, weil die Prognose der schweren Herzinsuffizienz auch nach erfolgreicher Transplantation nicht günstig ist und ein hohes chirurgisches Risiko mit sich bringt. Bei jüngerern Patienten muß an die kombinierte Herz- und Nierentransplantation gedacht werden.

4 Vaskuläre Probleme

4.1. Thromboembolische Komplikationen

Nach Nierentransplantation können verschiedene thrombotische und embolische Komplikationen auftreten (2, 7). Shuntthrombosen sind recht häufig und bedürfen bei erfolgreicher Transplantation im allgemeinen keiner Behandlung. Die Thrombose von oberflächlichen Venen (Thrombophlebitis), die vor allem durch intravenöse Katheter verursacht wird, ist ebenfalls häufig und kann mit lokaler Therapie behandelt werden.

Tiefe Beinvenenthrombosen und Lungenembolien sind nicht selten nach Nierentransplantation, die Inzidenz beträgt um die 8%. Die Gefahr der tiefen Beinvenenthrombose liegt im Ausbilden einer Lungenembolie in bis zu 50% der Fälle. Tiefe Bein- oder Beckenvenenthrombosen bilden sich meist erst einige Wochen oder Monate nach der Transplantation, selten schon in den ersten postoperativen Tagen.

Es wurde behauptet, daß Ciclosporin das auftreten dieser thromboembolischen Komplikationen begünstigt (12). Dies wurde jedoch in anderen Studien widerlegt (1, 7). Ciclosporin verändert die hämostatischen Mechanismen und kann in seltenen Fällen ein hämolytisch-urämisches Syndrom oder ein thrombotisches thrombozytopenisches Purpura verursachen, welches nach Absetzen der Behandlung mit CsA reversibel ist.

Die postoperative Thrombose der A. renalis oder der V. renalis wird durch technische Komplikationen oder durch Abstoßung des Transplantats verursacht. Es wurde wiederum vermutet, daß Ciclosporin das Auftreten dieser thrombotischen Komplikationen begünstigt. Andere Studien hingegen haben dies nicht erhärten können. Eine Thrombose der Transplantatvene kann auch im Verlauf einer tiefen Beinvenenthrombose durch Ausdehnung in die V. iliaca entstehen. Antikoagulation oder allenfalls eine Thrombolyse mit Urokinase kann versucht werden (10a).

Bei Lupuspatienten mit Antikardiolipin-Antikörpern besteht ein erhöhtes Risiko für thrombotische Ereignisse. Diese Antikardiolipin-Antikörper können nach der Transplantation fortbestehen. Transplantierte, welche diese Antikörper aufweisen, zeigen gehäuft Thrombosen und mikroangiopathische Veränderungen nach Nierentransplantation (9a)

4.2 Arterielle Verschlußkrankheiten

Niereninsuffiziente Dialysepatienten leiden häufig an Arteriosklerose welche neben den koronaren und zerebralen Gefäßen auch die Beinarterien befällt. Risikofaktoren dieser Arteriosklerose, wie Hypertonie, Hyperlipidämie und vor allem Diabetes sind bei Dialysepatienten besonders häufig. Ob Urämie und Hämodialyse selbst zu Arteriosklerose prädisponieren, ist etwas umstritten. Durch die Transplantation werden außer der Urämie die Risikofaktoren für Gefäßverschlußkrankheiten nicht eliminiert, und es treten sogar noch zusätzliche Faktoren hinzu, wie z.B. die Behandlung mit Kortikosteroiden.

Arterielle Gefäßverschlußkrankheiten sind vor allem bei Diabetikern häufig. Durch die Transplantation wird das Ausmaß der Arteriosklerose nicht verbessert, und eine bestehende arterielle Verschlußkrankheit der Beine kann sich nach Transplantation verschlechtern. Ob die Transplantation das Auftreten oder die Progression der Verschlußkrankheit in größerem Maß begünstigt als die Dialysebehandlung ist nicht bekannt. Es scheint jedoch, daß Patienten mit wenigen Risikofaktoren (normaler Blutdruck, normale Lipide, kein Diabetes, Nichtraucher) am besten fahren, und ein nur wenig größeres Risiko für Gefäßkrankheiten haben als die Normalbevölkerung (10).

5 Hypertonie

Das Auftreten einer Hypertonie ist eine häufige Komplikation nach Nierentransplantation und wird bei mehr als 50% der Transplantierten angetroffen (9), vor allem wenn mit Ciclosporin behandelt wird (6a). Eine vorbestehende Hypertonie kann durch die Transplantation verschlimmert werden. Eine große Zahl der Transplantierten muß deshalb mit Antihypertensiva behandelt werden. Die Hypertonie ist meist multifaktoriell und hat viele Ursachen. Tabelle 46 stellt die hauptsächlichsten Faktoren zusammen (5, 13).

Das Renin-Angiotensin-Aldosteron-System ist in vielen Fällen für das Auftreten einer Hypertonie nach Nierentransplantation verantwortlich, wobei Renin sowohl

Tabelle 46. Ursachen der Hypertonie nach Nierentransplantation

1. Medikamente
     Kortikosteroide
     Ciclosporin
     FK506

2. Durch native Nieren verursachte Hypertonie (durch Renin vermittelt)

3. Durch das Transplantat verursachte Hypertonie:
     Transplantatnierenarterienstenose (Renin-vermittelt)
     Arteriovenöse Fistel im Transplantat
     Rezidivierende Glomerulonephritis
     Abstoßungsreaktion (akut; chronisch)
     Niereninsuffizienz
     Volumenüberschuß

4. Metabolische Faktoren:
     Hyperkalzämie

aus den nativen Nieren, als auch aus der Transplantatniere stammen kann. Bei guter Transplantatfunktion spielt ein hoher Salzkonsum eine geringere Rolle in der Genese der Hypertonie, verglichen mit anderen Faktoren, außer bei Ciclosporin-induzierter Hypertonie. Ciclosporin und die chronische Abstoßung sind längerfristig wahrscheinlich die häufigsten Ursachen von Hypertonie nach Nierentransplantation.

Die Nephrektomie der nativen Nieren kann in seltenen Fällen eine Hypertonie korrigieren. Da heutzutage vor allem mit ACE-Inhibitoren eine gute Kontrolle der Renin-vermittelten Hypertonie erzielt werden kann, ist die Nephrektomie jedoch sehr selten indiziert. Bevor chirurgisch vorgegangen wird, kann auch versucht werden, die nativen Nieren zu embolisieren, was eine weniger invasive Methode als die Nephrektomie darstellt (11).

Die Transplantatnierenarterienstenose erzeugt ebenfalls eine Renin-vermittelte Hypertonie, welche mittels Angioplastie, chirurgisch oder allenfalls medikamentös behandelt werden kann.

Es ist bekannt, daß Kortikosteroide das Auftreten einer Hypertonie nach Nierentransplantation begünstigen, weshalb bei konventioneller Azathioprin/Steroidbehandlung häufig eine Hypertonie auftritt. Ciclosporin führt häufig ebenfalls zu Hypertonie (6). Die hypertone Wirkung des CsA ist dosisabhängig und reversibel. Der Blutdruck sinkt nach Absetzen der Behandlung mit CsA wieder ab. Da bei toxischen CsA-Werten vielfach eine Hypertonie angetroffen wird, vermutet man, daß die Hypertonie durch die nephrotoxische Wirkung verursacht wird. Patienten mit Herz- und Lebertransplantaten, welche mit Ciclosporin behandelt werden, entwickeln aber auch bei fehlender Nephrotoxizität in vielen Fällen eine Hypertonie. Allgemein werden Nierentransplantierte verglichen mit Herz- und Lebertransplantierten mit geringeren CsA-Dosen behandelt, da bei Abstoßungsgefahr immer auf Dialysebehandlung zurückgegriffen werden kann. Bei Herz- und Lebertransplantierten ist dies jedoch nicht möglich, weshalb höhere CsA-Dosen verwendet werden, um das Risiko der Abstoßung zu senken. Wegen der höheren CsA-Dosierung wird bei diesen Patienten häufiger eine CsA-induzierte Hypertonie angetroffen (6). Man nimmt an, daß wegen der Denervation der transplantierten Niere die Ciclosporin-induzierte Hypertonie weniger ausgeprägt ist als bei Herz- oder Lebertransplantierten, welche intakte Nierennerven haben. Die CsA-induzierte Hypertonie geht mit Volumenexpansion einher und führt zu niedrigen Reninwerten, weshalb ACE-Inhibitoren eine relativ schlechte Wirkung zeigen. Kalziumantagonisten zeigen eine bessere Wirkung und sind das Mittel der Wahl zur Behandlung der CsA-induzierten Hypertonie.

Die Hypertonie nach Nierentransplantation muß intensiv behandelt werden, da sie einen kardiovaskulären Risikofaktor darstellt und auch das Transplantat auf lange Sicht schädigt und die Transplantatüberlebensdauer verringert. Das Ziel der Behandlung soll ein Blutdruck unter 140 mmHg systolisch und unter 90 mmHg diastolisch sein. Als erste Maßnahme muß eine salzarme Diät und Abstinenz von Alkohol angestrebt werden. Es soll weiter versucht werden, den Patienten mit einem Minimum an Kortikosteroiden und Ciclosporin zu behandeln, da diese dosisabhängig den Grad der Hypertonie verschlechtern.

Bei Volumenüberschuß haben Diuretika (Furosemid und Thiazide) eine gute blutdrucksenkende Wirkung. Thiaziddiuretika haben den Nachteil, daß sie zu Hypercholesterinämie prädisponieren, wie auch Betablocker. ACE-Inhibitoren sind bei guter Transplantatfunktion besonders nützlich, da sie neben dem blutdrucksenkenden Effekt selektiv den intraglomerulären Druck senken. Dadurch wird die Hyperfiltration und längerfristig das Risiko von Glomerulosklerose und Niereninsuffizienz verringert. ACE-Inhibitoren haben aber den Nachteil, daß sie manchmal die GFR senken und oft eine Hyperkaliämie verursachen. Deshalb soll 7–10 Tage nach Beginn der Behandlung eine Bestimmung des Kreatinins und der Elektrolyten vorgenommen werden. ACE-Inhibitoren sind wenig wirksam bei CsA- induzierter Hypertonie. Kalziumantagonisten haben eine günstige Wirkung auf die CsA-induzierte Hypertonie nach Nierentransplantation, sie interferieren aber mit dem Metabolismus des Ciclosporins. Verapamil und Diltiazem verursachen ein Ansteigen des Ciclosporinspiegels im Blut, weshalb oft eine Dosisreduktion vorgenommen werden muß. Nifedipin hat eine gute Wirksamkeit auf den Blutdruck nach Nierentransplantation, ohne mit dem Ciclosporinmetabolismus zu interferieren, es potenziert jedoch die hypertrophierende Wirkung des Ciclosporins auf die Zahnfleischhaut.

6 Hyperlipidämie

Es ist wohlbekannt, daß Dialysepatienten und Transplantierte einen abnormen Lipidstoffwechsel aufweisen. Dialysepatienten haben oft eine Hypertriglyzeridämie und in vielen Fällen ein hohes Cholesterin und niedrige HDL (Typ-IV-Hyperlipidämie). Nach der Transplantation entsteht bei vielen Patienten eine Hypercholesterinämie (Typ-IIa- und Typ-IIb-Hyperlipidämie). Die Hypertriglyzeridämie kann weiterbestehen, nimmt aber oft ab (10). Die Inzidenz der Hypercholesterinämie nach Nierentransplantation beträgt gegen 50%. Dies wird vor allem durch die initial hoch dosierten Steroide verursacht. Wenn die Kortikosteroiddosis im Verlauf der ersten 6 Monate gesenkt wird, tritt meist eine Normalisierung der Lipide auf. Ciclosporin erzeugt ebenfalls eine Erhöhung der Cholesterinwerte, vor allem durch Erhöhung der LDL (2a). Hohe Cholesterin- und Triglyzeridwerte werden beim Transplantierten auch durch gewisse Antihypertensiva (Thiazide und Betablocker, nicht jedoch Kalzium-Antagonisten und ACE-Hemmer) gefördert.

Da die Hyperlipidämie zu kardiovaskulären Erkrankungen prädisponiert, muß versucht werden, diese unter Kontrolle zu halten. Während den ersten 6 Monaten nach der Transplantation, wenn die Hypercholesterinämie wegen hoher Ciclosporin- und Steroiddosierung am ausgeprägtesten ist, muß vor allem die Diät cholesterinarm sein. Bestehen hohe Cholesterinwerte nach den ersten 6 Monaten weiter, muß die medikamentöse Behandlung in Erwägung gezogen werden, etwa mit Niacin, Cholestyramin, Gemfibrozil oder Lovastatin und anderen HMG-CoA-Reduktasehemmern. Leberfunktionsprüfungen müssen bei allen Patienten, die mit Niacin, Gemfibrozil und Lovastatin behandelt werden, durchgeführt werden, da als

Nebenwirkung dieser Medikamente eine medikamentöse Hepatitis auftreten kann. Es wurde auch über das Auftreten von Myalgien und sogar Myositiden unter Gemfibrozil- und Lovastatinbehandlung berichtet, vor allem bei Herztransplantierten, welche mit relativ hohen Dosen an Ciclosporin behandelt wurden. Bei Nierentransplantierten scheint die Inzidenz dieser medikamentösen Myositis jedoch recht niedrig zu sein.

Literatur

1. Allen RD, Michie CA, Morris PJ, Chapman JR (1985) Venous thrombosis and cyclosporin. Lancet 2:1004
2. Arnadottir M, Bergentz SE, Bergqvist D, Husberg B, Konrad P, Lindholm T (1983) Thromboembolic complications after renal transplantation: a retrospective analysis. World J Surg 7:757
2a. Ballantyne CM, Podet EJ, Patsch WP, Harati Y, Appel V, Gotto AM, Young JB (1989) Effects of cyclosporine therapy on plasma lipoprotein levels. JAMA 262:53
3. Brown WE (1990) Long-term complications of renal transplantation. Kidney Int 37:1363
4. Brown WE et al. (1984) Coronary artery disease in 100 diabetics with end-stage renal failure. Transplant Proc 16:603
5. Curtis JJ (1986) Hypertension and kidney transplantation. Am J Kid Dis 7:181
6. Curtis JJ (1992) Cyclosporine and posttransplant hypertension. J Am Soc Nephrol 2 (suppl 3):S243
6a. First MR, Neylan JF, Rocher LL, Tejani A (1994) Hypertension after renal transplantation. J Am Soc Nephrol 4 (suppl 1):S30
7. Gruber SA, Pescovitz MD, Simmons RL, Najarian JS, Ascher NL, Payne WD, Sutherland DER, Fryd DS (1987) Thromboembolic complications in renal allograft recipients. Transplantation 44:775
8. Kasiske BL (1988) Risk factors for accelerated atherosclerosis in renal transplant recipients. Am J Med 84:985
9. Mahoney JF (1989) Long-term results and complications of transplantation: The kidney. Transplant Proc 21:1433
9a. Radhakrishnan J, Williams GS, Appel GB, Cohen DJ (1994) Renal transplantation in anticardiolipin antibody-positive lupus erythematosus patients. Am J Kid Dis 23:286
10. Raine AEG (1988) Cardiovascular complications after renal transplantation. In: Morris PJ (ed) Kidney transplantation, chap 24. Saunders, Philadelphia, pp 575-601
10a. Schwieger J, Reiss R, Cohen JL, Adler L, Makoff D (1993) Acute renal allograft dysfunction in the setting of deep venous thrombosis: a case of successful urokinase thrombolysis and a review of the literature. Am J Kidney Dis 22:345
11. Thompson JF, Wood RFM, Taylor HM, Fletcher EWL, Chalmers DHK, Benjamin IS (1984) Control of hypertension after renal transplantation by embolisation of host kidneys. Lancet 2:424
12. Vanrenterghem Y et al. (1985) Thromboembolic complications and haemostatic changes in cyclosporin-treated cadaveric kidney allograft recipients. Lancet 1:999
13. Waltzer WC, Turner S, Frohnert P, Rapaport FT (1986) Etiology and pathogenesis of hypertension following renal transplantation. Nephron 42:102

VI Diabetes und Nierentransplantation

1 Diabetische Nephropathie

Die Entwicklung einer diabetischen Nephropathie ist eine häufige Komplikation des insulinpflichtigen Typ-I-Diabetes und wird in der Literatur mit 30-50% angegeben (3). Typischerweise führt der Typ-II-Diabetes seltener zu Nephropathie, obwohl in gewissen US-Zentren mit einem großen Anteil an schwarzer Bevölkerung die Mehrheit der Dialysepatienten Schwarze mit Typ-II-Diabetes (und Hypertonie) sind.

Pathologisch äußert sich die diabetische Nephropathie vor allem in glomerulären Läsionen (Verdickung der Basalmembran, Glomerulosklerose und Hyalinose der afferenten und efferenten Arteriolen). Sie ist Ausdruck der diabetischen Mikroangiopathie. Diese Veränderungen entstehen als Folge der Hyperglykämie (diabetisches Milieu) und als Folge von intraglomerulären hämodynamischen Veränderungen (Hyperfiltration). Wie die kürzlich publizierte DCCT-Studie (Diabetes Control and Complications Trial) gezeigt hat, verzögert eine gute Blutzuckerkontrolle das Auftreten und die Progredienz der diabetischen Nephropathie (2). Eine frühe Glomerulopathie ist manchmal reversibel, wenn der Blutzuckerspiegel normalisiert wird. Eine Rückbildung der Glomerulosklerose wurde z.B. in den von einem diabetischen Patienten stammenden Leichennieren beobachtet, welche in einen nicht diabetischen Empfänger transplantiert wurden (1).

Die diabetische Nephropathie ist fast immer progredient, und führt über Jahre (10-20 Jahre) zu terminaler Niereninsuffizienz. Im frühen Stadium der Nephropathie kommt es zu einer Erhöhung der glomerulären Filtrationsrate (Hyperfiltration), und es tritt eine Mikroalbuminurie auf. Später sinkt jedoch die GFR, und es kommt zur Makroalbuminurie. Manchmal entsteht ein nephrotisches Syndrom, und sehr oft bildet sich eine Hypertonie aus. Nach 15–20 Jahren schließlich ist das Nierengewebe derart geschädigt, daß die Ersatztherapie mit Dialyse und/oder Transplantation notwendig wird. Durch Einsatz von ACE-Hemmern kann das Auftreten der terminalen Niereninsuffizienz wirkungsvoll verzögert werden.

Die Behandlung des terminal niereninsuffizienten Diabetikers schließt Hämodialyse, Peritonealdialyse und Nierentransplantation ein. Vor 1980 zögerten viele Chirurgen, Diabetiker zu transplantieren, da durch die häufig bestehenden vaskulären Veränderungen (Makroangiopathie) und den notwendigen Gebrauch von Kortikosteroiden zur Behandlung der Abstoßung die Prognose ungünstig erschien. Die Dialysebehandlung der Diabetiker ist jedoch auch mit größerer Morbidität und Mortalität verbunden, verglichen mit nichtdiabetischen Niereninsuffizienten. In den 80er Jahren haben viele Zentren vermehrt Diabetiker transplantiert und gute Resultate erzielt (8). Heute beträgt die Häufigkeit der Diabetiker unter allen Transplantierten in Europa ungefähr 10% und in den USA sogar 20%.

2 Auswahl des Diabetikers zur Transplantation

Da Diabetiker häufig eine diffuse Mikro- und Makroangiopathie vorweisen, müssen sie als Patienten mit hohem Risiko für die Transplantation angesehen werden. Oft haben diese Patienten eine komplexe Vorgeschichte, welche neben der Nephropathie andere diabetische Komplikationen wie Retinopathie, Neuropathie, koronare Herzkrankheit, periphere arterielle Verschlußkrankheit sowie größere Neigung zu Infektionen einschließen. Wenn das Ausmaß all dieser Komplikationen am individuellen Patienten analysiert wird, kann jedoch oft keine absolute Kontraindikation zur Transplantation gefunden werden (8). Die meisten Zentren akzeptieren im Prinzip alle Diabetiker mit terminaler Niereninsuffizienz in ihr Transplantationsprogramm, vorausgesetzt daß sie dieselben Minimalkriterien wie die Nichtdiabetiker erfüllen.

Diabetische Patienten müssen gründlicher als Nichtdiabetiker untersucht und auf die Transplantation vorbereitet werden. Tabelle 47 gibt eine Übersicht über die geläufigsten Kriterien und diagnostischen Maßnahmen, welche die Auswahl des Diabetikers zur Transplantation erlauben.

Tabelle 47. Auswahlkriterien und Untersuchung des Diabetikers. Nach Rohrer (8)

Alter < 65 Jahre
Komplette Anamnese und Status
Laboruntersuchungen:
    Hämogramm, Chemogramm
    Gerinnungsstatus (PT, PTT)
    HBsAg, Hepatitis C, ZMV
    und HIV-Serologie, Tine-Test
    Harnsediment, Harnkultur
EKG
Thoraxübersichtsaufnahme
Abdominale Ultraschalluntersuchung (Gallenblase)
Obere gastrointestinale Kontrastmitteluntersuchung
Thallium-Streßtest

Zusätzliche Spezialuntersuchungen (falls indiziert)
    Bariumuntersuchung des Kolons oder Kolonoskopie (Divertikulose!)
    Zystourethrogramm
    Lungenfunktionsprüfung
    Koronarangiographie

Jüngere Diabetiker (< 40 Jahre) sowie Patienten mit einer kürzeren Dauer der Diabeteskrankheit stellen oft gute Transplantationskandidaten dar. Die Koronarkrankheit ist sehr häufig bei Diabetikern, oft auch ohne Vorgeschichte von Angina pectoris, da wegen der autonomen Neuropathie keine Symptome verspürt werden. Elektrokardiographische Zeichen eines vormaligen Herzinfarkts können manchmal auf eine Koronarkrankheit hinweisen. Unter den nicht-invasiven Untersuchungen muß der Echokardiographie eine zentrale Bedeutung bei der kardialen Beurteilung der diabetischen Transplantationskandidaten beigemessen werden (11). Bei symptomatischen Patienten muß vor der Transplantation mittels Thallium-Streßtest und/oder Koronarangiographie gründlich nach einer Koronarkranheit gefahndet werden. Bei signifikanten Stenosen sollte vor der Transplantation zuerst eine Angioplastie oder eine Bypassoperation vorgenommen werden, denn die koronare Revaskularisierung kann die Morbidität und Mortalität nach Nierentransplantation vermindern. Bei Zeichen der Herzinsuffizienz ist die Prognose meist nicht günstig, und im allgemeinen soll nicht transplantiert werden, wenn die Auswurffraktion des linken Ventrikels weniger als 40% beträgt.

An Patienten mit peripherer arterieller Verschlußkrankheit, welche sich symptomatisch in Claudicatio oder Gangrän äußert, muß vor der Transplantation entweder eine Bypassoperation oder, wenn erfolglos eine Amputation durchgeführt werden, da auch ein trockenes Gangrän beim immunosupprimierten Diabetiker nach der Transplantation zu einer schweren Infektion führen kann (8).

Diabetiker mit peripherer Gefäßschädigung der oberen Extremitäten müssen manchmal notfallmäßig transplantiert werden, wenn keine weiteren Hämodialysegefäßzugänge vorhanden sind und wenn die Peritonealdialyse ausgeschlossen ist.

Die Neuropathie des Diabetikers bringt vor und nach der Transplantation gewisse Probleme mit sich. Gastroparese und Obstipation sind häufige Erscheinungen, wie auch die Harnblasendysfunktion. Bei Gastroparese wird die Absorption des Ciclosporins gehemmt, was durch Gabe von Metoclopramid verbessert werden kann.

Diabetiker können sowohl mit Leichennieren als auch mit Lebendverwandtennieren transplantiert werden. Beide Transplantationsmethoden zeigen gute Erfolge. Bei Lebendverwandtenspende muß der Spender genauso gut auf dessen Eignung hin untersucht werden wie bei nichtdiabetischen Empfängern. Zusätzlich muß jedoch beim Lebendspender ein oraler Glukosetoleranztest durchgeführt werden, damit ein latenter Diabetes ausgeschlossen werden kann.

3 Perioperative Aspekte

Unmittelbar vor und nach der Transplantation ist es wichtig, den Blutzucker und die Elektrolyte unter guter Kontrolle zu halten. Vor der Operation sollte die Hälfte der üblichen Insulindosis verschrieben werden. Alle Patienten müssen 5% Glukoselösung während und nach der Transplantation als Infusion erhalten, bis die enterale Ernährung wieder möglich ist. Regelmäßige und häufige Blutzuckerkontrollen sind notwendig, um die Insulindosis anzupassen.

Wegen der bei Diabetikern häufig auftretenden autonomen Neuropathie können postoperativ häufig Probleme mit der Harn- und Stuhlentleerung auftreten. Häufiges Entleeren der Blase (alle 1–2 h) unmittelbar nach der Transplantation hilft, die Blase wieder zu trainieren, und erlaubt, den Blasenkatheter schon am 2. postoperativen Tag zu entfernen; einige Zentren bevorzugen es jedoch, den Katheter für 5–7 Tage zu belassen. Bethanechol (Urecholine) in einer Dosis von 25 mg 2–4mal pro Tag kann zum Erleichtern der Blasenentleerung verschrieben werden (Vorsicht bei Koronarkrankheit sowie bei Asthma bronchiale!). Frühes Aufstehen unmittelbar postoperativ sowie Gabe von Laxantien helfen, den Stuhlgang nach der Operation zu aktivieren. Für die Gastroparese kann Metoclopramid verschrieben werden (5–20 mg vor den Mahlzeiten), welches hilft, die Nahrungsmittelaufnahme mit den Insulinspitzenwerten zu synchronisieren. Metoclopramid hat auch eine positive Wirkung auf die Absorption des Ciclosporins.

Das Immunsuppressionschema beim Diabetiker differiert wenig vom Schema beim nichtdiabetischen Transplantierten. Wegen der Gastroparese ist manchmal die Absorption des Ciclosporins beeinträchtigt, weshalb etwas höhere Dosen verschrieben werden müssen.

4 Resultate der Nierentransplantation beim Diabetiker

Die Resultate der Nierentransplantation, gemessen an Transplantat- und Patientenüberlebensraten und an der Lebensqualität nach der Transplantation haben sich in den letzten zehn Jahren ständig verbessert und sind ermutigend. Die 1-Jahres-Patientenüberlebensrate liegt bei 90% nach Leichennierentransplantation und bei 95% nach Lebendverwandtenspende. Diese kurzfristigen Raten sind etwa ähnlich bei Nichtdiabetikern. Die längerfristige Überlebensrate wird durch verschiedene Faktoren beeinflußt, wie Dauer des Diabetes vor der Transplantation, Alter des Transplantierten, Schweregrad der assoziierten Komplikationen, etc. (5, 8). Die 1-Jahres-Transplantatüberlebensrate bei Leichennierenspende liegt bei 70% und bei Lebenverwandtenspende bei 75%. Diese Raten liegen etwa 10% niedriger als bei Nichtdiabetikern (3, 6).

Es ist schwierig zu beurteilen, ob die Ersatztherapie mit Dialyse oder die mit Transplantation einen besseren Ausgang gewährleistet (3, 5). Da zur Transplantation häufig jüngere und besser geeignete Patienten ausgewählt werden als zur Dialyse, kann die Patientenüberlebensrate zwischen diesen beiden Gruppen nicht ohne weiteres verglichen werden. Sicher ist die Lebensqualität in den meisten Fällen besser nach der Transplantation verglichen mit der Dialyse, da der Patient wieder mehr Unabhängigkeit gewinnt und von der chronischen Dialysebehandlung befreit ist.

In neuerer Zeit hat sich bei Diabetikern die gleichzeitige Transplantation von Niere und Pankreas immer mehr ausgebreitet. Die Erfolgsrate nach Pankreastransplantation hat sich in den letzten Jahren ständig verbessert und wird sich in Zukunft sicher als die optimalste Behandlungsmethode des diabetischen Niereninsuffizienten herausstellen. Die Pankreastransplantation ist noch immer mit gewissen technischen Schwierigkeiten verbunden, und viele Transplantationszentren müssen zuerst mit der Methode und den Komplikationen sowie der Nachsorge vertraut werden.

Die rezidivierende Nephropathie kann ein längerfristiges Problem beim nierentransplantierten Diabetiker darstellen. Durch die kombinierte Nieren/Pankreastransplantation und die damit verbundene Normalisierung der Blutglukosewerte werden Rezidive in Zukunft seltener werden. Langfristige Studien haben gezeigt, daß das Rezidiv der diabetischen Nephropathie in derselben Zeitspanne im Transplantat auftritt wie in den nativen Nieren (terminale Transplantatniereninsuffizienz nach 15–20 Jahren). Biopsieproben von Transplantaten mehrere Jahre nach der Transplantation zeigen, daß bei diesen Patienten eine progressive diabetische Glomerulosklerose auftreten kann.

5 Nach der Transplantation sich entwickelnder Diabetes

Ein durch Kortikosteroide induzierter Diabetes mellitus nach Nierentransplantation tritt bei 5–18% der Patienten auf, meist im ersten Monat nach der Transplantation, wenn die Steroiddosierung am höchsten ist (4, 10). Bei vielen Patienten normalisieren sich die Blutglukosewerte wieder, wenn die Dosis der Steroide gesenkt wird. Bei anderen Patienten muß jedoch mit oralen Antidiabetika oder sogar mit Insulin behandelt werden. Ungefähr 50% der Patienten, welche mit Insulin behandelt werden müssen, bleiben insulinabhängig.

Faktoren, welche zu Diabetes nach Nierentransplantation prädisponieren, sind ein abnormer Glukosetoleranztest vor der Transplantation, hohe Kortikosteroidgabe, vor allem bei Abstoßungsreaktion, und vorbestehende chronische Pankreatitis. Ein nach der Transplantation auftretender Diabetes ist häufiger bei schwarzen Patienten als bei weißen. Es scheint auch, daß gewisse HLA-Antigene häufiger bei Patienten mit steroidinduziertem Diabetes auftreten (10). Ciclosporin in hoher Dosis prädisponiert ebenfalls wegen der Toxizität auf den Pankreas (β-Zellen) zu Diabetes (9). Trotz Ciclosporinbehandlung und allgemein geringerem Kortikosteroidgebrauch hat die Inzidenz des nach der Transplantation auftretenden Diabetes mellitus nicht abgenommen, weshalb auch Ciclosporin als diabetogen angesehen werden muß (7, 10).

Patienten, welche einen Diabetes nach der Transplantation ausbilden, scheinen eine weniger gute Überlebensrate zu zeigen als Kontrollpatienten (4).

Literatur

1. Abouna GM, Adnani MS, Kumar MS, Samhan SA (1986) Fate of transplanted kidneys with diabetic nephropathy. Lancet 1:622
2. Diabetes Control and Complications Trial Research Group (1993) The effect of intensive treatment of diabetes on the development and progression of long-term complications in insulin-dependent diabetes mellitus. N Engl J Med 329:977

3. Friedman EA, Butt KMH (1988) The diabetic with diabetic nephropathy. In: Morris PJ (ed) Kidney transplantation, 3rd edn, chap 28. Saunders, Philadelphia, pp 693-708
4. Friedman EA, Shyh TP, Beyer MM, Manis T, Butt KMH (1985) Posttransplant diabetes in kidney transplant recipients. Am J Nephrol 5:196
5. Khauli RB, Novick AC, Steinmuller DR, Buszta C, Nakamoto S, Vidt DG, Magnusson M, Schreiber M (1986) Comparison of renal transplantation and dialysis in rehabilitation of diabetic end-stage renal disease patients. Urology 27:521
6. Khauli RB, Steinmuller DR, Novick AC, Buszta C, Goormastic M, Nakamoto S, Vidt DG, Magnusson M, Paganini E, Schreiber MJ (1986) A critical look at survival of diabetics with end-stage renal disease. Transplantation 41:598
7. Markell MS, Armenti V, Danovitch G, Sumrani N (1994) Hyperlipidemia and glucose intolerance in the post-renal transplant patient. J Am Soc Nephrol 4(1):S37
8. Rohrer RJ, Madras PN, Sahyoun AI, Monaco AP (1986) Renal transplantation in the diabetic. World J Surg 10:397
9. Roth D, Milgrom M, Esquenazi V, Fuller L, Burke G, Miller J (1989) Posttransplant hyperglycemia. Increased incidence in cyclosporine-treated allograft recipients. Transplantation 47:278
10. Von Kiparski A, Frei D, Uhlschmid G, Largiadèr F, Binswanger U (1990) Post-transplant diabetes mellitus in renal allograft recipients: a matched-pair control study. Nephrol Dial Transplant 5:220
11. Weinrauch LA, D'Elia JA, Monaco AP, Gleason RE, Welty F, Nishan PC (1992) Preoperative evaluation for diabetic renal transplantation: impact of clinical, laboratory, and echocardiographic parameters on patient and allograft survival. Am J Med 93:19

VII Mineralienmetabolismus und Osteopathie nach Nierentransplantation

Veränderungen im Metabolismus von Kalzium, Phosphat, Parathormon (PTH) und Vitamin D sind nach Nierentransplantation häufig (17). Die renale Osteodystrophie des Dialysepatienten, welche durch den sekundären Hyperparathyreoidismus und den Mangel an aktivem $1,25(OH)_2$ Vitamin D_3 entsteht, wird durch ein funktionelles Transplantat zu einem gewissen Grad korrigiert (2). Auch die Aluminium-induzierte „low-turnover" Knochenerkrankung wird durch die Transplantation verbessert, da Aluminium durch das gut funktionierende Transplantat sehr effizient aus dem Körper eliminiert wird. Auch das für die Dialyse-assoziierte Amyloidose verantwortliche β_2-Mikroglobulin wird durch ein gut funktionierendes Transplantat gut ausgeschieden, weshalb weitere Amyloidose-ablagerungen vermieden werden können. In diesem Kapitel werden die Mineralien- und Knochenveränderungen, auf welche nach der Transplantation geachtet werden muß, beschrieben.

1 Hyper- und Hypokalzämie

Das Auftreten einer Hyperkalzämie nach Nierentransplantation wird in der Literatur mit 9–33% der Transplantierten angegeben. Die Variation in der Inzidenz kann zum Teil durch unterschiedliche diagnostische Kriterien in den verschiedenen Studien erklärt werden (5, 9). Meist ist eine postoperative Hyperkalzämie nur vorübergehender Natur und kaum von Bedeutung. Bei längerdauernder und schwerer Hyperkalzämie wird jedoch das Transplantat gefährdet. Die andauernde Hyperkalzämie trägt auch zu erhöhtem Blutdruck bei und ist ein Risikofaktor für die aseptische Osteonekrose.

Es sind verschiedene Mechanismen impliziert worden, die das Auftreten der Hyperkalzämie nach Nierentransplantation erklären (Tabelle 48). Der persistierende sekundäre Hyperparathyreoidismus muß als hauptsächlichster Mechanismus angesehen werden (3). Serumspiegel für das Parathormon (PTH) können noch Jahre nach der Transplantation erhöht sein. In seltenen Fällen kann sich ein autonomes Adenom in einer hyperplastischen Nebenschilddrüse ausbilden (tertiärer Hyperparathyreoidismus) (1, 8). Resorption von extraskeletalen Kalzifikationen, Vitamin-D-Toxizität und Phosphatverlust durch das Transplantat und durch den Gebrauch von Phosphatbindern sind weitere Mechanismen, die zur Ausbildung einer postoperativen Hyperkalzämie beitragen (11, 12, 13).

Tabelle 48. Mechanismen der Hyperkalzämie nach Nierentransplantation. Nach Sakhaee (17)

Hyperparathyreoidismus (sekundär; selten tertiär)
Resorption von extraskelettalen Kalzifikationen
Phosphatverlust:
– durch das Transplantat
– durch den Gebrauch von Phosphatbindern wie $Al(OH)_3$ oder $CaCO_3$
Vitamin-D-Toxizität
Rasche Reduzierung der Koritkosteroiddosis

Das Gesamtkalzium kann sich in den ersten Monaten nach Nierentransplantation auch wegen des Ansteigens des Serumalbumins erhöhen, ohne daß das freie ionisierte Kalzium erhöht wird (7). Eine Hyperkalzämie tritt vor allem bei Patienten auf, die jahrelang dialysiert wurden und hohe Kalzium- und Phosphatwerte unter Dialyse haben und die röntgenologisch subperiostale Erosionen und extraskeletale Kalzifikationen aufweisen, was auf schweren präexistierende Hyperparathyreoidismus hinweist.

Eine akute Hyperkalzämie unmittelbar nach Nierentransplantation (> 3,5 mmol/l) tritt vor allem bei schwerem sekundärem Hyperparathyreoidismus auf. Sie birgt das Risiko der Transplantatunterfunktion, der Calciphylaxe und der akuten Pankreatitis in sich. Durch die verbesserte präoperative Behandlung des sekundären Hyperparathyreoidismus mittels Diät, oraler Phosphatbinder und Vitamin-D-Präparaten (Calcitriol) wird diese Komplikation heutzutage weniger oft gesehen. Viele Patienten weisen postoperativ nur eine vorübergehende Erhöhung des Kalziumspiegels auf, meist zwischen 2,5 und 3 mmol/l, selten über 3 mmol/l. Nach 6–12 Monaten normalisiert sich der Kalziumspiegel durch die langsame Involution der hyperplastischen Nebenschilddrüsen in den meisten Fällen (18). Es besteht kein wesentliches Risiko der Transplantatdysfunktion, Nephrolithiasis oder Nephrokalzinose. Eine Hyperkalzämie kann jedoch bei etwa 50% dieser Patienten länger fortbestehen, meist mit gleichzeitig bestehender Hypophosphatämie.

Die Behandlung der postoperativen Hyperkalzämie schließt diätetische Maßnahmen wie Reduzieren von Milchprodukten in der Nahrung ein. Eine eventuelle Diuretikatherapie, vor allem mit Thiaziden, sollte abgesetzt werden. Die Behandlung mit Vitamin-D-Präparaten muß ebenfalls gestoppt werden (6). Eine fortbestehende Hyperkalzämie geringen Grades wird im allgemeinen konservativ behandelt, da sie in den meisten Fällen spontan reversibel ist. Bei gleichzeitiger Hypophosphatämie soll orales Phosphat verschrieben werden. Bei schwerer und längerdauernder Hyperkalzämie kann versucht werden, mit Biphosphonaten zu behandeln (Pamidronat). Diese Substanzen üben eine stark hemmende Wirkung auf die durch Osteoklasten verursachte Knochenresorption aus. Die Wirkung der Biphosphonate ist meist nur vorübergehender Natur, die Behandlung kann aber mehrmals wiederholt werden.

In schweren Fällen muß eine Parathyreoidektomie durchgeführt werden (4, 10, 18). Die Indikationen für eine Parathyreoidektomie sind in Tabelle 49 aufgeführt.

Tabelle 49. Indikationen für die Parathyreoidektomie nach Nierentransplantation

Progressive Erhöhung des Parathormonspiegels
Andauernde Hyperkalzämie (> 2-3 Jahre)
Ansteigen der alkalischen Phosphatase
Neuauftretende oder sich verschlimmernde metabolische Knochenerkrankung
Osteonekrose
Metastatische Kalzifikationen
Schwerer Pruritus
Proximale Myopathie

Früher wurde eine schwere Hyperkalzämie (> 3,5 mmol/l) unmittelbar nach Nierentransplantation vielfach durch notfallmäßiges Entfernen der Nebenschilddrüsen behandelt. Durch die besseren Behandlungsmethoden und wegen der Seltenheit und dem geringen Ausmaß dieser Komplikation ist die notfallmäßige Parathyreoidektomie kaum mehr notwendig.

Das Auftreten einer Hypokalzämie nach Nierentransplantation ist eine Seltenheit bei gut funktionierendem Transplantat und wird im allgemeinen nur bei Patienten gesehen, bei denen zuvor eine Parathyreoidektomie vorgenommen wurde und die einen Mangel an Parathormon aufweisen. Hypokalzämie kann auch bei Transplantatniereninsuffizienz auftreten, bedingt durch den sekundären Hyperparathyreoidismus und den Mangel an 1,25(OH)2 Vitamin D3.

2 Hypophosphatämie

Wie die Hyperkalzämie ist das Auftreten eine Hypophosphatämie nach Nierentransplantation ebenfalls sehr häufig und wird durch verschiedene Faktoren verursacht (15). Unmittelbar nach der Transplantation kann ein noch hoher PTH-Spiegel (sekundärer Hyperparathyreoidismus) bei hoher GFR auf Grund der Wirkung des PTH auf die proximalen Tubuluszellen zu hohem renalem Phosphatverlust führen. Nierentransplantierte werden vielfach auch mit phosphatbindendem Aluminiumhydroxid zur Kontrolle der Phosphatresorption oder wegen eines Ulkusleidens behandelt, was die intestinale Phosphatabsorption beeinträchtigt. Die intestinale Absorption wird auch durch die immunosuppressive Behandlung (Steroide) beeinträchtigt. Durch renalen Verlust und intestinale Resorptionsverminderung entsteht beim Transplantierten eine negative Phosphatbilanz (15, 16).

Die Hypophosphatämie kann bei 20–25% der Transplantierten längerfristig (> 1 Jahr) bestehen bleiben. Dies wird vor allem durch die beeinträchtigte tubuläre Rückresorption im Rahmen des Hyperparathyreoidismus erklärt. Eine Hypophosphatämie kann aber auch bei normalen PTH- und Kalziumwerten gefunden werden, was auf einen zusätzlichen tubulären Transportdefekt schließen lässt (15). Ciclosporin verursacht ebenfalls einen renalen Phosphatverlust wegen seiner toxischen Wirkung auf die Nierentubuli. Der renale Phosphatverlust wird jedoch auch bei konventioneller Azathioprin/Prednisonbehandlung vorgefunden. Magnesiumdefizienz, entweder als primäres Problem oder wiederum wegen eines primären renalen Transportdefekts, z.B. durch Ciclosporin verursacht, verschlimmert die renale Phophaturie (14).

Die Hypophosphatämie kann zur Ausbildung einer Hyperkalzämie nach Nierentransplantation und zu metabolischer Knochenerkrankung beitragen. Ein myopathisches Syndrom, welches der Steroid-induzierten Myopathie gleicht, kann ebenfalls durch die chronische Hypophosphatämie verursacht werden. Die Hypophosphatämie sollte deshalb durch Phosphatgabe (250–500 mg 3mal täglich) behandelt werden.

Bei schlecht funktionierendem Transplantat kann sich umgehend wieder ein sekundärer Hyperparathyreoidismus entwickeln. Durch Beeinträchtigung der renalen Phosphatausscheidung kommt es zu Phosphatretention und zu hohen Serumphosphatwerten.

3 Metabolische Knochenerkrankungen

3.1 Hyperparathyreoidismus

Wie oben erwähnt, führt die erfolgreiche Nierentransplantation in den meisten Fällen zu einer Normalisierung des sekundären Hyperparathyreoidismus. Die mit der hyperparathyreoten Knochenerkrankung einhergehenden Schmerzen verschwinden meist komplett nach der Transplantation. Die progressive Normalisierung der typischen röntgenologischen Knochenveränderungen wird schon in den ersten 3 Monaten nach Nierentransplantation gesehen (11). Der Hyperparathyreoidismus und die damit verbundenen Knochenveränderungen können jedoch beim Transplantierten länger bestehen bleiben. Es muß dann eine Parathyreoidektomie in Erwägung gezogen werden.

3.2 Osteomalazie

Die Osteomalazie ist ebenfalls eine Komplikation der chronischen Niereninsuffizienz und ist durch den Mangel an Vitamin D zu erklären (6). Die Akkumulation von Aluminium in den Knochen trägt ebenfalls zur Entwicklung der Osteomalazie bei. Die chronische Azidose des Niereninsuffizienten ist zusätzlich für die Knochendemineralisation verantwortlich. Nach erfolgreicher Nierentransplantation verändert sich das metabolische Milieu im Knochen, die Azidose wird aufgehoben und Aluminium wird durch die gut funktionierende Niere ausgeschieden. Der Metabolismus des Vitamin D, vor allem die Konversion des 25-OH-Vitamin D zum aktiven $1,25\text{-}(OH)_2$ Vitamin D_3 in den proximalen Tubuluszellen, normalisiert sich ebenfalls, was zur Korrektur der vorbestehenden Osteomalazie führt.

15. Rosenbaum RW, Hruska KA, Korkor A, Anderson C, Slatopolsky E (1981) Decreased phosphate reabsorption after renal transplantation: evidence for a mechanism independent of calcium and parathyroid hormone. Kidney Int 19:568
16. Rosental R, Babarykin D, Fomina O, Smelters G, Valiniece M, Baumann V (1982) Hypophosphatämie nach erfolgter Transplantation der Niere. Klinisch-experimentelle Untersuchung. Z Urol Nephrol 75:393
17. Sakhaee K, Helderman JH (1987) Kidney transplantation: Mineral metabolism complications. In: Toledo-Pereyra LH (ed) Immunology series, vol 32: Complications of organ transplanation. Dekker, New York, pp 147-168
18. Sitges-Serra A, Caralps-Riera A (1987) Hyperparathyroidism associated with renal disease: pathogenesis, natural history, and surgical treatment. Surg Clin North Am 67:359

VIII Gastrointestinale Komplikationen nach Nierentransplantation

Gastrointestinale Komplikationen traten in den frühen Jahren der Nierentransplantation mit großer Häufigkeit auf, und waren mit einer großen Morbidität und Mortalität verbunden. Glücklicherweise sind viele dieser Komplikationen seltener geworden, mitunter wegen verbesserter Vorbereitung des Patients und optimalerer Immunsuppressionsprotokolle. Gewisse dieser Erkrankungen können beim transplantierten Patienten vorbestehen, wie etwa ein Ulkusleiden oder eine Divertikulose, und verursachen dann im Verlauf Komplikationen, z.B. eine Blutung. Der potentielle Transplantationskandidat muß deshalb gründlich auf das Bestehen von gastrointestinalen Erkrankungen untersucht und entsprechend

Tabelle 50. Häufige gastrointestinale Komplikationen nach Nierentransplantation

---

Oropharynx:
  Candidose (speziell bei Diabetikern)
  Mukositis (durch zytotoxische Medikamente verursacht)
  Herpetische Ulzerationen
  Krebs (Lippe, Zunge)

Ösophagus:
  Refluxkrankheit mit Ösophagitis
  Infektiöse Ösophagitis: Candida, ZMV
  Mallory-Weiss-Syndrom

Magen:
  Gastritis
  Magenulkus
  Magenkrebs (Lymphom)

Duodenum:
  Duodenalulkus
  ZMV

Jejunum/Ileum:
  Obstruktion
  Ulzeration/Perforation (ZMV)
  Infarkt

Tabelle 50. Fortsetzung

Enterokutane Fistelbildung
Krebs (Lymphom)

Kolon:
Divertikulose, Divertikulitis (Obstipation)
Perforation und Peritonitis
Blutung
Ulzeration und Hämorrhagie (ZMV)
Pseudomembranöse Kolitis (nach Breitbandantibiotika)
Obstruktion durch Stuhl

Pankreas:
Pankreatitis (Kortikosteroide; Azathioprin)

Leber und Gallenwege:
Hepatitis: infektiös (B, C, D, EBV, HSV, VZV)
          medikamentös (Azathioprin; Ciclosporin)
Gallensteine und Steincholezystitis

behandelt werden. Tabelle 50 faßt die häufigsten dieser Erkrankungen und Komplikationen bei Nierentransplantierten zusammen.

1 Ulkusleiden

Niereninsuffiziente Dialysepatienten und Transplantierte leiden häufig an Ulzera (5). Verschiedene Faktoren prädisponieren diese Patienten zu gastrointestinalen Ulzerationen, wie Urämie, Immunsuppression (Kortikosteroide), Zytomegalovirusinfektion und Säurehypersekretion. Die Inzidenz der Geschwürkrankheit bei Dialysepatienten und nach Nierentransplantation hat jedoch in den letzten Jahren merklich abgenommen, mitunter wegen des weitverbreiteten Gebrauchs von H_2-Blockern und Protonenpumpenhemmern und wegen der allgemeinen Tendenz, weniger hohe Kortikosteroiddosen nach Nierentransplantation zu verwenden (10, 15).

Ein Ulkus kann zu einer schweren Blutung oder zur Perforation führen. Eine Magen- oder Zwölffingerdarmblutung tritt vor allem bei Patienten mit einer Vorgeschichte von Ulkusleiden auf. Die Hauptsymptome sind Hämatemesis und Melena; epigastrische Schmerzen treten nur bei 20% der Patienten auf. Eine Perforation kann bei ungefähr 10% der Ulkuspatienten auftreten und ist mit einer großen operativen Mortalität verbunden. Es ist deshalb wichtig, eine Ulkuskrankheit vor der Transplantation zu erkennen und zu behandeln. Patienten mit einer Vorgeschichte von Ulzera, die jedoch zum Zeitpunkt der Transplantation symptomfrei sind, sollten nach der Transplantation prophylaktisch mit H_2-Blockern oder Omeprazol behandelt werden, da durch den Streß der Chirurgie und durch die Kortikosteroidbehandlung eine Geschwürkrankheit häufig rezidiviert.

2 Intestinale Komplikationen

Blutungen und spontane Perforation des Dünndarms sind seltene Ereignisse nach Nierentransplantation. Die Ursache ist oft nicht klar; unter den kausalen Faktoren sind ZMV-Infektion, Ischämie, Obstruktion, Urämie und hoher Kortikosteroidgebrauch genannt worden (10).

Kolonkomplikationen nach Nierentransplantation schließen Obstruktion, Perforation, Ulzeration und Nekrose ein (1, 6). Die Dickdarmdivertikulose ist eine häufige Erscheinung beim Niereninsuffizienten mit chronischer Obstipation. Eine Divertikulitis des Sigmas kann zu Blutung und Perforation führen und ist mit einer hohen Mortalität beim immunsupprimierten Transplantierten verbunden. Die Perforation ist relativ selten und ist klinisch beim Immunsupprimierten oft symptomarm. Die Zeichen einer Peritonitis oder eines Abszesses können ebenfalls sehr subtil sein, speziell bei älteren Patienten. Die meisten Patienten weisen aber Fieber, Abdominalschmerzen, Distension und Zeichen des Ileus auf.

Ulzerationen des Kolons mit Blutung oder Perforation sind mit hohem Kortikosteroidgebrauch verbunden. Kolonulzerationen können auch durch ZMV verursacht sein. Diese Patienten weisen dann aber auch andere Symptome einer ZMV-Infektion auf. Meist sind das Zökum und das aszendierende Kolon befallen, aber auch Ösophagus, Magen und Dünndarm können Läsionen aufweisen.

Die Behandlung der Obstipation mit Einläufen kann in seltenen Fällen beim Transplantierten eine Kolonnekrose verursachen. Dies wurde auch nach Verwendung von Resoniumharzen mit Sorbitol zur Behandlung der Hyperkaliämie beobachtet (19). Es scheint, daß das hyperosmolare Sorbitol für die Nekrose des Kolons verantwortlich ist.

Transplantierte weisen auch ein erhöhtes Risiko für die pseudomembranöse Kolitis auf. Die hohe Inzidenz von schweren bakteriellen Infektionen führt bei Transplantierten zu häufigem Gebrauch von hochdosierten Breitbandantibiotika über längere Zeit, was das Auftreten der durch *Clostridium-difficile*-Toxin verursachten Enterokolitis fördert. Die Urämie und wahrscheinlich auch die immunsuppressive Behandlung sind weitere begünstigende Faktoren.

Viele Niereninsuffiziente, vor allem ältere Patienten, neigen zu Stuhlretention. Die chronische Obstipation wird durch Dehydratation, phosphatbindende Antazida, kaliumbindende Resoniumharze und durch Medikamente, welche die Peristaltik blockieren (Opiate), gefördert. Beim immunsupprimierten Transplantierten prädisponiert die Obstipation zu Obstruktion und Perforation. Deshalb müssen Patienten, welche zu Obstipation neigen, großzügig mit Abführmitteln behandelt werden.

3 Pankreatitis

Eine leichte Erhöhung der Serumamylase ohne Pankreatitis kann beim Transplantierten mit schlechter Transplantatfunktion als Folge der verminderten Clearance des Enzyms auftreten. Bei hohen Amylase- und Lipasewerten muß jedoch

an die Pankreatitis gedacht werden. Die akute Pankreatitis beim immunsupprimierten Transplantierten nimmt oft einen sehr dramatischen Verlauf mit akutem Abdomen, Elektrolytanomalien, Tetanie (Hypokalzämie), Ikterus, Kreislaufversagen und respiratorischer Insuffizienz. Die Mortalität ist hoch, vor allem wenn die Pankreatitis in der Frühphase nach Transplantation auftritt.

Verschiedene Ursachen der akuten Pankreatitis sind bei Transplantierten vermutet worden. Unter den Medikamenten sind Kortikosteroide zu nennen sowie in sehr seltene Fällen Azathioprin und auch Ciclosporin (9). Der sekundäre Hyperparathyreoidismus fördert das Auftreten einer postoperativen Hyperkalzämie, welche ebenfalls eine Pankreatitis verursachen kann. Weitere Faktoren sind hoher Alkoholgenuß, Gallensteinleiden (Choledocholithiasis) sowie Zytomegalovirusinfektion.

4 Lebererkrankungen und Hepatitis

Die Nierentransplantation kann durch akute und chronische Lebererkrankungen kompliziert werden. Die virale B- und C-Hepatitis sind die Hauptursache von chronischen Lebererkrankungen nach Nierentransplantation. Die immunsuppressiven Medikamente Azathioprin und Ciclosporin sind ebenfalls hepatotoxisch. Chronische virale Lebererkrankungen bei Nierentransplantierten nehmen ihren Anfang meist schon unter Dialysebehandlung und können durch die immunsuppressive Behandlung reaktiviert werden bzw. fortschreiten. Akute, chronische oder vorübergehende Zeichen der Hepatitis (Transaminaseerhöhung) treten nach der Transplantation bei bis zu 60% der infizierten Patienten auf. Eine chronische Transaminaseerhöhung (länger als 6 Monate fortbestehend) tritt bei 5–15% der Transplantierten auf (2, 18). Transplantierte mit chronisch viraler Hepatitis weisen einen weit weniger günstigen Verlauf auf als Patienten ohne Hepatitisvirusinfektion mit normaler Leberfunktion.

4.1 Akute Hepatitis

Eine akute Hepatitis beim Nierentransplantierten ist entweder viraler oder medikamentöser Genese, wobei vor allem die virale Hepatitis eine große Morbidität verursacht.

Die Hepatitis A tritt bei Transplantierten nicht gehäuft auf und führt auch nicht zu einer chronischen Hepatitis. Bei entsprechenden Vorsichtsmaßnahmen ist auch die neu erworbene Hepatitis B beim Transplantierten nicht gehäuft. Dank routinemäßigem Screening bei Dialysepatienten sowie verbesserten Maßnahmen zur Verhinderung der Übertragung und auch Dank der Hepatitis-B-Impfung ist die Inzidenz der Hepatitis B bei Nierenpatienten in den letzten Jahren zurückgegangen. Patienten mit akuter Hepatitis B weisen klinisch Müdigkeit, Ikterus und manchmal Fieber auf sowie seltener Arthritis und Exanthem. Eine neu auftretende Hepatitis B kann beim Transplantierten in gewissen Fällen einen schweren Verlauf nehmen und rasch zu Leberinsuffizienz führen. Die akute C-Hepatitis verläuft klinisch meist milder als die B-Hepatitis und ist seit dem routinemäßig durchgeführten Screening der Bluttransfusionen seltener geworden. Die C-Hepatitis kann auch durch das Transplantat übertragen werden. Ob Hepatitis-C-positive Transplantatspender verworfen werden sollen, ist noch Gegenstand einer großen Kontroverse. Die Diagnose der akuten viralen A-, B- und C-Hepatitiden wird vor allem durch serologische Bestimmung von HAV-Ak, HBsAg, HBsAk, HBcAk und HCV-Ak gesichert. PCR-Methoden werden bei der Diagnose der B- und C-Hepatitis ebenfalls verwendet.

Die ZMV-Hepatitis entsteht beim Transplantierten meist im Rahmen eines klinisch akuten Krankheitsbildes mit hohem Fieber, das auch mit Transplantatdysfunktion einhergeht. Die Diagnose wird serologisch und durch Kultur des Virus aus Blut und Urin gesichert. Eine durch Herpes simplex verursachte Hepatitis geht ebenfalls mit hohem Fieber sowie mit Odynophagie und Leukopenie einher. Das Epstein-Barr-Virus verursacht im Rahmen einer Mononukleose beim Transplantierten häufig eine milde Hepatitis.

Verschiedene hepatotoxische Wirkungen sind mit Azathioprin beschrieben worden (14). Diese Nebenwirkungen sind ziemlich selten, vor allem wenn die Dosis unter 2 mg/kg gehalten wird. Bei manchen Patienten entwickelt sich eine cholestatische Hepatitis, welche auf einer idiosynkratischen Reaktion beruht und reversibel ist, wenn die Behandlung abgesetzt wird. In seltenen Fällen tritt unter Azathioprinbehandlung eine veno-okklusive Lebererkrankung auf, die zu portaler Hypertonie und Aszitesbildung führt (8).

Bei hoher Ciclosporindosierung wird ebenfalls eine Hepatotoxizität beobachtet. Meist manifestiert sich jedoch zuerst die renale Toxizität. Wie die renale Toxizität ist auch die Ciclosporin-induzierte Leberschädigung reversibel, wenn die Dosis reduziert wird. Ciclosporin prädisponiert zudem zu Gallensteinen (9).

Tabelle 51. Ätiologie der akuten und chronischen Hepatitiden beim Nierentransplantierten

1. Infektiös:
   Hepatitis B
   Hepatitis C (Non-A, Non-B Hepatitis)
   Delta-Hepatitis
   Zytomegalie
   Herpes simplex
   Epstein-Barr-Virus
   Varizella-Zoster-Virus

2. Medikamentös:
   Azathioprin
   Ciclosporin

3. Andere Ursachen:
   Alkohol
   Andere Medikamente

4.2 Chronische Hepatitis

Chronische Hepatitiden können beim Transplantierten wiederum durch Medikamente oder durch Viren verursacht sein und verursachen längerfristig eine recht große Morbidität und Mortalität durch Leberinsuffizienz und Sepsis. Vorallem die chronischen viralen Hepatitiden sind nach der Transplantation in vielen Fällen progredient und können zu Zirrhose und Leberinsuffizienz führen. Zudem entsteht ein höheres Risiko für Leberzellkarzinom. Die medikamentösen Hepatitiden sind jedoch meist reversibel.

4.2.1 Hepatitis B

Die Hepatitis B nimmt beim immunsupprimierten Transplantierten einen anderen Verlauf als bei der Normalbevölkerung und bei Dialysepatienten (Abbildung 51). Im Gegensatz zu normalen Patienten persistiert das Hepatitis-B-Virus bei Transplantierten über längere Zeit; diese Patienten werden meist nie wieder HBsAg-seronegativ (11, 13).

Patienten, welche chronisch positive HBsAg-Träger sind und eine chronisch persistierende Hepatitis aufweisen, haben ein hohes Risiko, eine chronisch aktive Hepatitis auszubilden, welche einen progredienten Verlauf hat und zu Zirrhose und Leberinsuffizienz führt. Viele dieser Patienten sterben wegen septischer Komplikationen. Patienten mit persistierender HBe-Antigenämie oder mit gleichzeitiger Hepatitis-Delta-Virusinfektion haben ein noch größeres Risiko, eine chronisch aktive Hepatitis zu entwickeln und eine Leberinsuffizienz auszubilden. Die Inzidenz eines Hepatoms bei diesen Hepatitis-B-positiven Empfängern ist viel höher,

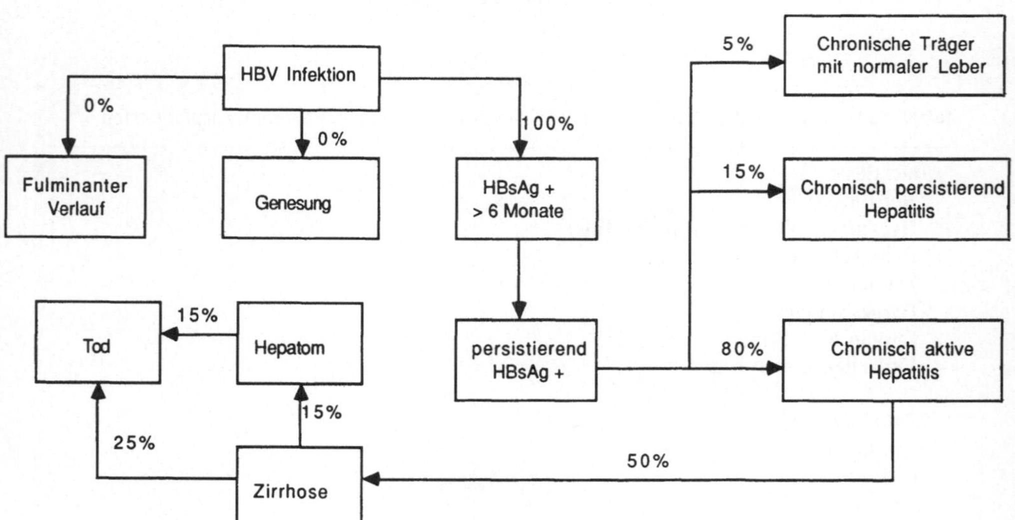

Abb. 51. Verlauf der akuten Hepatitis-B-Infektion beim Nierentransplantierten in einer Studie von Parfrey (11)

verglichen mit anderen chronischen Trägern. Durch die Immunsuppression kann das Hepatitis-B-Virus persistieren und weiterhin replizieren, was zu HBs-Antigenämie und chronischer Leberschädigung führt.

Bei chronisch aktiver Hepatitis muß versucht werden, das Niveau der Immunsuppression möglichst niedrig zu halten. Wegen der potentiellen Gefahr von zusätzlicher Lebertoxizität soll die Azathioprinbehandlung reduziert oder sogar unterbrochen werden. Nicht immer wird jedoch der Verlauf der Hepatitis B günstig beeinflußt, und das zusätzliche Risiko der Abstoßungsreaktion muß mit berücksichtigt werden. Wenn in Bezug auf Abstoßungsreaktionen achtgegeben wird, kann jedoch in gewissen Fällen dank Reduktion der Azathioprindosis ein günstigerer Verlauf eintreten (3).

Die Frage, ob chronisch Hepatitis-B-positive Dialysepatienten oder Niereninsuffiziente wegen der möglichen schweren Auswirkungen überhaupt transplantiert werden sollen, ist kontrovers. Wenn Hepatitis-B-Antigen-positive Transplantierte mit HBsAg-positiven Dialysepatienten verglichen werden, weisen die Transplantierten eine höhere Rate von chronischer Hepatitis auf, vor allem von chronisch aktiver Hepatitis. Die Mortalität ist ebenfalls größer bei Transplantierten als bei Dialysepatienten. Die negative Auswirkung der Hepatitis-B-Infektion ist in den ersten Jahren nach der Transplantation nicht so offensichtlich, wird aber längerfristig zum Problem. Werden HBsAg-positive und -negative Transplantierte verglichen, so zeigen die HBsAg-positiven ebenfalls eine schlechtere Transplantat- und Patientenüberlebensrate als HBsAg-negative Transplantierte (13). Der Einsatz von Interferon-α bei HBsAg-positiven Dialysepatienten oder sogar bei Transplantierten wird in Zukunft möglicherweise die Hepatitis B zu einem geringeren Problem werden lassen.

Aus den oben angeführten Gründen transplantieren gewisse Zentren Hepatitis-B-positive Niereninsuffiziente nicht. Andere Zentren führen an diesen Patienten vor der Transplantation eine Leberbiopsie durch, mitunter um andere Diagnosen auszuschließen, und transplantieren nur, wenn keine chronisch aktive Hepatitis oder keine Zeichen der Zirrhose vorliegen. Die Entscheidung muß in allen Fälle individualisiert werden. Die bessere Lebensqualität nach Nierentransplantation sollte mit dem niedrigen, aber sicher bestehenden Risiko für chronische Leberinsuffizienz in Bezug gebracht werden. Es sollte nie eine Transplantation durchgeführt werden, wenn klinisch oder bioptisch Zeichen einer aktiven Hepatitis bestehen. Vor einer Transplantation sollten deshalb alle HBsAg-positiven Patienten stabile Leberfunktionsprüfungen aufweisen.

Die Impfung gegen Hepatitis B kann beim Dialysepatienten und beim Transplantierten problematisch sein, da in vielen Fällen gar keine Serokonversion auftritt oder eine Serokonversion wieder negativiert wird (7, 17). Es ist deshalb wichtig, schon früh im Verlauf der Niereninsuffizienz an die Hepatitis-B-Impfung zu denken und alle 5 Jahre eine Boosterimpfung durchzuführen.

4.2.2 Hepatitis C (Non-A, Non-B)

Die Non-A-, Non-B-Hepatitis, welche in über 90% der Fälle durch das Hepatitis-C-Virus verursacht wird, kann beim Transplantierten ebenfalls zu chronischer

Hepatitis führen. Hepatitis C wird durch Bluttransfusionen und auch durch das Transplantat übertragen (12), und ist die häufigste Ursache der transfusionsvermittelten Hepatitis bei Dialysepatienten. Die Prävalenz der Hepatitis C bei Dialysepatienten ist recht hoch, sie liegt zwischen 10 und 30% (16). Dank der Einführung eines serologischen Hepatitis-C-Tests und dank des Rückgangs der Transfusionsnotwendigkeit bei Hämodialysepatienten kann in Zukunft auch mit einem Rückgang der Inzidenz von Hepatitis C gerechnet werden. Hepatitis-C-positive niereninsuffiziente Patienten, welche keine Zeichen einer chronischen Hepatitis aufweisen, können wahrscheinlich ohne Bedenken transplantiert werden (16). Der längerfristige Verlauf ist jedoch nicht vollständig bekannt, und Reaktivierungen sind möglich (4). Wie bei Hepatitis B muß vermieden werden, Hepatitis C durch Bluttransfusionen oder durch Transplantate zu übertragen. Ein durch Transplantation übertragenes Hepatitis-C-Virus führt zu chronischer Hepatitis in bis zu 50% der Fälle. Es sind auch subfulminante Fälle mit Leberversagen beschrieben worden (12). Eine Impfung für Hepatitis C ist zur Zeit nicht erhältlich. Der Einsatz von Interferon-α muß noch geprüft werden.

Literatur

1. Church JM, Braun WE, Novick AC, Fazio VW, Steinmuller DR (1986) Perforation of the colon in renal homograft recipients. Ann Surg 203:69
2. Debure A, Degos F, Pol S, Degott C, Carnot F, Lugassy C, Lacombe M, Kreis H (1988) Liver disease and hepatic complications in renal transplant patients. Adv Nephrol 17:375
3. Farge D, Parfrey PS, Forbes RDC, Dandavino R, Guttmann RD (1986) Reduction of azathioprine in renal transplant patients with chronic hepatitis. Transplantation 41:55
4. Goffin E, Pirson Y, Cornu C, Geubel A, Squifflet JP, van Ypersele de Strihou C (1994) Outcome of HCV infection after renal transplantation. Kidney Int 45:551
5. Knechtle SJ, Kempf K, Bollinger RR (1987) Peptic ulcer disease following renal transplantation. Transplant Proc 19:2233
6. Koneru B, Selby R, O'Hair DP, Tsakis AG, Hakala TR, Starzl TE (1990) Nonobstructing colonic dilatation and colon perforations following renal transplantation. Arch Surg 125:610
7. Lauchart W, Feuerhake A, Pichlmayr R, Muller R (1984) Active hepatitis B vaccination in immunosuppressed patients. Transplant Proc 16:1348
8. Liaño F, Moreno A, Matesanz R, Teruel JL, Redondo C, Garcia-Martin F, Orte F, Ortuño J (1989) Veno-occlusive hepatic disease of the liver in renal transplantation: is azathioprine the cause? Nephron 51:509
9. Lorber MI, Van Buren CT, Flechner SM, Williams C, Kahan BD (1987) Hepatobiliary and pancreatic complications of cyclosporine therapy in 466 renal transplant recipients. Transplantation 43:35
10. Meech PR, Hardie IR, Hartley LCJ, Strong RW, Clunie GJA (1979) Gastrointestinal complications of renal transplantation. Aust N Z J Surg 49:621
11. Parfrey PS, Farge D, Forbes C, Dandavino R, Kenick S, Guttmann RD (1985) Chronic hepatitis in end-stage renal disease: comparison of HBsAg-negative and HBsAg-positive patients. Kidney Int 28:959
12. Pereira BJG, Milford EL, Kirkman RL, Levey AS (1991) Transmission of hepatitis C virus by organ transplantation. N Engl J Med 325:454

13. Pol S, Debure A, Degott C, Carnot F, Legendre C, Brechot C, Kreis H (1990) Chronic hepatitis in kidney allograft recipients. Lancet 1:878
14. Ramalho HJ, Terra EG, Cartapatti E, Barberato JB, Alves VAF, Gayotto LCC, Abbud-Filho M (1989) Hepatotoxicity of azathioprine in renal transplant recipients. Transplant Proc 21:1716
15. Steger AC, Timoney A, Griffen S, Salem RR, Williams G (1990) The influence of immunosuppression on peptic ulceration following renal transplantation. Nephrol Dial Transplant 5:289
16. Stempel CA, Lake J, Kuo G, Vincenti F (1993) Hepatitis C - its prevalence in end-stage renal failure patients and clinical course after kidney transplantation. Transplantation 55:273
17. Stevens CE, Alter HJ, Taylor PE, Zang EA, Harley EJ, Szmuness W, and the Dialysis Vaccine Trial Study Group (1984) Hepatitis B vaccine in patients receiving hemodialysis. N Engl J Med 311:496
18. Weir MR, Kirkman RL, Strom TB, Tilney NL (1985) Liver disease in recipients of long-functioning renal allografts. Kidney Int 28:839
19. Wootton FT, Rhodes DF, Lee WM, Fitts CT (1989) Colonic necrosis with Kayexalate-Sorbitol enemas after renal transplantation. Ann Int Med 111:947

IX Hämatologische Probleme

Nach einer Nierentransplantation können verschiedene hämatologische Probleme auftreten (Tabelle 52). Medikamente, vor allem die Immunsuppressiva, spielen dabei eine wichtige Rolle wie auch die häufig nach Transplantation ausbrechende Zytomegalovirusinfektion. Bei jedem Patient mit hämatologischen Veränderungen muß gründlich nach Vitaminmangelzuständen, gastrointestinalen Blutverlusten sowie Medikamentennebenwirkungen gefahndet werden, damit schwerwiegende Komplikationen vermieden werden können.

Tabelle 52. Hämatologische Erscheinungen nach Nierentransplantation

Komplikation	*Ursachen*
1. Anämie:	Chronische Transplantatniereninsuffizienz Medikamentös bedingt (Azathioprin, Cyclophosphamid) Hämolyse bei AB0/Rh Mismatch
2. Makrozytose:	Azathioprin, Cyclophosphamid
3. Erythrozytose:	Oft multifaktoriell (Ischämie, TNAS, chronische Abstoßung, Hydronephrose)
4. Leukopenie:	Azathioprin, Cyclophosphamid, Acyclovir, Ganciclovir ZMV
5. Thrombozytopenie:	Zytotoxische Medikamente, ATG ZMV HUS/TTP
6. Hämolytisch-urämisches Syndrom (HUS):	Ciclosporin Fulminante Abstoßungsreaktion Rezidivierendes HUS HIV-Infekt

1 Anämie

Eine isolierte Makrozytose ohne Anämie, mit oder ohne megaloblastäre Knochenmarkveränderungen tritt als Folge der zytotoxischen Behandlung mit Azathioprin (3) oder Cyclophosphamid auf (7). Das durchschnittliche Erythrozytenvolumen (MCV) ist dabei häufig größer als 100 fl, selten jedoch höher als 130 fl. In der Differentialdiagnose muß immer auch an Vitaminmangelzustände gedacht werden (Folsäure, Vitamin B_{12}), an einen Mangel an Intrinsic Factor (Magenresektion; perniziöse Anämie) oder an einen Eisenmangel. Bei Azathioprintoxizität kann neben der Makrozytose auch eine Anämie, Leukopenie und Thrombozytopenie auftreten, in seltenen Fällen sogar eine aplastische Anämie (8).

Die Anämie ist ein häufiges hämatologisches Problem nach Nierentransplantation. Sie tritt oft bei ungenügender Transplantatfunktion auf und wird durch die Urämie und den Erythropoietinmangel verursacht. Die Gabe von Erythropoietin verbessert die Anämie bei diesen Patienten. Ein etwaiger Eisenmangel ist auszuschließen. Patienten, die mit hohen Azathioprindosen behandelt werden oder die besonders empfindlich auf Azathioprin reagieren, können eine Anämie im Rahmen einer generellen Knochenmarktoxizität entwickeln. Azathioprin kann auch in sehr seltenen Fällen eine reine Aplasie der erythrozytären Linie verursachen (3). Die Gabe von Azathioprin in Kombination mit ACE-Hemmern mag in einigen Fällen eine besonders anämisierende Wirkung zeigen. Die Knochenmarktoxizität des Azathioprins ist aber vor allem bei gleichzeitiger Gabe von Allopurinol zu befürchten. Allopurinol hemmt die Xanthinoxidase, wodurch der Azathioprinmetabolismus blockiert wird. Azathioprin und dessen Metaboliten akkumulieren, weshalb es zu schwerer Knochenmarktoxizität kommt.

Nierentransplantierte können auch eine Anämie im Rahmen eines hämolytisch-urämischen Syndroms (HUS) entwickeln. Ein HUS kann durch Ciclosporin verursacht sein und ist meist reversibel, wenn die Behandlung mit CsA abgesetzt wird (2). Das HUS kann aber auch im Rahmen einer fulminanten (hyperakuten) Abstoßungsreaktion auftreten, welche zu mikroangiopathischen Läsionen im Transplantat führt. Seltener wird ein HUS im Rahmen eines Rezidivs der Grundkrankheit gesehen. Da die HIV-Infektion mit dem Auftreten von HUS und TTP einhergeht, muß auch immer an die Diagnose des HIV-Infektes gedacht werden.

ABo- oder Rhesusinkompatibilitäten zwischen Spender und Empfänger können in seltenen Fällen im Sinn einer Graft-vs-Host-Reaktion eine Immunhämolyse verursachen (5). „Ungewollt" transplantierte Spenderplasmazellen können anti-A-, anti-B- oder anti-Rh-Antikörper produzieren, welche bei einem Blutgruppenmismatch eine Hämolyse beim Empfänger verursachen. Diese ist meist selbstlimitierend, kann aber schwer verlaufen, so daß Transfusionen notwendig werden.

2 Erythrozytose

Viele Transplantierte bilden im ersten Jahr nach der Transplantation eine Erythrozytose aus, die Inzidenz beträgt 5–15% (9, 11). Diese bildet sich selten spontan zurück. Die Erythrozytose ist Ausdruck eines gut funktionierenden Transplantats, die Kreatininwerte liegen meist unter 150 µmol/l. Die Erythrozytose ist ein heterogenes Krankheitsbild, die Ursache ist oft nicht klar. Sie kann einerseits aufgrund einer Kontraktion des Plasmavolumens entstehen (Diuretika, Glukosurie, Drucknatriurese), oder sie entsteht aufgrund einer Erhöhung des Erythrozytenvolumens, wahrscheinlich im Rahmen einer inadäquaten Erythropoietinproduktion. Sie wird häufiger bei Patienten gesehen, bei welchen die nativen Nieren belassen worden sind, die männlichen Geschlechts sind (Androgenwirkung?), eine Glomerulonephritis als Ursache der Niereninsuffizienz vorweisen und hyperton sind. Sie ist auch häufiger bei Diabetikern als bei Nicht-Diabetikern. Direkte Ursachen können eine Transplantatnierenarterienstenose, chronische Abstoßung sowie Hydronephrose sein. Man vermutet, daß diese Erkrankungen eine intrarenale Hypoxie verursachen, welche die Erythropoietinproduktion stimuliert. Zystennieren gehen ebenfalls mit Erythrozytose einher. Hypoxie-bedingte Erythrozytosen und Polycythemia vera müssen aber ausgeschlossen werden. Die Erythrozytose birgt die Gefahr thromboembolischer Komplikationen in sich und fördert die Hypertonie.

Können direkte Ursachen der Erythrozytose nicht behoben werden, muß bei Patienten mit Hämatokritwerten, die höher als 50–55% sind, medikamentös behandelt werden, oder es müssen regelmäßig Aderlässe vorgenommen werden. Medikamentös können einerseits ACE-Hemmer eingesetzt werden (Captopril, Enalapril) (4, 10) oder auch der Adenosinantagonist Theophyllin (1, 6), wobei letzteres Medikament die größere Toxizität aufweist. Bei Medikamentenunverträglichkeit können Phlebotomien von 300–500 ml alle 3–4 Wochen durchgeführt werden. Die Nephrektomie der nativen Nieren hat ebenfalls in einigen Fällen zur Korrektur der nach Transplantation auftretenden Erythrozytose geführt.

3 Leukozytose und Neutropenie

Kortikosteroide erzeugen eine Leukozytose, welche besonders in den ersten Tagen nach der Transplantation auffällt. Diese Leukozytose ist ein gutes Maß der Knochenmarkreserve. Patienten, die auf Kortikosteroide nicht mit einer Erhöhung der Leukozytenzahl reagieren, haben ein größeres Risiko, eine durch Azathioprintoxizität verursachte Leukopenie zu entwickeln.

Eine Leukopenie nach Nierentransplantation wird häufig entweder durch Zytomegalovirusinfektion oder durch Toxizität des Azathioprins verursacht. Unter Azathioprinbehandlung muß die Leukozytenzahl regelmäßig kontrolliert werden und sollte über 4 000/µl gehalten werden (8). Eine Behandlung mit Baktrim (Trimethoprim-Sulfamethoxazol) zusammen mit Azathioprin prädisponiert den Transplantierten ebenfalls zu Neutropenie (und Thrombozytopenie), besonders bei Niereninsuffizienz. Dies wird wahrscheinlich durch den Antifolateffekt von Baktrim verursacht, was zu höherer Toxizität des Azathioprinmetaboliten 6-Merkaptopurins führt. Auch die bei ZMV-Infekt eingesetzten virostatischen Medikamente Acyclovir und Ganciclovir verursachen Leukopenien.

4 Thrombozytopenie

Eine Thrombozytopenie ist wiederum meist Folge medikamentöser Toxizität, vorwiegend des Azathioprins. Antithymozytenglobulin (ATG) verursacht wegen kontaminierender Thrombozytenantikörper ebenfalls eine Thrombopenie. Baktrim kann ebenfalls die Thrombozytenzahl reduzieren. Bei ZMV-Infektion sowie bei schwerer Abstoßungsreaktion und im Rahmen eines HUS (Ciclosporin!) tritt ebenfalls eine Thrombozytopenie auf.

Literatur

1. Bakris GL, Sauter ER, Hussey JL, Fisher JW, Gaber AO, Winsett R (1990) Effects of theophylline on erythropoietin production in normal subjects and in patients with erythrocytosis after renal transplantation. N Engl J Med 323:86
2. Berden JHM, Netten P, Van Liessum PA, et al. (1987) Hemolytic-uremic syndrome during cyclosporine immunosuppression in renal allograft recipients. Clin Transplant 1:246
3. DeClerck YA, Ettenger RB, Ortega JA, Pennisi AJ (1980) Macrocytosis and pure RBC anemia caused by azathioprine. Am J Dis Child 134:377
4. Gaston RS, Julian BA, Diethelm AG, Curtis JJ (1991) Effects of enalapril on erythrocytosis after renal transplantation. Ann Int Med 115:954
5. Gregoire JR (1993) Immune hemolytic anemia after renal transplantation secondary to ABO-minor-mismatch between the donor and recipient. J Am Soc Nephrol 4:1122
6. Ilan Y, Dranitzki-Elhallel M, Rubinger D, Silver J, Popovtzer MM (1994) Erythrocytosis after renal transplantation. The response to theophylline treatment. Transplantation 57:661
7. Klippel JH, Decker JL (1974) Relative macrocytosis in cyclophosphamide and azathioprine therapy. JAMA 229:180
8. Pollak R, Nishikawa RA, Mozes MF, Jonasson O (1980) Azathioprine-induced leukopenia - clinical significance in renal transplantation. J Surg Res 29:258
9. Qunibi WY, Barri Y, Devol E, Al-Furayh O, Sheth K, Taher S (1991) Factors predictive of post-transplant erythrocytosis. Kidney Int 40:1153
10. Rell K, Koziak K, Jarzyo I, Lao M, Gaciong Z (1994) Correction of posttransplant erythrocytosis with enalapril. Transplantation 57:1059
11. Wickre CG, Norman DJ, Bennison A, Barry JM, Bennett WM (1983) Postrenal transplant erythrocytosis: a review of 53 patients. Kidney Int 23:731

X Dermatologische Aspekte

Hautprobleme sind häufig nach Nierentransplantation (1-3, 6, 8, 13). Für das Auftreten dermatologischer Komplikationen muß vor allem die immunsuppressive Therapie verantwortlich gemacht werden (11). Durch die chonische Immunsuppression entwickelt der Transplantierten eine große Anfälligkeit für bakterielle, virale und fungale Hautinfektionen. Die immunusuppressiven Medikamente haben selber auch dermatologische Nebenwirkungen und begünstigen zudem das Auftreten von prämalignen und malignen Hautläsionen. Die Vielfalt der Hautprobleme reicht von reversiblen Veränderungen bis zu malignen Neoplasien. Die große Zahl dieser dermatologischen Komplikationen erfordert eine enge Zusammenarbeit zwischen dem Transplantationsteam und dem Dermatologen (12).

1 Nebenwirkungen der Immunsuppressiva

1.1 Kortikosteroide

Viele Hautprobleme nach Nierentransplantation werden durch die Nebenwirkungen der Kortikosteroide verursacht (17). Purpura und veränderte Fettverteilung (Stammfettsucht) treten bei über 90% der Patienten auf; über 50% weisen brüchige, trockene und atrophe Haut auf; zudem verursachen Steroide eine verzögerte Wundheilung. Striae treten häufig über dem Abdomen, der Glutäus- und der Oberschenkelgegend auf. Andere häufige Befunde sind Erythema facialis, Teleangiektasien sowie Trockenheit und Rauheit der Haut über den Oberarmen und Oberschenkeln. Die Rauheit wird durch Verstopfung der Haarfollikel durch Keratin verursacht (Keratosis pilaris) (18). Das Ausmaß dieser häufig auftretenden Veränderungen hängt von der Dosis und der Dauer der Kortikosteroidbehandlung sowie von der individuellen Anfälligkeit ab.

Tabelle 53. Häufige Hautveränderungen, verursacht durch Immunsuppressiva

Kortikosteroide:
  Cushing-Gesicht (Rubeosis, Facies lunaris)
  Petechien
  Purpura und Suffusionen
  Teleangiektasien
  Veränderte Fettverteilung (Stammfettsucht)
  Steroidakne
  Striae
  Atrophe, trockene und brüchige Haut
  Keratosis pilaris
  Hirsutismus

Ciclosporin:
  Hypertrichose
  Gingivahyperplasie
  Zysten
  Keratosis pilaris
  Akne

1.2 Ciclosporin

Es ist bekannt, daß Ciclosporin sich in der Haut anreichert. Veränderungen der Haut und Schleimhaut sind seit der Einführung des Ciclosporins beschrieben worden (2). Die häufigsten Probleme sind die Gingivahyperplasie sowie die Hypertrichose.

Die Hypertrichose entwickelt sich bei bis zu 75% der mit Ciclosporin behandelten Patienten (2, 18). Übermäßiges Haarwachstum tritt vor allem im Gesicht, am Rumpf sowie an Armen und Beinen auf. Diese Nebenwirkung des Ciclosporins scheint unabhängig von der Wirkung von Androgenen zu sein, da das übermäßige Haarwachstum auch auf androgenunabhängigen Körperpartien auftritt. Die Ciclosporin-induzierte Hypertrichose ist reversibel, wenn die Behandlung abgesetzt wird.

Weitere Nebenwirkungen des Ciclosporins sind die Ausbildung von Zysten der Epidermis, Akne und Keratose der Haarfollikel. Diese Nebenwirkungen sind manchmal schwierig von denen der Kortikosteroide zu unterscheiden (2).

Mit Ciclosporin behandelte Patienten bilden in bis zu 25% der Fälle eine Gingivahyperplasie aus, vor allem wenn sie auch mit Nifedipin oder Phenytoin behandelt werden (7, 15, 16). Diese letzteren Medikamente haben eine synergistische Wirkung auf die Zahnfleischwucherung. Die gingivale Hyperplasie kann schon nach einem Monat auftreten, vielfach aber erst nach 3–6 Monaten. Gute Mund- und Zahnhygiene ist wichtig, um Blutungen und Infektionen zu verhindern.

1.3 Azathioprin

Durch die antiproliferative Wirkung des Azathioprins entstehen Brüchigkeit der Haare und eine Tendenz zum Haarausfall, was sich in Alopezie äußern kann. Diese ist nach Absetzen der Therapie jedoch reversibel (3, 13). Die Spezifität weiterer Nebenwirkungen des Azathioprins ist schwierig zu analysieren, da Azathioprin immer zusammen mit Kortikosteroiden und/oder Ciclosporin verschrieben wird. Durch die immunsuppressiven Eigenschaften fördert Azathioprin die Ausbreitung von Warzen und Keratosen, was auch zu prämalignen und malignen Läsionen prädisponiert (4, 5).

2 Hautinfektionen

2.1 Bakterielle Infektionen

Bakterielle Hautinfektionen sind beim Transplantierten häufig. Neben Wundinfektionen können Furunkel, Follikulitis, Impetigo, Hautabszesse, Zellulitis und Erysipel beim Immunsupprimierten einen längeren und schwereren Verlauf nehmen als bei normalen Personen (1, 4, 17).

Das Spektrum der Erreger ist beim Transplantierten ähnlich wie bei der Normalbevölkerung. Erstaunlicherweise scheint die normale Hautflora beim Transplantierten die gleiche zu sein wie beim nicht Immunsupprimierten (14). Pyogene Streptokokken und Staphylokokken sind die häufigsten Erreger, ungewöhnliche Erreger wie atypische Mykobakterien müssen aber bei der Diagnose berücksichtigt werden.

2.2 Virusinfektionen

Zwei Gruppen von Viren führen beim Transplantierten häufig zu Hautproblemen, nämlich die Herpesviren (Herpes simplex) und die Papillomaviren (Warzenvirus).

Herpes tritt bei Immunsupprimierten etwa doppelt so häufig auf wie in der Normalbevölkerung. Herpes labialis ist die häufigste Form. Orale oder genitale Herpesinfektionen sollen mit oralem Acyclovir möglichst früh behandelt werden. Diese Läsionen rezidivieren häufig. Infektionen mit Herpes zoster treten meist am Rumpf auf, sind gangrenös und hämorrhagisch, weiten sich aber kaum auf andere Dermatome oder Körperpartien aus.

Warzen befallen den Transplantierten häufig, rezidivieren oft und sind hartnäckig zu beseitigen. Am häufigsten treten sie an Händen, Thorax und Füssen in der Form von multiplen Läsionen auf. Die heterogene Gruppe der Papillomaviren besteht aus mindestens 30 Typen. Papillomaviren haben onkogenes Potential und begünstigen das auftreten von Hautkrebs beim immunsupprimierten Transplantierten, vor allem bei zusätzlich hoher Sonnenscheinexposition (4, 5).

Warzen können manchmal schwierig von andern Keratosen zu unterscheiden sein. Warzen müssen unbedingt früh entfernt werden, da sie sich durch die Immunsuppression ausbreiten und später sehr schwer zu entfernen sind. Topische Retinoide zeigen eine günstige Wirkung auf Warzen und Keratosen (9).

2.3 Pilzinfektionen

Hautinfektionen mit *Candida* spp. sind häufig beim Transplantierten und führen zu oberflächlichen Läsionen, meist in der Form eines Mundsoors (13). Der Mundsoor kann sich in schweren Fällen auf die Ösophagusschleimhaut ausweiten. Andere Soorinfektionen, wie Intertrigo sind selten. *Candida*-Hautläsionen können selten auch Folge einer systemischen Kandidose sein. Während der ersten Tage nach der Transplantation oder bei Abstoßungsreaktion, wenn hohe Steroiddosen verabreicht werden, soll dem Mundsoor prophylaktisch mit Nystatin oder Miconazol vorgesorgt werden (4–5mal täglich applizieren und schlucken).

Disseminierte Infektionen mit *Histoplasma capsulatum* und *Cryptococcus neoformans* bilden papulonoduläre oder ulzerative Hautläsionen oder eine Zellulitis, sind aber äußerst selten beim Transplantierten (3, 12).

Hautinfektionen mit Dermatophyten sind etwa doppelt so häufig bei Transplantierten wie bei der Normalbevölkerung, ebenso wie auch die Infektion mit *Pityriasis versicolor*. Letztere wird oft verkannt, sie tritt aber bei Immunsupprimierten mit großer Häufigkeit auf.

Idealerweise sollte vor jeder Transplantation eine dermatologische Anamnese und ein dermatologischer Status erhoben werden (1). Nach der Transplantation sollen die gesammten Integumente in regelmäßigen Abständen kontolliert werden. Jede suspekte Veränderung ist histologisch zu untersuchen. Von starker Sonnenexposition ist den Patienten wegen des erhöhten Risikos von Hautkrebs abzuraten.

3 Hautkrebs

Das Problem der Hautkrebse wurde bereits in Teil C, Kap. IV besprochen. Die immunsuppressive Therapie begünstigt vor allem das Auftreten von Plattenepithelkarzinomen (Spinaliomen) an sonnenexponierten Hautpartien. Die Langerhans'schen Zellen spielen eine wichtige Rolle bei der Immunüberwachung der Haut. Die Zahl dieser Hautzellen wird durch UV-Bestrahlung und durch die immunsuppressive Therapie vermindert, was zu einer geschwächten Abwehr gegen tumoröse Zellen führt. Die Häufigkeit der Hautkrebse nimmt mit der Dauer der immunsuppressiven Behandlung zu. Hautkrebse treten nach 20 Jahren bei bis zu 40% der Patienten auf (10). Spinaliome treten oft multifokal auf, können aggressiv verlaufen und gehen häufig mit aktinischer Keratose (Sonnenexposition!), Morbus Bowen und Keratoakanthomen einher. Papillomaviren, DNS-Schädigung durch UV-Strahlung sowie direkte onkogene Wirkung der Immunsuppressiva spielen eine wesentliche Rolle in der Genese dieser Hautmalignome.

Basaliome und maligne Melanome treten bei immunsupprimierten Transplantierten ebenfalls häufiger auf als in der Normalbevölkerung.

Die Behandlung aller suspekten Läsionen besteht in der Exzision im Gesunden (großzügiges Abtragen). Retinoide peroral können mit Erfolg zur Prävention von Spinaliomen bei multifokalem Geschehen eingesetzt werden. Topische Retinoide zeigen ebenfalls eine gute Wirkung auf Warzen und aktinische Keratosen und vermögen, das Entarten in Spinaliome zu verhindern (9).

Literatur

1. Bencini PL, Montagnino G, De Vecchi A, Tarantino A, Crosti C, Caputo R, Ponticelli C (1983) Cutaneous manifestations in renal transplant recipients. Nephron 34:79
2. Bencini PL, Montagnino G, Sala F, De Vecchi A, Crosti C, Tarantino A (1986) Cutaneous lesions in 67 cyclosporin-treated renal transplant recipients. Dermatologica 172:24
3. Bergfeld WF, Roenigk HH (1978) Cutaneous complications of immunosuppressive therapy. A review of 215 renal transplant patients. Cutis 22:169
4. Blohmé I, O Larkö (1984) Premalignant and malignant skin lesions in renal transplant recipients. Transplantation 37:165
5. Boyle J, MacKie RM, Briggs JD, Junor BJR, Aitchison TC (1984) Cancer, warts, and sunshine in renal transplant patients. A case-control study. Lancet 1:702
6. Brown JH, Hutchison T, Kelly AMT, McGeown MG (1988) Dermatologic lesions in a transplant population. Transplantation 46:530
7. Butler RT, Kalkwarf KL, Kaldahl WB (1987) Drug-induced gingival hyperplasia: phenytoin, cyclosporine, and nifedipine. J Am Dent Assoc 114:56
8. Dymock RB (1979) Skin diseases associated with renal transplantation. Australasian J Dermatol 20:61
9. Euvrard S, Verschoore M, Touraine JL, Dureau G, Cochat P, Czernielewski J, Thivolet J (1992) Topical retinoids for warts and keratoses in transplant recipients. Lancet 340:48
10. Hartevelt MM, Bavinck JNB, Kootte AMM, Vermeer BJ, Vandenbroucke JP (1990) Incidence of skin cancer after renal transplantation in the Netherlands. Transplantation 49:506
11. Kopsa H, Schmidt P, Zazgornik J, Kotzaurek R, Pils P, Thurner J (1976) Dermatologische Komplikationen nach Nierentransplantation. Wien Klin Wschr 88:393
12. Koranda FC, Dehmel EM, Kahn G, Penn I (1974) Cutaneous complications in immunosuppressed renal homograft recipients. JAMA 229:419
13. L'Eplattenier JL, Binswanger U, Ott F, Largiadèr F (1980) Dermatologische Komplikationen bei immunsupprimierten Patienten nach Nierentransplantation. Schweiz Med Wschr 110:1307
14. Noble WC, Rebel MH, Smith I (1974) An investigation of the skin flora of dialysis and transplant patients. Br J Dermatol 91:201
15. Slavin J, Taylor J (1987) Cyclosporin, nifedipine, and gingival hyperplasia. Lancet 2:739
16. Thomason JM, Seymour RA, Rice N (1993) The prevalence and severity of cyclosporin and nifedipine-induced gingival overgrowth. J Clin Periodontol 20:37
17. Vaughan L, Hordinsky M, Buselmeier TJ (1987) Dermatological complications. In: Toledo-Pereyra LH (ed) Immunology Series, vol 32: Complications of organ transplantation. Dekker, New York, pp 219-235
18. Venning VA (1988) Non-malignant skin lesions in renal transplant patients. In: Morris PJ (ed) Kidney transplantation, chap 26. Saunders, Philadelphia, pp 619-634

XI Lebensqualität, Schwangerschaft und Fertilität nach Nierentransplantation

1 Lebensqualität nach Nierentransplantation

Die Patienten- und Transplantatüberlebensrate kann nicht losgelöst von der Lebensqualität nach der Transplantation betrachtet werden. Allgemein gilt, daß erfolgreich Transplantierte eine bessere Lebensqualität aufweisen als chronisch Dialysierte. Die Tatsache, daß ein Patient durch die erfolgreiche Transplantation nicht nur überlebt, sondern ein relativ normales Leben führen kann, macht diese Behandlungsform der Niereninsuffizienz besonders attraktiv.

Einer der erstaunlichsten Aspekte der erfolgreichen Nierentransplantation ist die Fähigkeit eines männlichen Transplantierten, ein Kind zu zeugen und die Fähigkeit einer weiblichen Patientin, ein gesundes Kind zu gebären. So haben Nierentransplantierte die Möglichkeit, Eltern zu werden, was verglichen mit Dialyse eine komplettere Rehabilitation darstellt (3, 9, 10, 15). In der Literatur sind auch Fälle von erfolgreichen Schwangerschaften nach kombinierter Nieren-Pankreastransplantation sowie nach Herz- und Lebertransplantation beschrieben worden.

Viele Transplantierte sind wieder fähig zu arbeiten (60–80%), vor allem nach Lebendverwandtenspende. Die meisten Transplantierten (70–90%) können wieder ein nahezu normales Leben führen, können wieder arbeiten, Sport betreiben, normal essen, sexuell aktiv sein und sogar Kinder zeugen und gebären. Dialysepatienten sind in einem geringeren Prozentsatz ebenfalls als weitgehend rehabilitiert zu betrachten (50–60%). Die Lebensqualität nach der Transplantation, gemessen als Befriedigung im Leben, physisches und psychisches Wohlbefinden, differiert beim erfolgreich Transplantierten kaum von der Normalbevölkerung, ist aber bedeutend besser als beim Dialysepatienten. In den meisten Fällen ist die Transplantation die erstrebenswerteste Behandlungsform des terminal Niereninsuffizienten, besonders bei Kindern und jungen Erwachsenen.

Der Transplantierte muß wissen, daß im allgemeinen die immunsuppressive Behandlung lebenslänglich fortgeführt werden muß. In sehr seltenen Fällen kann die Immunsuppression abgesetzt werden, ohne daß eine Abstoßungsreaktion auftritt. Dies ist jedoch die Ausnahme.

2 Männliche Geschlechtsfunktion nach der Transplantation

Durch die Urämie entsteht bei den meisten, wenn nicht sogar bei allen männlichen Dialysepatienten verminderte Libido und Impotenz. Durch die erfolgreiche Transplantation einer Niere wird dieser Zustand meist verbessert. Impotenz und Unfruchtbarkeit kann aber dennoch bei 20-40% der männlichen Transplantierten bestehen (3, 10).

Früher wurde der Samenstrang (Funiculus spermaticus) zur besseren Darstellung der inguinalen Gefäße und der Blase während der Transplantation durchtrennt, was neben Verlust der Fruchtbarkeit auch zu Hydrozele und testikulärer Atrophie führen konnte. Da Transplantierte heute eine längere Überlebensrate aufweisen, ist das Erhalten der Fruchtbarkeit ein wichtiger Bestandteil der kompletten Rehabilitation geworden. Deshalb soll heute der Samenstrang bei der Transplantation nicht mehr durchtrennt werden.

Durch die Anastomose der A. hypogastrica an die A. renalis des Transplantats kann ebenfalls eine Impotenz durch vaskuläre Insuffizienz auftreten. Deshalb wird heute anstelle der A. hypogastrica vorwiegend die A. iliaca externa zur Anastomose an die Transplantatarterie verwendet, vor allem wenn zuvor schon ein anderes Transplantat in die gegenüberliegende Fossa inguinalis eingelegt wurde.

Gewisse Antihypertensiva, welche nach der Transplantation verwendet werden, können zu Impotenz führen, wie etwa die Betablocker. Bei nicht medikamentös bedingten Potenzstörungen soll ein Transplantierter einem Urologen zur Abklärung zugewiesen werden.

Die Fruchtbarkeit wird durch die Immunsuppressiva Ciclosporin und Prednison kaum beeinflußt. Azathioprin und vor allem Cyclophosphamid führen zu Oligo- und Azoospermie. Azathioprin in geläufigen Dosen < 2 mg/kg) beeinträchtigt jedoch die Fruchtbarkeit beim Transplantierten kaum. Ein Grund zur Sorge ist die Möglichkeit, daß Immunsuppressiva wie Azathioprin und Prednison eine teratogene Wirkung ausüben könnten. Dies wurde in Tierversuchen sowohl für Azathioprin wie auch Steroide in hohen Dosen gezeigt, nicht jedoch für Ciclosporin (1). Die Rate der kongenitalen Anomalien bei Kindern von transplantierten Vätern und Müttern ist jedoch verglichen mit der Normalbevölkerung kaum erhöht (4). Da jedoch Schwangerschaften bei Transplantierten erst seit ungefähr 30 Jahren möglich sind, sind die längerfristigen Auswirkungen noch nicht bekannt. Unbekannt ist auch, ob Mißbildungen bei Enkeln von Transplantierten gehäuft auftreten.

3 Weibliche Geschlechtsfunktion und Schwangerschaft nach Nierentransplantation

Weibliche Niereninsuffiziente zeigen ebenfalls eine gestörte Geschlechtsfunktion, welche sich in Libidoverlust, anovulatorischen Zwischenblutungen oder Amenorrhö äußert (3, 4). Die Geschlechtsfunktion wird durch die Dialysebehandlung nur wenig verbessert. Aus diesem Grund sind Schwangerschaften unter Dialysebehandlung äußerst selten. Durch eine erfolgreiche Nierentransplantation verbessert sich die Sexualfunktion jedoch bedeutend und die Fruchtbarkeit nimmt zu. Ungefähr eine von 50 Patientinnen im gebärfähigen Alter mit einem funktionellen Transplantat wird schwanger. Weltweit sind mehrere Tausend erfolgreiche Schwangerschaften in der Literatur erwähnt worden (6, 7, 9).

3.1 Schwangerschaft und Transplantatfunktion

Schwangerschaften bei Transplantierten gehen mit einem großen Risiko für Mutter und Kind einher, weshalb solche Risikoschwangerschaften durch Gynäkologen und Nephrologen sorgfältig überwacht werden müssen (6, 13). Der natürliche Verlauf der Schwangerschaft bei Transplantierten verläuft jedoch in vielen Fällen sehr gut, mit geringem Risiko für Mutter, Transplantat und Kind (7, 9, 15).

Transplantierte werden im Mittel 2–4 Jahre nach der Transplantation schwanger; vier von fünf Frauen haben Leichennieren. Spontane Aborte treten bei 8–14% der Transplantierten auf, ein ähnlicher Prozentsatz wie in der Normalbevölkerung. Tabelle 54 gibt die Idealkriterien, die erfüllt sein sollten, bevor eine transplantierte Patientin schwanger werden sollte.

Die immunsuppressive Behandlung soll bei Graviden ebenso weitergeführt werden wie vor der Schwangerschaft. Erfolgreiche Schwangerschaften sind sowohl mit konventioneller Azathioprin/Prednisonbehandlung als auch mit Ciclosporin möglich (1, 11, 14). Die Azathioprin- und Prednisondosis muß nicht verändert werden. Der Ciclosporinspiegel kann erheblichen Schwankungen unterliegen, und häufig muß die Dosis des CsA erhöht werden.

Die Transplantatfunktion während der Schwangerschaft ist erstaunlich stabil, vorausgesetzt daß eine gute Transplantatfunktion zu Beginn der Schwangerschaft besteht (2). Die GFR kann im frühen Verlauf der Schwangerschaft zunehmen wie bei einer normalen Schwangerschaft, vor allem bei guter Transplantatfunktion zu Beginn der Schwangerschaft (3). Bei vielen Patientinnen nimmt die Transplantatfunktion gegen Ende der Schwangerschaft jedoch ab, oft in größerem Maße als bei nicht schwangeren Transplantierten (12). Bei etwa 40% der Schwangeren entsteht

Tabelle 54. Optimale Kriterien zur Schwangerschaft nach Nierentransplantation. Nach Lau (9)

1. Stabiles Serumkreatinin < 200 µmol/l
2. Hypertonie minimal und/oder gut kontrolliert
3. Minimale oder keine Proteinurie
4. Keine Zeichen der Abstoßung
5. Gute allgemeine Gesundheit
6. Zeit seit Transplantation 18–24 Monate
7. Keine Zeichen von Hydronephrose im Transplantat
8. Stabile Immunsuppressionsbehandlung (Prednison < 15 mg/Tag, Azathioprin 2mg/kg/Tag oder weniger)

eine Proteinurie im letzten Trimenon, die jedoch nach der Entbindung wieder verschwindet. Ob die Langzeitprognose für transplantierte Mütter schlechter ist als bei Patienten, die nie schwanger waren, ist noch nicht vollständig geklärt.

Die Rate der Abstoßungsreaktionen ist während der Schwangerschaft nicht größer als bei normal Graviden. Abstoßungsreaktionen können jedoch durchaus auftreten und können zu Transplantatverlust während der Schwangerschaft führen (8). Symptome der Abstoßungsreaktion sind Fieber, Oligurie, Hypertonie und sich verschlechternde Transplantatfunktion. Die Untersuchung mag ein Anschwellen und Schmerzen in der Transplantatgegend aufzeigen. Die Diagnose der Abstoßungsreaktion kann sich manchmal schwierig gestalten und muß von einer Pyelonephritis, einer Rezidivglomerulonephritis, und auch einer schweren EPH-Gestose unterschieden werden. Eine Transplantatbiopsie, welche durchaus bei Schwangeren durchgeführt werden kann, ist oft notwendig, um die Diagnose der Abstoßungsreaktion zu bestätigen. Die Behandlung muß mit hochdosierten Kortikosteroiden erfolgen. Bisher ist keine Erfahrung mit ATG oder OKT3 bekannt.

Eine Gestose kann bei bis zu 30% der Transplantierten auftreten, und ist wiederum schwierig von einer Abstoßungsreaktion zu unterscheiden. Harnsäurewerte im Serum und Urineiweißauscheidung sind keine guten Marker für die Gestose wie auch Leberenzyme und Thromozytenzahl, da diese letzteren durch die immunsuppressive Behandlung verändert werden können (3).

3.2 Geburt bei Transplantierten

Häufig treten bei Transplantierten Frühgeburten auf (vor der 37. Woche), mitunter wegen der häufigen Inzidenz von frühzeitiger Ruptur der Membranen und/oder frühzeitiger Kontraktionen (3). Frühgeburten sind häufiger bei schlechter Transplantatfunktion. Das Geburtsgewicht der Kinder von Transplantierten ist niedrig wegen der großen Zahl dieser Frühgeburten, ist jedoch meist adäquat für das Gestationsalter.

Die transplantierte Niere ist kein geburtsmechanisches Hindernis und behindert eine vaginale Entbindung nicht. Es besteht auch kaum ein Risiko, daß das Transplantat durch die Geburt geschädigt wird. Wann immer möglich sollte auf die natürlichen Wehen gewartet werden, und die Geburt sollte nicht eingeleitet werden, außer wenn spezifische Indikationen zur Geburtseinleitung bestehen. Während der Geburt soll die Steroiddosis wegen des Streß erhöht werden (Hydrokortison 100 mg alle 6 h). Die mütterliche Flüssigkeitsbilanz sowie der kardiovaskuläre Status und die Körpertemperatur müssen sorgfältig überwacht werden. Ebenso präzis muß die fötale Überwachung durchgeführt werden. Prophylaktische Antibiotika sollten für alle chirurgischen Manipulationen verwendet werden, wie auch für die Episiotomie (3).

Eine Sectio caesarea sollte nur bei obstetrischen und kindlichen Indikationen durchgeführt werden. Die hohe Sectiofrequenz (ungefähr 2/3 aller Geburten) wird wahrscheinlich mehr durch die Furcht vor dem Ungewissen als durch zephalopelvine Disproportionen verursacht. Ein Kaiserschnitt kann sich wegen vorangegangener chirurgischer Eingriffe schwieriger gestalten als bei Normalpersonen.

3.3 Ausgang für Kinder von transplantierten Eltern

Neugeborene von transplantierten Müttern laufen Gefahr, gewisse Komplikationen zu entwickeln. Eine hohe Inzidenz von Frühgeburten und von niedrigem Geburtsgewicht ist die Regel. Kinder von transplantierten Müttern haben häufiger eine Thymusatrophie, Leukopenien, Knochenmarkhypoplasie und reduzierte IgG- und IgM-Werte. Diese führen aber nicht zu längerfristigen Problemen. Es besteht jedoch eine gewisse Neigung zur neonatalen Sepsis, und auch eine Zytomegalie könnte sich beim Neugeborenen entwickeln. Nebenniereninsuffizienz, Hypoglykämie und Hypokalzämie sind weitere Komplikationen. Diese Stoffwechselprobleme können im Nabelschnurblut diagnostiziert werden, sind vorübergehender Natur und können behandelt werden. Die mütterliche Steroidbehandlung verursacht einen gewissen Grad an Nebenniereninsuffizienz, weshalb auch das Risiko einer neonatalen Sepsis erhöht ist.

Kongenitale Mißbildungen sind bei Kindern von Transplantierten erstaunlicherweise nicht häufiger als bei der Normalbevölkerung. Azathioprin und Kortikosteroide verursachen bei Tieren kongenitale Anomalien, jedoch kaum beim Menschen in den angewandten Dosen. Ciclosporin hat keine teratogenen Wirkungen bei Versuchstieren, und es ist schon über viele erfolgreiche Schwangerschaften ohne Mißbildungen unter Ciclosporinbehandlung berichtet worden (1).

Neugeborene können durchaus mit Brustmilch ernährt werden. Sowohl Azathioprin- als auch Ciclosporin und deren Metaboliten treten in die Brustmilch über (5). Da das Neugeborene schon *in utero* diesen Substanzen ausgesetzt war, haben diese auch nach der Geburt keine schweren Nebenwirkungen.

3.4 Schwangerschaftsprophylaxe

Patientinnen müssen nach der Transplantation gründlich über die potentiellen Möglichkeiten und Schwierigkeiten einer Schwangerschaft aufgeklärt werden. Es soll mit ihnen auch auf die verschiedenen kontrazeptiven Methoden eingegangen werden, denn nicht selten tritt eine Schwangerschaft ungeplant oder sogar ungewollt auf.

Die bevorzugten Methoden bei Transplantierten sind mechanische Methoden, da sie kaum Nebenwirkungen aufweisen und nicht mit den Immunsuppressiva interferieren (7). Östroprogestative Kontrazeptiva können ebenfalls verwendet werden, wenn auf die potentiell gefährlichen Nebenwirkungen geachtet wird. Diese Steroidhormone fördern oder verschlechtern eine Hypertonie und erhöhen das Risiko von thromboembolischen Komplikationen. Patientinnen mit unkontrollierter Hypertonie sollten deshalb keine Pille erhalten. Am besten wird die Pille in geringer Dosis verschrieben (Minipille). Es ist bekannt, daß orale Kontrazeptiva auch den Ciclosporinspiegel erhöhen können.

Spiralen (IUD) erhöhen das Risiko von schweren Infektionen und führen häufig zu Menstruationsbeschwerden. Zudem ist deren Wirksamkeit unter immunsuppressiver Behandlung wahrscheinlich weniger gut als bei nicht immunsupprimierten Patientinnen (16).

Literatur

1. Armenti VT, Ahlswede KM, Ahlswede BA, Jarrell BE, Moritz MJ, Burke JF (1994). National Transplantation Pregnancy Registry - outcomes of 154 pregnancies in cyclosporine-treated female kidney transplant recipients. Transplantation 57:502
2. Davison JM (1985) The effect of pregnancy on kidney function in renal allograft recipients. Kidney Int 27:74
3. Davison JM, Lindheimer MD (1984) Pregnancy in women with renal allografts. Semin Nephrol 4(3):240
4. Fine RN (1982) Pregnancy in renal allograft recipients. Am J Nephrol 2:117
5. Flechner SM, Katz AR, Rogers AJ, Van Buren C, Kahan BD (1985) The presence of cyclosporine in body tissues and fluids during pregnancy. Am J Kidney Dis 5:60
6. Hengst P, Fischer W, Scholz D, May G, Göbel U (1979) Reproduktion nach Nierentransplantation. Zentralbl Gynäk 101: 1480
7. Hou S (1989) Pregnancy in organ transplant recipients. Med Clin North Am 73(3):667
8. Kopsa H, Schmidt P, Mayr WR, Zazgornik J, Kotzaurek R, Pils P, Golob E, Friedrich F, Piza F, Wagner O, Kux M (1976) Abstoßung des Nierentransplantats nach Schwangerschaft und Geburt. Schweiz Med Wschr 106:58
9. Lau RJ, Scott JR (1985) Pregnancy following renal transplantation. Clin Obstet Gynecol 28(2)339
10. Penn I, Makowski EL, Harris P (1980) Parenthood following renal transplantation. Kidney Int 18:221
11. Rudolph JE, Schweizer RT, Bartus SA (1979) Pregnancy in renal transplant patients. A review. Transplantation 27:26
12. Salmela KT, Kyllonen LE, Holmberg C, Gronhagen-Riska C (1993) Impaired renal function after pregnancy in renal transplant recipients. Transplantation 56:1372
13. Scholz D, Hengst P, May G, Schmitt E, Mebel M (1983) Schwangerschaft nach Nierentransplantation. Ein Bericht über 6 erfolgreiche Verläufe bei multiplen Risikofaktoren. Z Urol Nephrol 76:175
14. Welch RA, Evans MI, Sokol RJ (1987) Maternal and fetal complications. In: Toledo-Pereyra LH (ed) Immunology series, vol 32: Complications of organ transplantation, chap 14. Dekker, New York, pp 253-269.
15. Zech H, Bichler A, Ortner A (1981) Schwangerschaft nach Nierentransplantation. Z Geburtsh Perinatol 185:336
16. Zerner J, Doil KL, Drewry J, Leeber DA (1981) Intrauterine contraceptive device failures in renal transplant patients. J Reprod Med 26:99

Sachverzeichnis